职业教育智慧康养系列新形态教材

U0813859

作业治疗

技术

沧州医学高等专科学校
中德诺浩（北京）教育科技股份有限公司 组编

主　编　刘　尊　沧州医学高等专科学校
　　　　陆建霞　江苏医药职业学院
副主编　章　琪　宁波卫生职业技术学院
　　　　任春晓　陕西能源职业技术学院
　　　　吕　柳　沧州医学高等专科学校
参　编　冯晓晨　河北省沧州中西医结合医院
　　　　刘光磊　沧州市妇幼保健院
　　　　黄秋晨　中国康复研究中心／西藏自治区残疾人康复服务中心
　　　　覃小霞　贵阳康养职业大学
　　　　张　巍　辽宁医药职业学院
　　　　黄赛男　江苏医药职业学院

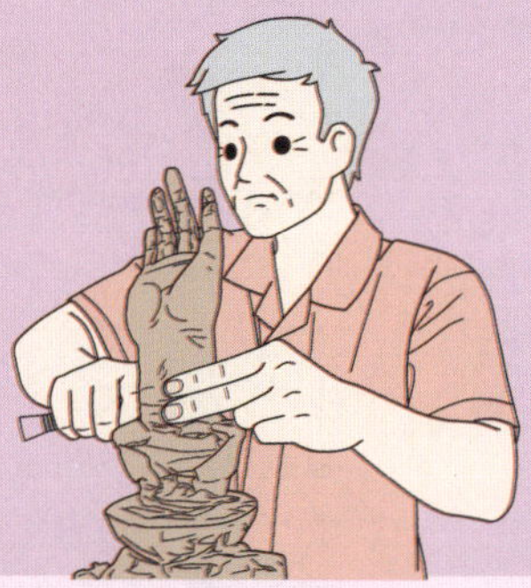

大连理工大学出版社

内容提要：

本教材基于作业治疗技师岗位典型工作任务及操作技术规范，以工作手册式新形态呈现，包括作业治疗认识、日常生活活动训练及压力治疗、辅助技术、认知障碍作业治疗、感觉统合作业治疗、社区环境评定与改造、职业康复共七个情境，作业活动分析与评定、治疗性作业活动、日常生活活动训练、压力治疗、辅助器具的选择、辅助技术服务、基础认知功能障碍康复、执行功能障碍康复、感觉统合的评定、感觉统合的治疗、社区环境评定、社区环境改造、职业能力评定、职业能力训练共十四个任务。

本教材凸显课程育人功能，德技并修，强化思想性、科学性、先进性、实用性和操作性于一体，文字精练，通俗易懂，图文并茂，适合于康复治疗技术、中医康复技术、护理、临床医学和老年保健与管理、智慧健康养老服务与管理等专业学生使用。

图书在版编目(CIP)数据

作业治疗技术 / 刘尊，陆建霞主编. -- 大连：大连理工大学出版社，2024.6

ISBN 978-7-5685-4540-2

Ⅰ. ①作… Ⅱ. ①刘… ②陆… Ⅲ. ①康复医学—高等职业教育—教材 Ⅳ. ①R49

中国国家版本馆CIP数据核字(2023)第123298号

出 版 人 苏克治

策划编辑 赵 部　　**责任编辑** 夏圆圆

责任校对 初 蕾　　**封面设计** 方 茜

出版发行 大连理工大学出版社

地　　址 大连市软件园路80号　　**邮政编码** 116023

电　　话 0411-84708842（发行）0411-84708943（邮购）

邮　　箱 dutp@dutp.cn

网　　址 https://www.dutp.cn

印　　刷 大连图腾彩色印刷有限公司印刷

幅面尺寸 185mm×260mm　　**印　　张** 17.75　　**字　　数** 429千字

版　　次 2024年6月第1版　　**印　　次** 2024年6月第1次印刷

书　　号 978-7-5685-4540-2　　**定　　价** 80.00元

本书如有印装质量问题，请与我社发行部联系更换。

职业教育智慧康养系列新形态教材
专家指导委员会

教材编写委员会

主　任

才晓茹　沧州医学高等专科学校校长

副主任

吕丕华　中德诺浩(北京)教育科技股份有限公司副总裁

王　衍　沧州医学高等专科学校副校长

委　员　(排名不分先后)

刘福青　王新颖　于立博　张雪莹　徐轶彦　刘明清

宋　旭　毕智丽　闫瑞霞　张　谦　庄洪波　曹迎风

菅亚珏　汪启荣　尤莉莉　宋　昱　石　慧　孟丽娟

陆建霞　李　刚　郭　娟　刘　尊　周立峰　陈正平

王　丹　姚登车　许智达　陈秀君　尹逊全　李　娜

孙　林

序　言

PREFACE

自我国进入老龄化社会以来，老年人口规模和比例总体呈上升趋势，人口老龄化进程加速发展，高龄化趋势日益凸显。2020年到2030年将是我国老年人口增长最快的阶段，预计2030年老年人口总量将接近4亿。人口老龄化是我国实现第二个一百年奋斗目标征程中的重要国情，走出积极应对人口老龄化的中国道路，艰巨性和复杂性前所未有。党的十八大以来，党和国家领导人作出一系列重要指示，规划部署国家老龄事业发展和养老体系建设。在党的二十大报告和《中华人民共和国国民经济和社会发展第十四个五年规划和2035年远景目标纲要》中都作出专门部署。

随着中共中央办公厅、国务院办公厅印发《关于推进基本养老服务体系建设的意见》以及《国务院办公厅关于发展银发经济增进老年人福祉的意见》(国办发〔2024〕1号)等一系列重要政策陆续出台，我国养老服务体系全面优化，围绕满足老年群体的多样化需求，各级党委、政府加快构建新发展格局，着力推动高质量发展，也有效推动了养老服务高质量发展，主要体现在以下四个方面：一是养老服务着力点更加明晰，养老服务工作重点逐步聚焦扩大养老服务供给、增强护理服务、加强监管、提高服务质量等方面；二是发展内容更加追求质量，养老服务的发展重点逐步从追求“床位增长”向“提高内涵”的发展阶段转变，聚焦满足老年人急难愁盼的养老问题和提升老年人的服务满意度；三是医养结合服务体系更加健全，长期护理保险制度成为缓解失能老年人家庭照料负担、推动养老服务产业发展的重要途径；四是数字技术运用更加广泛，伴随着互联网信息技术快速发展，养老服务更加强调与数字技术的融合发展，养老服务适应数字化转型。

近年来，我国养老服务从政策到实践都取得了长足进展，但仍然面临发展不平衡、不充分的巨大挑战，其中一个重要体现来自专业服务人才方面。《中共中央 国务院关于加强新时代老龄工作的意见》《“十四五”国家老龄事业发展和养老服务体系规划》等重大政策规划对加强养老服务人才队伍建设提出明确任务要求，民政部等12部门也联合印发了《关于加强养老服务人才队伍建设的意见》。挑战主要体现在以下几个方面：一是高技能人才缺乏，作为支撑老年人幸福晚年的重要力量，我国养老服务高素质专业人才队伍存在数量短缺、从业人员年龄偏大、年轻从业人员流失严重等问题；二是养老服务人员对新理念、新技术掌握有待提高，智慧养老等创新养老服务理念，物联网、大数据、人工智能等科技手段亟待行业从业者快速接受与掌握。此外，作为培养养老护理专业化人才的主要途径，当前各职业院校在养老护理专业群建设、优质教材与教学资源开发、教师团队建设等方面须补足短板，加快建设发展步伐以满足产业实际用人需求。

为满足国家战略下对高素质康养技能人才的迫切需求和职业院校高质量康养人才培养的需求，由沧州医学高等专科学校、滨州职业学院牵头，中德诺浩（北京）教育科技股份有限公司通过多元联动的创新机制，组建包括行、企/临床、校、研等在内的300余位专家的课程开发团队，编写这套“职业教育智慧康养系列新形态教材”，可谓正逢其时。

该系列教材从走出中国特色积极应对人口老龄化道路出发，聚焦国家养老服务体系建设，以产业发展为导向，以“对标国际职业技能标准，融合国家专业教学标准，对接企业岗位用人标准”为定位，在全面借鉴国际康养专业人才培养的理念、标准的基础上，融合教育部专业目录下相关专业的教学标准，对接国内相关有代表性、引导性企业的实际岗位的用人需求，提炼企业典型工作任务，将知识、技能、思政融为一体，以工作过程为导向、以典型任务为载体、以综合职业能力培养为目标，形成“岗课赛证”融通的新形态教材。我相信，这套教材的出版发行必将对提升我国养老服务职业教育人才培养水平、提高行业从业人员素质、推动养老服务专业知识普及、探索相关职业教育研究等方面发挥重要的作用。

风好正是扬帆时，奋楫逐浪天地宽。在党和国家的正确指引下，职教领域上下齐心协力，行业内外热情参与，我国养老服务职业教育人才培养正在向着高质量发展的目标迈步前进。真诚祝愿广大有志青年能够通过使用这套教材，充分领会最新养老服务理念，扎实掌握先进养老护理知识和技术技能，走进养老护理人才队伍，书写为老年人服务的工匠精神和大爱情怀，为我国老年人幸福生活贡献力量。

中国人民大学老年学研究所所长
中国老年学和老年医学学会副会长
民政部专家委员会委员

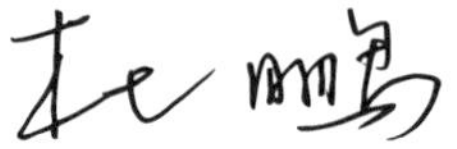

前言

PREFACE

康复医疗工作是卫生健康事业的重要组成部分，调研数据显示，中国的康复需求人数高达 4.6 亿。为增加康复医疗供给，满足人民多样医疗需求，提升康复医疗质量及相关产业发展，《关于加快推进康复医疗工作发展的意见》（国卫医发〔2021〕19号）提出：力争到2022年，逐步建立一支数量合理、素质优良的康复医疗专业队伍，每10万人口康复医师达到6人、康复治疗师达到10人；到2025年，每10万人口康复医师达到8人、康复治疗师达到12人；康复医疗服务能力稳步提升，服务方式更加多元化，康复医疗服务领域不断拓展，人民群众享有全方位全周期的康复医疗服务。

加强康复医疗人才培养和队伍建设是康复医疗工作发展的关键，但我国康复医学起步较晚，培养的康复医学从业人员数量有限，人员分类和教育分类结构失衡，康复医师数量多，康复治疗师数量少，严重影响康复医疗工作的开展。人才培养的关键是教材，高质量的教材是全面提高人才培养质量的有力支撑。2021 年 12 月，教育部办公厅印发了《“十四五”职业教育规划教材建设实施方案》，方案指出：“十四五”期间，分批建设1万种左右职业教育国家规划教材，指导建设一大批省级规划教材，加大对基础、核心课程教材的统筹力度，突出权威性、前沿性、原创性教材建设，打造培根铸魂、启智增慧，适应时代要求的精品教材，以规划教材为引领，高起点、高标准建设中国特色高质量职业教育教材体系。该方案还强调：加强公共基础课程和重点专业领域教材建设，开发服务国家战略和民生需求紧缺领域专业教材，加快建设学前、托育、护理、康养、家政等领域专业课程教材。为了响应国家政策，服务我国康复医疗人才队伍建设，我们编写了这本职业教育新形态教材。

本教材主要具备以下特点：

1. 对标国际理念，打造范式创新

本教材主要借鉴国际先进的康复治疗理念、人性化的作业治疗技术、智能辅具设备应用，结合当前国内康复治疗服务格局，培养具备国际视野、适应未来康复治疗新范式的创新人才。

2. 对接职教双标，“岗课赛证”融通

教材设计依据职业教育专业教学标准，以康复治疗工作流程中作业治疗岗位所需的“知识+技能+素养”为主导，以教育、教学为中心，以职业院校康复治疗技术学生技能大赛项目为依托，通过“岗课赛证”融通，实现高质量人才培养目标。

3. 产教深度融合，创新教材形态

本教材由中国康复研究中心/西藏自治区残疾人康复服务中心、河北省沧州中西医结合医院、沧州市妇幼保健院等机构的专家共同编写，融合了康复治疗相关企业典型作业治疗实

践案例、创新教学模式与方法、行业前沿知识与先进技术，采用工作手册式教材形式、图文并茂设计，配套多样化数字资源，有效激发学生学习兴趣和创新潜能。

4. 坚持德育为先，德技并行兼修

本教材遵循职业教育的人才培养规律，坚持立德树人、德技并修，在内容编写中坚持正确的政治方向和价值导向，落实课程思政要求，培育劳模精神、劳动精神、工匠精神和人文关怀的素养。

本教材由沧州医学高等专科学校刘尊、江苏医药职业学院陆建霞任主编，宁波卫生职业技术学院章琪、陕西能源职业技术学院任春晓、沧州医学高等专科学校吕柳任副主编。编者团队包括了来自中国康复研究中心/西藏自治区残疾人康复服务中心、河北省沧州中西医结合医院、沧州市妇幼保健院、贵阳康养职业大学、辽宁医药职业学院、江苏医药职业学院的多位专家学者、医务工作者和研究生。

本教材编写框架由主编团队共同设计。其中，情境一任务一由张巍编写，情境一任务二由陆建霞、冯晓晨编写，情境二任务一由章琪编写，情境二任务二由任春晓编写，情境三由刘尊、黄秋晨编写，情境四由吕柳编写，情境五由刘光磊编写，情境六由覃小霞编写，情境七由黄赛男编写。

《作业治疗技术》可作为职业院校康复治疗技术专业核心教材，也可供从事康复评估、临床治疗、护理等技术人员学习和参考。本教材共七个情境、十四个任务。本教材在编写过程中得到编者所在学校领导和临床一线专家的大力支持，在此表示诚挚的感谢！由于编写时间仓促，编者水平有限，书中难免有疏漏之处，恳请广大读者和专家批评指正。同时也期望更多优秀的从业者加入康复治疗人才培养事业，为我国培养"厚人文、精技能、通智能、强体能"并具有高度社会责任感的康复治疗领域创新型专业人才。

教材编写组

目 录

CONTENTS

情境一　作业治疗认识

任务一　作业活动分析与评定 …………………………………2

任务二　治疗性作业活动 …………………………………18

情境二　日常生活活动训练及压力治疗

任务一　日常生活活动训练 …………………………………60

任务二　压力治疗 …………………………………86

情境三　辅助技术

任务一　辅助器具的选择 …………………………………108

任务二　辅助技术服务 …………………………………124

情境四　认知障碍作业治疗

任务一　基础认知功能障碍康复 …………………………………142

任务二　执行功能障碍康复 …………………………………163

情境五　感觉统合作业治疗

任务一　感觉统合的评定 …………………………………176

任务二　感觉统合的治疗 …………………………………191

情境六　社区环境评定与改造

任务一　社区环境评定 ……………………………………………………208
任务二　社区环境改造 ……………………………………………………222

情境七　职业康复

任务一　职业能力评定 ……………………………………………………244
任务二　职业能力训练 ……………………………………………………259

参考文献 ……………………………………………………………………271

情境一
作业治疗认识

情境介绍

本情境包括作业活动分析与评定、治疗性作业活动两项任务。

作业活动分析与评定任务涵盖了作业活动分析、作业评定和治疗计划制订等内容；治疗性作业活动任务涵盖了生产性活动、手工艺类活动、艺术活动、体育活动等内容。

情境目标

- 能掌握作业活动分析、作业评定和治疗计划制订的方法，完成作业活动分析、作业评定和治疗计划的制订。
- 能掌握生产性活动的具体内容，完成生产性活动的实施。
- 能掌握手工艺类活动等治疗性作业活动的具体内容，完成治疗性作业活动的实施。

任务一 作业活动分析与评定

任务二 治疗性作业活动

教学资源

任务一 作业活动分析与评定

任务导入

场景：某地三甲康复医院

人物：患者孙某、作业治疗师

情节：脑梗死患者孙某，男，64岁，说话吐字不清，生命体征稳定，生活不能自理。患者是农民，小学文化程度，以务农种植为生，住在××村，家庭经济条件一般。目前患者已由神经内科转入康复科继续治疗。患者希望能够生活自理，还能干简单的农活。请以该患者为例进行具体分析，并针对患者的需求和疾病特点，对患者进行作业评定，制订作业治疗计划。

任务目标

- 能掌握作业活动分析的内容和作业活动分析的方法，完成作业活动分析。
- 能掌握作业评定的主要内容及注意事项，针对患者在作业活动方面存在的问题进行评定。
- 能掌握作业治疗计划的步骤，完成作业治疗计划的制订。

任务实施

（一）作业活动分析

1.知识学习

（1）活动及作业活动

活动是人类生长发育的一种过程或现象，是生命的体现，是人对于外部世界的一种特殊的表现方式。人类的活动有许多，不是所有的活动都可以称为作业活动。作业活动是有目的、有选择的活动。

(2)作业活动的特性

作业活动应具备如下特性：

1)目的性

作业活动具有明确的目的性，并能达到某一目标。如：手抓握无力、协调性差，可进行下棋(图 1-1-1)、写字(图 1-1-2)、泥塑(图 1-1-3)等作业活动训练，以增大手的握力，改善协调性。

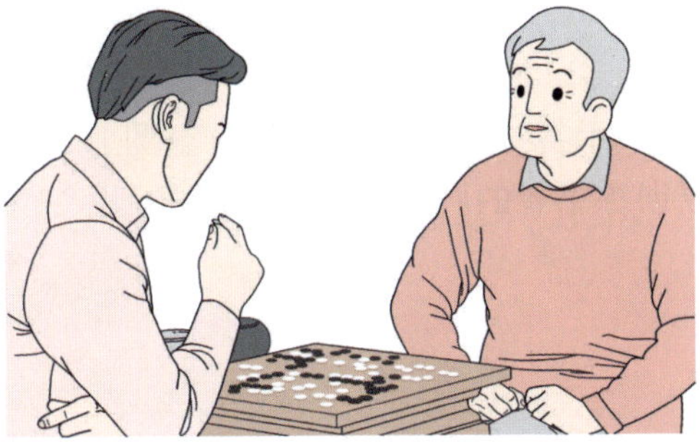

图 1-1-1　下棋

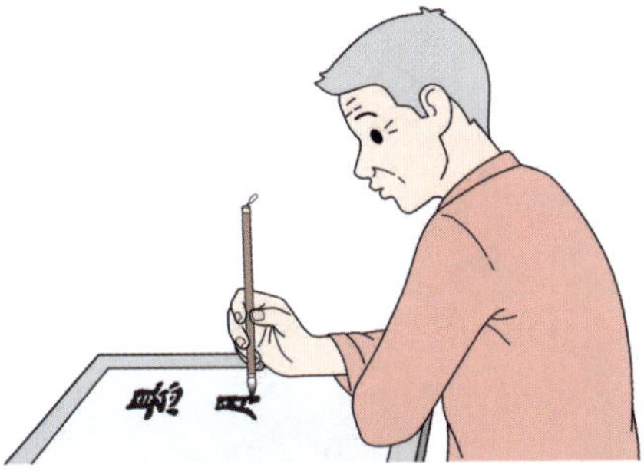

图 1-1-2　写字

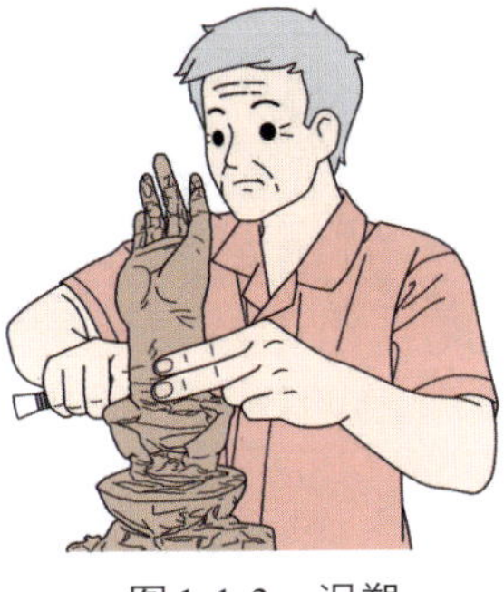

图 1-1-3　泥塑

2)选择性

根据患者的功能障碍及个体情况，选择适合患者的作业活动。

3)科学性

作业治疗技术是一门学科，具有理论基础和科学的方法。

4)实用性

作业治疗是根据患者的实际需求选择作业活动，作业活动与患者的日常生活、工作和学习等密切相关，具有很强的实用性。

5)有效性

患者可通过作业治疗提高功能状况、日常生活质量和工作技能。

6)差异性

作业活动的选择具有个体差异性。患有同一种疾病或有相同功能障碍的不同患者,由于个体差异(如年龄、性别、文化背景等),选择的作业活动也有可能不一样。

7)趣味性

作业活动的选择多以患者的个人意愿、兴趣、爱好为依据,一些休闲娱乐活动和工艺、园艺、手工操作活动(图1-1-4至图1-1-6)具有很强的趣味性,它们不仅可以训练患者的肢体功能,还可以愉悦心情,改善情绪,调节心理功能。

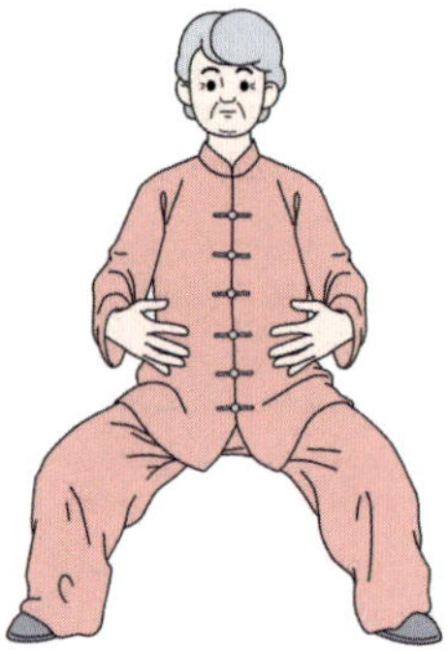

图1-1-4 健身操

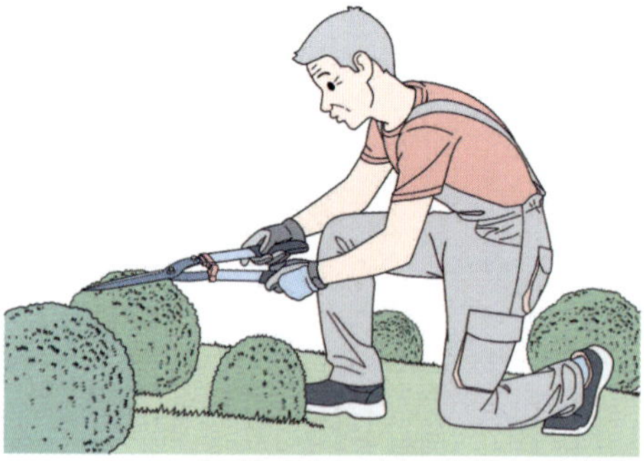

图1-1-5 园艺

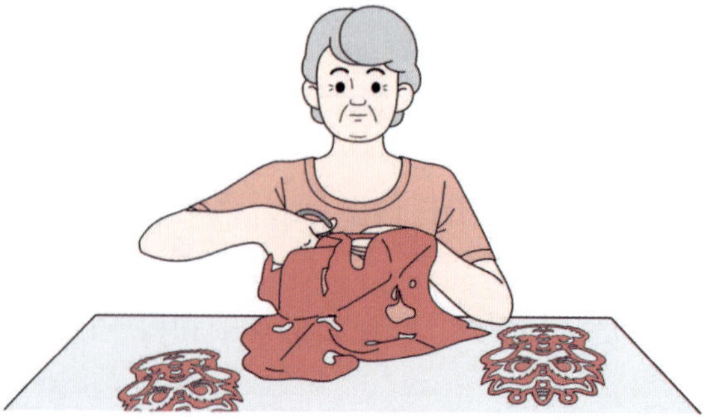

图1-1-6 剪纸

8)主动性

在制订作业治疗方案和实施作业治疗的过程中,要求患者积极、主动参与作业治疗的全过程,而不是让患者被动地接受治疗。强调患者主动参与作业治疗,对提高患者的康复治疗效果具有非常重要的意义。

9)灵活性

可根据患者的具体情况,灵活调节作业活动的强度、难度、时间频率等,也可根据患者的意愿和兴趣,让患者在一定范围内自己选择作业活动。

10)社会性

人除了生理性需求(如进食、排泄、睡眠等),还有社会性需求(如学习、工作及社会交往等),即人类所具有的生物属性和社会属性。

(3)作业活动分析的步骤和内容

作业活动分析既是作业治疗师的一项基本技能,也是评价作业治疗效果、设定康复治疗目标、实施治疗方案的基础。

1)作业活动分析的步骤

①根据患者情况制定恰当的治疗目标,选择合适的作业活动。所谓合适的作业活动包括两重含义:一是患者必须具有完成该项作业活动最低要求的能力;二是完成该项作业活动所需具备的能力水平比目前患者的能力水平稍高,同时具备安全性和可行性。

②在作业活动分析过程中,作业治疗师需要具体分析作业活动中每一个动作的基本构成要素,并分析动作的基本步骤、运动类型和所需的基本功能等。

③从患者的运动、感觉、认知、行为能力、心理等因素进行作业活动分析,同时还要考虑该项作业活动具有的重复性动作及有效治疗动作。

④分析患者能完成该项作业活动所必需的外部因素和条件,如患者的年龄、性别、职业、兴趣、情感因素等,以及家庭和社会环境、文化教育背景等,为患者选择最佳作业治疗方案。

2)作业活动分析的内容

①分析作业活动的类型:分析作业活动的类型是属于体力的还是脑力的;是日常生活的还是职业工作的;是社会心理的还是躯体功能的;是提高认知功能的还是休闲娱乐的等。

②分析完成作业活动所需技能:如运动技能(包括肌力、关节活动度、平衡功能、运动的协调性等)、感知觉技能、行为智力技能、社会技能、心理技能等。

③分析患者的愿望和需求:作业活动是否与患者兴趣、爱好及能力相一致,患者能否主动参与并完成作业活动是至关重要的。只有符合患者的实际生活或工作需求的作业活动,才具有现实意义,才能真正提高患者的生存质量。

④分析患者的个体状况:要根据患者年龄、性别、受教育程度、家

庭生活背景及自身的身体状况等，选择相适应的作业治疗方案。

⑤分析患者完成作业活动的过程情况：作业治疗师应具体分析患者能做什么，不能做什么；患者在进行某项作业活动时，是否需要帮助，需要哪种帮助，需要帮助的程度；进行某项作业活动时的注意事项、安全措施及禁忌证；患者是否需要辅助器具或适应性设备等。作业治疗师应对患者完成作业活动的能力进行全过程的跟踪分析。

⑥分析患者所处的环境条件：因地制宜地选择作业活动，主要考虑患者作业治疗后回归家庭、重返社会，是否能适应家庭或工作所处的环境。分析有哪些阻碍患者独立完成活动的不利因素，如果患者不能克服这些因素，应对患者所处的环境进行调整或改造。作业治疗师应因地制宜地制订作业治疗方案，以提高作业治疗的针对性和实用效果。

(4)作业活动分析的方法

作业活动分析方法主要针对上述作业活动分析的内容，具体、逐一地对患者作业活动的行为构成及场景因素等进行分析和评定。根据评定得分结果，确定作业活动是否适合患者。另外，通过分析、比较作业治疗前后的得分差异，可判断作业治疗的效果，为选择最佳的作业治疗方案提供依据。

2.技能操作

(1)沟通评估

在进行作业活动分析前，需要先与患者及其家属进行沟通，收集评估信息，见表1-1-1。

表1-1-1 作业活动分析前的沟通评估

类别	评估内容	评估过程
患者基本情况	患者的基本信息，如姓名、年龄、病史、诊断等	

(2)操作准备

在作业活动分析前，需要做好必要的准备，见表1-1-2。

表1-1-2 作业活动分析前的准备

类别	具体要求	准备过程
活动行为构成评定	活动行为构成评定表1份	可根据情况准备放大字体的评定表
活动行为场景评定	活动行为场景评定表1份	可根据情况准备放大字体的评定表
桌椅	固定式木桌(1 500 mm × 600 mm × 750 mm)、有扶手的椅子	根据患者实际情况可坐轮椅

(3)操作实施

将评定结果记录在表1-1-3和表1-1-4中。

表1-1-3 活动行为构成评定表

行为构成	活动所需功能			目前患者功能			说明（如不需要可以填“无”）
	大	中	小	大	中	小	
A.感觉运动构成							
1.感觉							
a.感觉意识							
b.感觉过程							
(1)触觉							
(2)本体觉							
(3)前庭觉							
(4)视觉							
(5)听觉							
(6)味觉							
(7)嗅觉							
c.知觉过程							
(1)实体觉							
(2)运动觉							
(3)疼痛反应							
(4)躯体辨别							
(5)左右辨别							
(6)物体辨别							
(7)空间定位							
(8)视遮盖分辨							
(9)物体前后辨别							
(10)深度感知能力							
(11)空间关系辨别							

续表

行为构成	活动所需功能			目前患者功能			说明（如不需要可以填“无”）
	大	中	小	大	中	小	
(12)局部定向							
2.神经、肌肉、骨骼							
a.反射							
b.关节活动度							
c.肌张力							
d.肌力							
e.耐力							
f.姿势控制							
g.姿势定位							
h.软组织完整性							
3.运动能力							
a.粗大运动							
b.越中线运动							
c.单侧运动							
d.双侧整合运动							
e.运动控制能力							
f.改变惯性运动							
g.精细运动							
h.手-眼协调能力							
i.听-运动控制能力							
B.认知整合与构成							
1.警觉水平							
2.定向定位							
3.辨认							
4.维持注意力							

续表

行为构成	活动所需功能			目前患者功能			说明（如不需要可以填“无”）
	大	中	小	大	中	小	
5.活动开始							
6.活动终止							
7.记忆能力							
8.排序能力							
9.分类能力							
10.概念格式化							
11.解决问题能力							
12.学习能力							
13.归纳能力							
C.社会心理技能构成							
1.心理能力							
a.价值观							
b.兴趣							
c.自我认知能力							
2.社会能力							
a.角色活动能力							
b.社会品行							
c.社交能力							
d.自我表达能力							
3.自我保护能力							
a.应对技巧							
b.时间控制能力							
c.自控能力							

表1-1-4 活动行为场景评定表

行为场景	活动所需功能			目前患者功能			说明（如不需要可以填“无”）
	大	中	小	大	中	小	
A.时空							
1.年龄							
2.发育							
3.生命周期							
4.残疾状况							
B.环境							
1.物质环境							
2.社会环境							
3.文化环境							

（二）作业评定

微课 作业评定

1.知识学习

（1）作业评定的概述

作业评定是康复评定的重要组成部分，主要对患者在作业活动方面存在的问题、功能障碍的程度，以及在日常生活、工作和休闲娱乐等活动中的独立性情况进行评定，强调患者整体功能状况和环境因素对作业活动的影响。

①作业评定是作业治疗的前提和基础，是制订作业治疗计划、选择作业治疗方法的重要依据。

②定期进行作业评定，有利于分析治疗效果，判断预后。

③可根据定期的评定结果，决定是否继续或修正作业治疗方案，调整作业治疗方法。

④可根据定期的评定结果，预测患者出院时的功能状况，为患者回归家庭和重返社会提出建议及指导。

（2）常用作业评定的内容

1）感觉及运动功能

感觉及运动功能是维持躯体运动或活动的基本要素，包括感觉、知觉、肌力、耐力、关节活动度、关节稳定性、原始反射、肌腱反射、精细运动、协调运动、平衡功能、单侧肢体活动、双侧肢体活动等。

2)认知功能

认知是指人在认识客观事物的过程中,对感觉输入信息的获取、编码、操作、提取和使用的过程,包括注意、记忆、定向、知觉及思维等。认知功能是综合运用脑的高级功能,包括意识觉醒水平、定向力、注意力、记忆力等。

3)日常生活活动能力

日常生活活动(Activities of Daily Living, ADL)是指人们为了满足日常生活的需要而每天必须反复进行的、具有共性的基本活动。日常生活活动能力评定是对患者综合活动能力的测试,一般包括衣、食、住、行和个人卫生五个方面的内容。

日常生活活动又可分为基础(躯体)性日常生活活动(Basic Activity of Daily Living, BADL)和工具(复合)性日常生活活动(Instrumental Activity of Daily Living, IADL)两类。

基础性日常生活活动是指人们维持最基本的生存需要,并与身体活动有关的基本活动,如进食、穿衣、洗漱、如厕、坐起、移动躯体、行走等活动;工具性日常生活活动是指人们在家庭或社区内独立生活需要的技能活动,大多需要借助工具完成,如煮饭、使用电话和交通工具、购物等。

对于患者来说,获得日常生活活动能力是其能够恢复以往生活方式、提高生存质量、回归家庭和社会的首要步骤,故在作业活动的功能评定中,对日常生活活动能力的评定尤其重要。最常用的评定方法有Barthel指数评定和功能独立性评定(Functional Independence Measurement, FIM)等。

4)社会心理功能

社会心理功能是指个人进入社会和处理情感方面的能力,包括自我认识、自我表达、自我价值、自我控制、社会及人际关系等。

5)环境评定

环境是指人类生活的周围空间与有关事物。人与环境之间的关系极为密切,环境因素是日常生活活动中不可分割的一部分。患者在日常生活活动中所遇到的障碍,除了与身心功能障碍有关,还常与其所处的环境有关。生活环境的状况可直接或间接影响患者生存质量。为了让患者更好地适应环境,提高患者的生存质量,作业治疗师应对其生活及工作环境进行实地考察、分析和评估,找出不利于患者活动的环境因素及安全因素,并提出改造意见,最大限度地提高患者的独立性,促进其融入社会。

6)职业能力评定

职业是人在社会生活中的重要内容,反映人的社会属性、生命的意义。康复医学的目标不仅仅是恢复患者的躯体功能,还包括帮助患者重新获得工作能力和就业机会,获得在家庭和社会中的尊严、地位及心理上的满足感,使患者在工作中体现其人生价值。

职业康复是康复医学的重要组成部分,而职业能力评定是作业评定的一项重要内容，目的是判断患者适应职业的可能性，了解患者的工作能力或就业潜能。

职业能力评定是一项综合性能力的评定，涉及患者的躯体、心理、认知等方面，以及作业技能和社会因素等。职业能力评定的内容一般包括患者的残存功能、智力检查、职业倾向测验和职业操作能力检查等。职业能力评定的方法有：职业能力倾向自我评定量表、林氏就业评估量表、GULHEMP工作分析量表、Valpar工作模拟样本评定等。通过职业能力评定可判断患者是否具有职业发展的可能性，是否具有真正回归社会的能力。作业评定是康复评定的重要组成部分。

(3)作业评定的要求和注意事项

1)作业评定的要求

患者的作业评定应涉及患者整体的身体状况，包括躯体功能和心理功能等方面。同时，还应考虑患者的生活、工作环境等，进行综合评定和分析。

在作业评定的过程中，作业治疗师应与患者一起找出患者在日常生活、工作、休闲等活动中亟待解决的问题，共同制订作业治疗方案，使作业治疗更具有目标性。

2)作业评定的注意事项

①根据患者功能障碍情况选择适宜的评定方法，评定要突出重点，有目的性，同时应注重患者整体的功能情况。如在评定患者的肌力、关节活动度的同时，应考虑这些功能障碍对患者日常生活、工作、休闲等活动的综合影响。

②选择标准化的评定方法。尽量选择公认的、标准化的量表进行评定，如Barthel指数评定量表、功能独立性评定量表、世界卫生组织生存质量测定量表等，这些量表均有较高的信度、效度和灵敏度，评定的结果较为客观。

③在作业评定过程中重视发挥患者的主动参与性。作业治疗师要让患者了解评定的内容和方法，充分认识到在整个作业评定或治疗过程中"自我"的重要性。充分发挥患者主动参与的积极性，这对患者完成作业活动、提高康复治疗效果具有非常重要的作用。

④作业治疗师要重视和加强与患者沟通的能力。作业治疗师具备良好的沟通能力，与患者建立友好关系，不仅能获得更多、更准确的患者信息资料，同时，也能让患者或家属充分理解和积极配合，更好地完成作业评定工作。

⑤评定时应注意时间、地点及患者的生理状况。如评定患者日常生活活动中的穿衣、洗漱、梳头、剃须等活动，最好在患者起床或上午进行，以求真实。定期评定，每次也应在同一时间、同一地点进行。同时还应注意患者的生理状态，避免患者在身体不适或疲劳的状态下进行评定，以减少偏差。

⑥评定中注意环境因素的影响。在进行作业评定时，应保持环境整洁、安静、宽敞、空气清新、温度宜人，尽量模拟实际家庭生活环境或工作环境，以减少不良环境或不实际的环境因素对评定结果的影响。

2. 技能操作

(1)沟通评估

在作业评定前，需要先与患者及其家属进行沟通，收集评估信息，见表 1-1-5。

表 1-1-5　作业评定前的沟通评估

类别	评估内容	评估过程
患者基本情况	患者的基本信息，如姓名、年龄、病史、诊断等	

(2)操作准备

在作业评定前，需要做好必要的准备，见表 1-1-6。

表 1-1-6　作业评定前的准备

类别	具体要求	准备过程
运动功能	如进行关节活动度评定需要准备量角器	
感觉功能	如进行痛觉评定需要准备大头针；进行温度觉评定需要准备试管、冷热水等	
认知功能	如简易智力状态检查量表(MMSE)	
日常生活活动能力	如 Barthel 指数评定量表、功能独立性评定量表等	
社会心理功能	如心理评定量表	
环境	如环境评定常用报告	
职业能力	如职业能力倾向自我评定量表	

(3)操作实施

将作业评定结果记录在表 1-1-7 中。

表1-1-7 作业评定结果记录表

评定项目	评定结果
运动功能	
感觉功能	
认知功能	
日常生活活动能力	
社会心理功能	
环境	
职业能力	

（三）制订作业治疗计划

1.知识学习

（1）作业治疗计划

作业治疗师要根据患者作业评定的结果，并结合患者的个体情况，设定康复治疗目标，综合考虑后选择作业治疗方法。在实施治疗计划的过程中，要定期对康复治疗的进展及效果进行评定，以便不断修正治疗计划，调整治疗方案，最终达到生活自理、回归家庭、重返社会的目的。

（2）制订作业治疗计划的步骤

1）根据患者作业评定的结果，明确需要解决的问题

作业治疗师不仅要考虑患者的功能障碍状况及功能障碍对患者日常生活和工作的影响，同时还要对患者残存的功能进行分析，了解患者是否需要代偿帮助，明确患者需要解决的问题等，以便选择适宜的作业治疗方法给予干预，并进行针对性训练。作业治疗师应充分挖掘患者的潜能，以其最终达到功能独立、生活自理为目的。

2）根据患者的个体情况，选择作业治疗方案

作业治疗以患者为核心，要根据患者的个体情况（如患者的性别、年龄、文化程度、社会经历、生活和工作环境等）及患者的意愿、爱好和兴趣等因素综合考虑，选择适合患者个体的作业治疗方案。

3）根据设定的目标，提出具体适宜的作业治疗方法

这里的目标是指患者经作业活动训练后，能达到的功能改善结果。目标一般分为短期目标、长期目标和最终目标。最终目标可通过多个短期或长期目标实现。所以，短期目标应较具体。一般初期或短期目标不宜设

温馨提示

○注重实际操作能力的同时，还要有病人之病，忧人之忧的情感体验，思考如何与患者沟通，如何关爱患者，如何保护患者的隐私，以身临其境的感悟提升自己的职业素养。

定过高，要使患者感到经过康复治疗后，很快能达到效果，以增强患者的自信心。如要实现患者日常生活独立自理、回归家庭和社会的最终目标，必须针对患者的每个日常生活活动（如穿衣、洗脸、进食、行走、如厕等）分别进行训练，达到逐一独立完成，即若干个短期目标的实现，循序渐进地达到日常生活的自理或独立，最终实现回归家庭和重返社会的目标。

4）作业治疗计划实施过程中的定期评定及计划的修正

在作业治疗计划实施过程中，要定期对患者的功能恢复情况进行评定，以判断康复治疗效果。对未能达到目标、效果不佳者，要分析治疗方法是否与目标相一致，治疗方法是否与患者的需要及能力相符合，选择的治疗方法是否适宜等，根据上述情况不断修正其治疗计划，改进作业治疗方案，以期达到康复的最佳效果。

5）出院计划和建议

患者出院后，一般要继续进行功能训练，以巩固治疗效果。这就需要制订一个详细的出院计划，其内容应包括：患者作业活动的具体方法、时间、强度、注意事项；患者的心理适应性指导；家人及朋友的理解、支持和帮助；陪护者的教育和训练指导；家庭生活环境或工作环境的评估和改造；辅助器具或转移装置的使用和维护；定期随诊等，使患者获得全方位的、持续的康复服务，真正提高其生存质量，以实现康复医学的最终目标——回归家庭和重返社会。

温馨提示

○患者出院不代表康复治疗结束，应在岗位上尽职尽责，明白作业治疗师责任重大，不仅会评定、会治疗，还要懂得康复宣教、康复科普。

2.技能操作

（1）沟通评估

在制订作业治疗计划前，需要先与患者沟通，收集评估信息，见表1-1-8。

表1-1-8 制订作业治疗计划前的沟通评估

类别	评估内容	评估过程
患者基本情况	患者的基本信息，如姓名、年龄、病史、诊断、兴趣、爱好等	
患者功能评定结果	了解是否需要给予患者代偿帮助，明确患者需要解决的问题等	
患者个体情况	如患者的性别、年龄、文化程度、社会经历、生活和工作环境等情况，并结合患者意愿、爱好和兴趣等因素综合考虑	

（2）操作准备

在制订作业治疗计划前，需要做好必要的准备，见表1-1-9。

表 1-1-9 制订作业治疗计划前的准备

类别	具体要求	准备过程
评定结果	各项评定结果记录表	

(3)操作实施

将制订的作业治疗计划记录在表 1-1-10 中。

表 1-1-10 作业治疗计划

类别	主要内容	备注
短期目标		
长期目标		
最终目标		
作业治疗方法		
判断康复治疗效果		
出院计划		

检查评估

作业治疗师根据 1-1-11 中的检查项目进行自我检查,并将检查结果和自我点评记录在表中。

表 1-1-11 作业活动分析与评定检查记录表(作业治疗师自查)

序号	检查项目	检查结果	自我点评
1	询问患者的基本信息是否有遗漏	是□ 否□	
2	是否对患者的身体状况进行评估	是□ 否□	
3	是否明确患者需要解决的问题	是□ 否□	
4	是否按照标准步骤进行操作	是□ 否□	
5	是否完成操作记录	是□ 否□	

患者根据表 1-1-12 中的检查项目对作业治疗师的服务情况进行检查,并将检查结果和结果点评记录在表中。

表 1-1-12　作业活动分析与评定检查记录表(患者点评)

序号	检查项目	检查结果	结果点评
1	评估前是否讲明操作目的	是□　否□	
2	是否询问有无不舒服的感觉	是□　否□	
3	服务态度是否和蔼,语言是否亲切	是□　否□	
4	是否协助调整操作姿势	是□　否□	
5	操作姿势调整是否舒适、稳定	是□　否□	

教师根据表 1-1-13 中的检查项目对作业治疗师的任务完成情况进行检查,并将检查结果和结果点评记录在表中。

表 1-1-13　作业活动分析与评定检查记录表(教师点评)

序号	检查项目	检查结果	结果点评
1	是否按时完成任务	是□　否□	
2	团队协作是否顺畅	是□　否□	
3	设备、用具及物品是否整理恢复	是□　否□	
4	实训床位是否整理干净	是□　否□	
5	工作页填写是否准确、完整	是□　否□	

任务小结

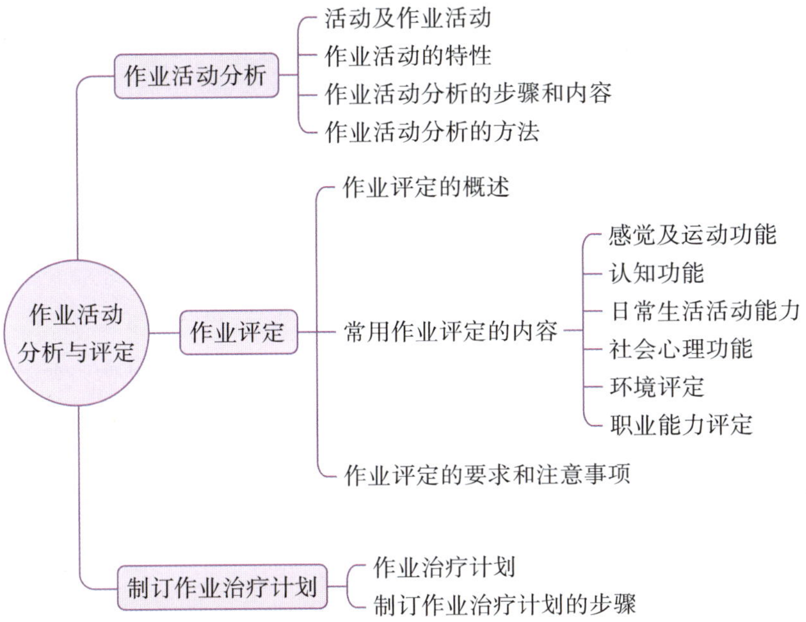

教学资源

任务二　治疗性作业活动

任务导入

场景：某康复中心

人物：王先生、作业治疗师小李

情节：患者王先生，42岁，职业为设计师。因脑卒中导致其左侧肢体活动障碍，经康复治疗肢体功能恢复良好，但目前左侧手灵活性仍较差，影响其使用电脑。患者已经接受较长时间的康复治疗，现在对康复训练的参与积极性不高，作业治疗师小李拟调整方案，运用治疗性作业活动为患者进行康复治疗。如果你是小李，该如何做？

任务目标

- 能根据治疗性作业活动的基础知识、应用原则，完成治疗性作业活动的治疗作用分析、治疗性作业活动的选择和设计。
- 能根据生产性活动的设计与应用原则，结合患者需求和功能情况，完成生产性活动、手工艺活动、艺术活动的选择、设计和实施。
- 能根据生产性活动的设计与应用原则，结合患者需求和功能情况，完成体育活动、其他活动的选择、设计和实施。

任务实施

(一)治疗性作业活动概述

1.知识学习

(1)基本概念

治疗性作业活动(Therapeutic Activities)是作业治疗师根据患者具体情况精心选择的、具有针对性的作业活动,其目的是维持和提高患者的功能,预防功能障碍或残疾的加重,提高患者的生活质量。

(2)特点

治疗性作业活动往往直接来源于生产、生活和休闲娱乐,但又不同于一般的作业活动。治疗性作业活动具有以下特点:

1)针对性

作业治疗是根据患者日常生活、社会和职业生活等方面的需要,选择有目的的活动进行治疗和训练。因此,目标明确,针对性强。

2)科学性

选择的作业活动性质及其作用是以科学知识作为依据,在活动分析和功能评定的基础上制定的,能增进患者的功能和能力,而不是盲目的、机械的、不合理的。

3)趣味性

活动内容与患者日常生活或工作学习有关,符合患者的兴趣和需求,能被患者接受,活动方式在一定范围内由患者自己选择。治疗环境的设施与气氛接近于家庭、工作和社会环境,具有现实性与生活气息,不仅能提高患者的兴趣,也能提高治疗的效果。而功能的改善、劳作的成果,又进一步激励患者训练的信心与热情。

4)主动性

作业治疗中所采用的作业活动需要患者主动参与才能完成,其治疗效果与患者主动参与的程度成正比。患者主动参加,调动机体的积极性,并可从作业结果中得到一定满足。医生、治疗师、护士及家属在作业治疗中只起着监督作用,将帮助降低到最低限度。

5)可调节性

活动量可调节,可根据患者的年龄、功能情况,从活动时间、活动强度、间歇次数和时间等方面循序渐进或适时增减活动量。

(3)治疗作用

治疗性作业活动以治疗为目的,为最终获得独立的生活能力发挥独特的作用。可以防止患者功能障碍和残疾的加重,促进人体身心健康,维持或提高功能,从而提高患者生活质量,并能帮助患者学习一定的生产技能,为将来重返生产岗位做准备。不同的作业活动具有不同的治疗作用,

微课 治疗性作业活动认识

可以根据患者的情况进行合理的选择、设计和使用，从而达到不同的治疗目的，这也体现了作业治疗的实用性和灵活性。

治疗性作业活动的治疗作用主要包括四个方面。

1）躯体方面的治疗作用

①增强肌力、肌耐力。

②增大关节活动范围。

③改善灵活性。

④改善手眼协调。

⑤减轻疼痛和缓解症状。

⑥改善平衡协调性。

⑦促进感觉恢复。

⑧提高ADL能力。

例如，木工作业可以增大上肢的肌力和耐力，增大肩关节、肘关节、腕关节的活动范围，改善手眼协调性。

2）心理方面的治疗作用

①增强患者的独立感，减少依赖性，建立信心。

②成功的作业产品能提高患者的成就感和满足感。

③作业活动过程可以调节精神和转移注意力。

④调节情绪，促进心理平衡。

⑤改善认知、知觉功能。

例如，木工作业的成品可以提高患者的成就感和自信心，木工作业过程还可以帮助患者调节情绪。

3）职业方面的治疗作用

生产性作业活动能提高患者的劳动技能，提高职业适应能力，从而增加再就业的信心，促进重返工作岗位。如根据患者就业情况有针对性地选择生产性作业训练，可以提高患者的就业能力。

4）社会方面的治疗作用

小组或者团体形式的治疗性作业活动可以提高患者的社会交往能力并改善其人际关系，促进其重返社会，同时还可以增强社会对伤残人士的了解和理解。

温馨提示

○选择治疗性作业活动时，要遵循“以患者为中心”的理念，考虑患者各方面的需求。

2.技能操作

（1）沟通评估

在为患者选择治疗性作业活动前，需要先与患者或患者家属进行沟通，收集相关信息，见表1-2-1。

表1-2-1　选择治疗性作业活动前的沟通评估

类别	评估内容	评估过程
患者基本情况	患者的基本信息，如姓名、年龄、性别、病史、诊断等	
患者个人情况	患者受教育情况、职业、兴趣爱好、工作计划等	
患者康复需求	加拿大作业表现量表（COPM）	从日常生活活动、生产性活动、娱乐休闲活动中找出患者需要做或想要做的活动
患者心理状态	患者的精神心理和情绪状态等	

（2）操作准备

在选择治疗性作业活动前，需要做好必要的准备，见表1-2-2。

表1-2-2　选择治疗性作业活动前的准备

类别	具体要求	准备过程
活动分析记录表	活动分析记录表1份	
活动影像资料	拟选择的治疗性作业活动的视频影像或图片资料	

（3）操作实施

在治疗性作业活动选择前，需对治疗性作业活动进行标准化活动分析，将分析结果记录在表1-2-3中。

表1-2-3　标准化活动分析记录表

序号	分析内容	记录
1	活动概述	
2	活动所需物件	
3	活动空间需求	
4	活动社会需求	
5	活动所需步骤	
6	活动身体功能要求	
7	活动运动肌肉分析	
8	活动身体结构需求	
9	活动表现技能要求	

（二）治疗性作业活动的选择与应用

1.知识学习

（1）选择与应用原则

1）在全面评估的基础上，有目的地进行选择

选择应用治疗性作业活动前，首先全面评估患者的功能情况，了解其功能状态和治疗目标。评估内容包括：一般情况、躯体功能、心理功能、认知言语状态、兴趣爱好、职业情况、康复需求等。可通过查阅病历、询问、观察、问卷、检查、测量等方式，全面了解患者的功能情况和治疗需求，找出存在的问题和需要解决的问题，并分析解决的先后顺序。

2）对活动进行分析，选择具有针对性且安全可行的活动

选择应用治疗性作业活动前，均需进行活动分析，了解活动所需的技能和功能要求、活动的顺序、场所、时间、工具及有无潜在危险等，保证所选活动符合或满足治疗的需要，能够达到治疗的目的，并确保患者安全有效地完成。

3）对活动进行必要的修改和调整，以满足患者的需要

可以在功能评估和作业分析的基础上，对活动进行必要的调整，从而更好地达到治疗目的。活动的调整可以考虑从六个方面进行：

①工具的调整：例如进行棋类活动，可以在棋子和棋盘上加上魔术贴，以增加患者拿取棋子的难度，加强对其手部肌力/耐力的训练；或者换用筷子夹棋子进行下棋活动，可以改善手的灵活性和ADL能力；使用手柄工具的活动，可以加粗手柄，使抓握功能稍差的患者较容易完成活动。

②材料的调整：例如在木工作业中，选择不同质地的木材，锯木时对肌力要求不同，质地较紧密的材料对肌力要求较高，质地较松脆的材料对肌力要求较低。

③体位或姿势的调整：例如进行书写绘画活动时，以站立位进行，可同时增强站立平衡能力和站立耐力。在木工作业时，采取腕关节屈伸、腕关节尺偏、肘关节屈伸、肩关节内外旋等不同的姿势动作进行钉钉子活动，可以达到不同的治疗作用。

④治疗量的调整：从活动的强度、时间、频率三个方面对治疗量进行调整。

⑤环境的调整：例如为改善患者的认知功能，多在比较安静的环境中进行治疗活动，避免分散注意力；但是如果治疗目的是提高环境的适应能力，则需要在真实环境中或设置一些干扰因素的环境中进行活动。

⑥活动本身的调整：根据患者的情况，可通过对活动方式、程序进行调整或简化。例如对于截瘫患者，可将普通的篮球运动改为轮椅篮球运动；又如将木工作业简化，根据患者情况让其参与木工作业中的某个程序，达到针对性的治疗目的。

温馨提示

○作业治疗师在给患者选择、设计和使用治疗性作业活动时，应充分了解活动，亲身体验活动，找出可能存在的危险因素，确保患者安全，充分体现人文关怀。

温馨提示

○作业治疗的一大特点就是根据患者的病情、年龄、性别、生理特点等条件采用个性化的治疗性作业活动方案，避免千篇一律。

4)尽量以集体活动的方式进行,提高患者治疗的积极性和治疗效果

作业治疗鼓励采取集体活动的方式,集体活动的优点如下:

①有利于提高治疗的趣味性,更充分调动患者参与训练的积极性。

②有利于培养合作和竞争意识,促进患者适应社会生活和重返社会。

③有利于塑造良好行为,提高社交能力。

④有利于患者间交流,增进友谊,获得支持。

⑤有利于患者对自身功能障碍和预后情况形成正确认知。

5)充分发挥作业治疗师的指导、协调作用,以保证活动的顺利进行

治疗性作业活动中,作业治疗师扮演组织者、策划者、协调者、指导者和教育者等多重角色,合理安排和组织活动,使活动顺利完成,参与活动的患者均可达到相应的治疗目标。

(2)设计与实施

治疗性作业活动是经过精心选择的、具有针对性的活动,需要结合患者的实际情况进行活动设计,具体过程如下:

1)评估患者的需要及功能情况

了解患者的需求,根据其需求并结合功能情况设计可行的治疗性作业活动。在给患者选择活动前需进行系统性的功能评估,功能评估是制定目标和选择治疗活动的前提和基础。

2)进行活动分析与动作分析

在了解患者的需求及功能情况后,具体分析患者需要从事活动的要求、患者的表现、影响活动的因素等。

3)设定治疗目标

结合功能评定结果、患者的需要和活动分析结果,制定可行的作业治疗目标。目标应具体、可量化,包括时间、活动、工具、情景等。

4)选择合适的治疗性活动进行训练

明确了治疗目标后,就需要针对性地选择活动进行训练。活动可以是患者需要参与的活动,通过训练达到活动和参与的目的,如通过进食训练提高独立进食能力,或通过木工作业达到增强上肢肌力的作用。

5)活动过程中进行指导与反馈

进行活动时作业治疗师应指导患者并对其表现给予适当的反馈,必要时给予帮助。反馈频率及方式视活动时间、难度及患者的个性而定,如开始时应给予反馈,难度大的活动给予正向反馈。

6)活动后进行总结

活动完成后进行必要的总结和反思,了解患者的感受和体验,找出活动过程中的优点与不足,为下一次组织活动做准备。

温馨提示

○治疗的最终目的就是让患者回归家庭,回归社会,避免出现患者只能在医院或康复中心表现好的情况,所以要多鼓励患者参加集体活动。

2. 技能操作

(1)沟通评估

在选择和应用治疗性作业活动前，需要先与患者及其家属沟通，收集评估信息，见表1-2-4。

表1-2-4　选择和应用治疗性作业活动前的沟通评估

类别	评估内容	评估过程
需求评估	加拿大作业表现量表(COPM)	从日常生活活动、生产性活动、娱乐休闲活动中找出患者需要做或想要做的活动
功能评估	运动功能、感觉功能、认知功能、日常生活能力、社会功能等	

(2)操作准备

在设计与实施治疗性作业活动前，需要做好必要的准备，见表1-2-5。

表1-2-5　设计与实施治疗性作业活动前的准备

类别	具体要求	准备过程
加拿大作业表现量表(COPM)	加拿大作业表现量表(COPM)1份	
患者病历	包含患者病史、诊断、功能评估情况等信息内容	
桌椅	固定式木桌(1 500 mm × 600 mm × 750 mm)、有扶手的椅子	根据患者实际情况可坐轮椅

(3)操作实施

1)治疗性作业活动选择

根据患者需求及功能评估情况选择适合的治疗性作业活动，将具体情况填写在表1-2-6中。

表1-2-6　患者需求及功能评估情况记录表

序号	项目	具体情况
1	一般情况	年龄：　性别：　文化程度： 家庭情况：　经济收入： 伤病原因：　部位：　诊断： 病情发展：

续表

序号	项目	具体情况
2	躯体功能	肌力： ROM： 平衡： 协调： 步行： 转移： 手功能： ADL： 职业能力：
3	心理功能	情绪改变：有□ 无□ 行为改变：有□ 无□ 个性改变：有□ 无□ 抑郁：有□ 无□ 焦虑：有□ 无□
4	认知状态	感知能力： 认知能力： 言语能力：
5	兴趣爱好及特长	兴趣爱好： 特长：
6	职业情况	工作环境： 工作要求： 具体工作任务： 工作时间： 职业兴趣： 单位意向：
7	康复需求	对自身病情是否了解： 对预后情况是否了解： 对治疗的积极性： 对治疗的预期目标：
适合的治疗性作业活动建议：		

2）治疗性作业活动设计

结合患者的情况进行活动设计，将活动设计方案填写在表1-2-7中。

表1-2-7 治疗性作业活动设计方案

序号	内容	具体情况
1	活动名称	
2	所需工具及材料	
3	方法及程序	
4	治疗作用	
5	活动调整	
6	注意事项	

(三)木工作业

1.知识学习

木工作业是指利用木工工具对木材进行加工,制作成各类作品的一系列作业活动。它是康复治疗中常用的治疗性作业活动,较适合于男性患者。木工作业可以制作家具、玩具、艺术品、乐器等木制品,具有实用性和观赏性。木工作业的材料及工具均容易获得,且工序简单,易于操作。

(1)工具与材料

1)工具:锯子、刨子、锉刀、锤子、钉子、改锥、钳子、钢尺、软尺、记号笔、砂纸、刷子等。

2)材料:木材、合成板、木条、油漆、黏合剂等。

木工作业常用工具如图1-2-1所示。

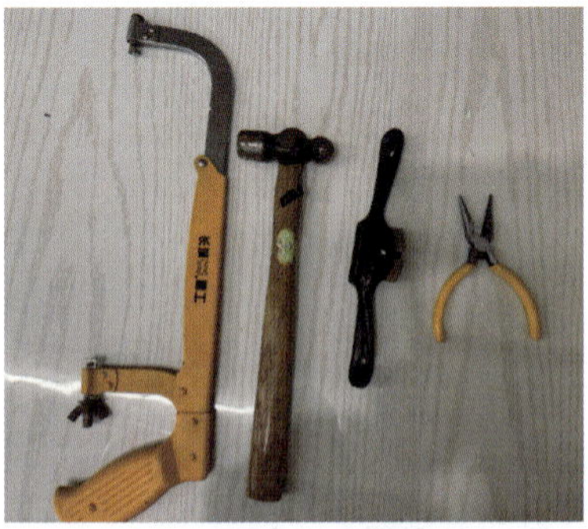

图1-2-1 木工作业常用工具

(2)方法与程序

1)制图:画出作品的形状、比例和规格,包括测量、画线、作图等操作。例如,制作日常生活中使用的书架,可在纸上按一定比例绘制出设计图,以及每块标有具体比例的材料的图形。

2)选材:根据木制品的用途选择合适的材料。例如,书架主要用于放置各种书籍,需要承重,因此应采用厚实承重的材料,而且要求材料比较干燥,含水率不能过高。

3)加工:包括锯木、刨削等操作。先在木工台上把选好的材料用专门的固定装置固定好,然后用单手或双手持锯,利用肩肘关节的屈伸完成拉锯动作。把材料按要求加工成相应规格的形状,用刨子把表面刨削平整,再用锉刀、砂纸将材料周边打磨光滑,进行精细加工。

4)组装:包括敲锤子、钉钉子等操作。将加工后的材料进行组装,接合处用黏合剂或钉子固定。小缝隙处用腻子或黏合剂混合少许锯末填补。

5)上漆:包括打磨、刷漆等操作。先用砂纸把加工的成品外表打磨光滑,再选择适当种类的漆,用刷子均匀涂抹上色。上色之后,放在洁净、通风处干燥。

(3)治疗作用

1)身体方面:强化上肢肌力和耐力;维持和改善上肢关节和躯干的活动度;提高平衡能力;改善手眼协调性。

2)心理方面:改善结构认知能力;集中注意力;宣泄不良情绪;增强成就感和自信心。

3)职业方面:提高职业技能。

(4)活动调整

1)工具的调整:根据患者的抓握能力,可用弯手柄锯子或环状手柄锯子增强抓握的稳定性,也可加粗锤子和刨子的手柄,方便抓握。锯子的长度和锯齿的数量可以作为衡量锯木活动运动量和活动级别的主要标准。锯身长度越长、锯齿越多,锯木时阻力越大,活动范围越大。所以,可以根据患者的肌力和关节活动度的训练要求选择不同规格的锯子。可以选用不同大小的锤子和钉子,以达到不同的治疗效果。使用砂纸时,还可以从细颗粒砂纸过渡到粗颗粒砂纸,加大打磨时的阻力,有助于增强肌力。

2)材料的选择:根据患者的肌力情况,选择不同硬度的木材,增大硬度可以增大操作时的阻力,有助于增强肌力。

3)位置的调整:训练肘关节的屈伸功能时,可将木材固定于较高位置进行锯断。训练肩关节后伸功能时,可将木材固定于较低位置。木材固定于斜板上有助于扩大肩关节屈曲活动范围,或将钉子等物品放在不同位置或高度上,拿取时引发不同类型的运动。

(5)注意事项

1)注意安全防护:必要时应戴安全帽,坐轮椅者应使用固定腰带,噪声大时应使用耳塞或其他防噪声用品,有粉尘、刺激性气体时应配备吸尘和通风换气装置,并戴上口罩。

2)注意保护,避免损伤:使用锯子、刨子等锋利工具时应注意避免割伤,打磨时要避免磨伤手部皮肤(尤其是手灵活性欠佳者和感觉障碍者)。

温馨提示

○选择木工作业活动时,要充分尊重患者的意愿及兴趣爱好,在取得患者同意后进行。

3)注意防火:木工作业用到的油漆、木屑和化学溶剂等均属于易燃物,要注意防火,确保安全。

4)避免污染:在给成品刷漆时,要注意避免油漆污染地面或桌面,可事先铺好废旧报纸。

5)避免疲劳:木工活动消耗体力较多,应根据患者具体情况调节作业活动强度和活动时间,在作业活动过程中注意适当休息,避免患者过度疲劳。

2.技能操作

(1)沟通评估

在进行木工作业活动前,需要先与患者及其家属沟通,收集评估信息,见表1-2-8。

表1-2-8 木工作业活动前的沟通评估

类别	评估内容	评估过程
功能评估	运动功能、感觉功能、认知功能、日常生活能力、社会功能等	
需求评估	加拿大作业表现量表(COPM)	
患者兴趣特长	患者是否愿意进行木工作业	

(2)操作准备

在进行木工作业活动前,需要做好必要的准备,见表1-2-9。

表1-2-9 木工作业活动前的准备

类别	具体要求	准备过程
场地	场地整洁,通风且光线良好,物品分类摆放整齐,备有安全防护设施	
工具	锯子、刨子、锉刀、锤子、钉子、改锥、钳子、钢尺、软尺、记号笔、砂纸、刷子等	
材料	木材、合成板、木条、油漆、黏合剂等	
活动分析表	活动分析表1份	
活动记录表	活动记录表1份	

(3)操作实施

1)木工作业活动分析

在木工作业活动实施前,需对木工作业活动进行标准化活动分析,将分析结果记录在表1-2-10中。

表 1-2-10　标准化活动分析记录表(木工作业活动)

序号	分析内容	记录
1	活动概述	
2	活动所需物件	
3	活动空间需求	
4	活动社会需求	
5	活动所需步骤	
6	活动身体功能要求	
7	活动运动肌肉分析	
8	活动身体结构需求	
9	活动表现技能要求	

2)木工作业活动方案设计

根据分析结果,结合患者功能情况和需求进行活动设计,将设计的活动方案填写在表 1-2-11 中。

表 1-2-11　木工作业活动设计方案

序号	内容	具体情况
1	活动名称	
2	活动的目的及意义	
3	所需工具及材料	
4	方法及程序	
5	活动调整	
6	注意事项	

3)木工作业活动实施

根据活动设计方案,指导患者进行木工作业活动,将每次活动训练情况填写在表 1-2-12 中。

表 1-2-12　木工作业活动训练记录表

序号	内容	具体情况
1	计划好要进行的木工活动	
2	选好或画好图纸	

续表

序号	内容	具体情况
3	选择合适的工具、材料	
4	按图纸要求制作相应部件，进行标记、锯断、刨削、打磨等作业	
5	将准备好的部件进行组装，如拼接、钉钉子等	
6	上漆	
7	检查作品	
8	活动过程中作业治疗师进行评定、指导和反馈，必要时提供辅助器具或给予帮助	
9	结束治疗，整理场地及工具	
10	反馈和总结	

（四）陶艺作业

1.知识学习

陶艺是中国传统古老文化与现代艺术结合的艺术形式，又称陶瓷制作。陶艺的基本材料包括土、水、火等，主要通过水土糅合的可塑性、流变性、成形方法及烧结规律等，生产制造出不同的陶艺形态，日常生活中使用的锅、碗、瓢、盆等，大多由陶瓷制成。制陶作业活动的趣味性及操作性较强，对场地及材料要求不高，且可用橡皮泥等材料替代，易于操作，容易学习，安全性好，易于在作业治疗中开展，适合各种年龄和性别的患者。制作的成品，可以是日常生活物品或具观赏性的艺术品，实用性强。

（1）工具及材料

1）工具：包括转盘（陶车）、面板、面杖、金属棒、竹刮板、针、容器、瓷器刀、剪刀等。

2）材料：包括陶土、黏土、釉彩等。

（2）方法与程序

1）调和黏土：准备好适量黏土，加水后在面板上反复揉搓，直至挤出所有空气。自中心向外按压，制成厚饼状。用面杖碾压黏土，使其平整且厚薄均匀，便于成形。

2）成形：可以采用不同的工艺。

①泥条盘筑成形法。取适量泥料，用双手自然捏紧，转动成圆棒状；将圆泥棒横放于工作台上，用手指均匀搓动，边滚边搓，手指左右移动，从粗到细；自然、平和地搓泥条，根据需要搓成粗细一致、大小均匀的泥条；将泥条放在转盘上做成一个底部，然后将泥条边转边接边压紧，转动转盘，依次加高，做成造型。每增加一层需要内外压平、压密、压匀，以免干燥时开裂。

②手捏（雕塑）成形法。取适量泥料，可以不用工具，只需用手把泥团捏成想要的造型；可用雕塑刀等工具在泥半干时，进行雕刻，做成雕像。

③泥板成形法。将泥块通过人工或压泥机滚压成泥板，再进行塑造。滚泥板时，把泥块放在两块布中间，从泥块的中心向四周扩散（转动布块）。制作时利用泥的柔软性，像布一样成形，利用泥板的坚硬特点又可把它当成木板一样成形。

④印模（印坯）成形法。根据造型翻成若干块模具，待模具干燥后，即可印制坯体，印模成形。印模时要用力均匀，压紧，要分模印制，然后再合成，在接口处要用泥浆黏接好，坯体脱模后有残缺的要修补，多余的要刮掉。

⑤拉坯成形法。利用旋转的力量配合双手的动作，在拉坯机上将泥团拉成各种形状。此法技术性强，需要很长时间才能掌握，坯体可以先从简单的碗、杯、盘开始，熟练后再拉瓶、罐等复杂的造型。

⑥泥浆铸件成形法。先用泥或石膏做母模翻成石膏模（分块），石膏模留有注浆口，模具干燥后，把配制好的泥浆注入石膏模内，随着石膏模的吸水速度，及时注满泥浆，当石膏模吸浆达到一定厚度时，将模内多余的泥浆倒出，控干，待泥坯脱离模壁后，再从石膏模内取出坯体即可。另外还要保持一定的干湿度进行保湿，以便进行下一步修坯、黏接、装饰等。

3）上釉：用毛笔或者排笔直接蘸釉浆，涂刷在坯体表面，形成特殊的肌理。

4）烘烤：将制作完成的软陶作品，放入电烤箱或电磁炉进行烘烤处理。选用可设定温度和时间的旋风式电烤箱较佳，勿用微波炉烧烤。一般设定温度为100~140 ℃，烤制10~15 min即可，具体的烤制温度和时间视软陶的材料、作品的体积、烤箱的类型及容积而定。通常应将烤箱置于通风良好的场所。

（3）治疗作用

1）身体方面：增强手握力和手指捏力；增强手的灵活性；改善手部关节活动度；改善双手的协调性；增强稳定性和耐力。

2）心理方面：集中注意力；提高创造力；缓解精神紧张；增强毅力和耐心；增强成就感和自信心。

3）职业方面：可成为职业技能，促进再就业。

（4）活动调整

1）材料的选择与调整

选择不同质地的陶泥进行训练，可以达到不同的治疗效果。例如，质

温馨提示

○感受传统工艺的魅力，将传统工艺活动用于作业治疗，促进患者全面康复。

地较硬的陶泥更有利于肌力和耐力训练；肌力不足的患者可选择较软的陶泥或在陶泥中加入适量凡士林使其变软，也可使用清洁易购买的替代品如硅胶土（泥）、橡皮泥等代替黏土；使用加热黏土，还可达到增大关节活动范围和缓解疼痛的作用。

2）体位的调整

根据需要可选择站立位、蹲位、坐位，以针对性配合训练站立平衡、肌力和关节活动度、坐位平衡和耐力等。

3）工序的调整

可根据需要仅选用调和黏土、成形、上釉、烘烤中的一个或几个环节进行训练。

（5）注意事项

使用质量合格的黏土或陶泥；烘烤时注意防止烫伤（尤其是感觉减退者）；在陶艺制作过程中如用到竹刀等工具，要注意安全，避免受伤；手部如有伤口或对陶泥材料过敏，需戴手套保护；注意保持场地清洁卫生；未用完的黏土应装入塑料袋或保鲜袋，置于密闭容器中保存，防止干燥。

温馨提示

○选择陶艺作业活动时要遵循患者个人意愿，并且在治疗过程中保护患者不受到二次伤害。

2. 技能操作

（1）沟通评估

在进行陶艺作业活动前，需要先与患者及其家属沟通，收集评估信息，见表1-2-13。

表1-2-13 陶艺作业活动前的沟通评估

类别	评估内容	评估过程
功能评估	运动功能、感觉功能、认知功能、日常生活能力、社会功能等	
需求评估	加拿大作业表现量表（COPM）	从日常生活活动、生产性活动、娱乐休闲活动中找出患者需要做或想要做的活动
患者兴趣特长	患者是否愿意进行陶艺作业	

（2）操作准备

在进行陶艺作业活动前，需要做好必要的准备，见表1-2-14。

表1-2-14 陶艺作业活动前的准备

类别	具体要求	准备过程
场地	场地整洁，通风且光线良好，物品分类摆放整齐，备有安全防护设施	

续表

类别	具体要求	准备过程
工具	转盘(陶车)、面板、面杖、金属棒、竹刮板、针、容器、瓷器刀、剪刀等	
材料	陶土、黏土、釉彩等	
活动分析表	活动分析表1份	
活动记录表	活动记录表1份	

(3)操作实施

1)陶艺作业活动分析

在陶艺作业活动实施前,需对陶艺作业活动进行标准化活动分析,将分析结果记录在表1-2-15中。

表1-2-15　标准化活动分析记录表(陶艺作业活动)

序号	分析内容	记录
1	活动概述	
2	活动所需物件	
3	活动空间需求	
4	活动社会需求	
5	活动所需步骤	
6	活动身体功能要求	
7	活动运动肌肉分析	
8	活动身体结构需求	
9	活动表现技能要求	

2)陶艺作业活动方案设计

根据分析结果,结合患者功能情况和需求进行活动设计,将设计的活动方案填写在表1-2-16中。

表1-2-16　陶艺作业活动设计方案

序号	内容	具体情况
1	活动名称	
2	活动的目的及意义	
3	所需工具及材料	

续表

序号	内容	具体情况
4	方法及程序	
5	活动调整	
6	注意事项	

3)陶艺作业活动实施

根据活动设计方案,指导患者进行陶艺作业活动,将每次活动训练情况填写在表1-2-17中。

表1-2-17 陶艺作业活动训练记录表

序号	内容	具体情况
1	计划好进行的陶艺活动	
2	选好要制作的样品	
3	选择合适的工具、材料	
4	调和黏土	
5	选择适当的成形工艺,进行成形操作	
6	上釉	
7	烘烤	
8	检查作品	
9	活动过程中作业治疗师进行评定、指导和反馈,必要时提供辅助器具或给予帮助	
10	结束治疗,整理场地及工具	
11	反馈和总结	

(五)手工编织作业

1.知识学习

手工编织是将植物的枝条、叶、茎、皮等加工后,用手工编织成日用品、工艺品,或用手工编织各种丝线或毛线作品。手工编织工具简单,动作易学易练,创造性强,作品多种多样,具有实用性和欣赏性,易于开展。本节以手工毛线编织为例,具体内容如下:

(1)工具与材料

1)工具:编织框、毛衣棒针、缝毛线针、钩针、剪刀、尺子等。

2)材料:毛线等。

手工编织作业常用工具和材料如图1-2-2所示。

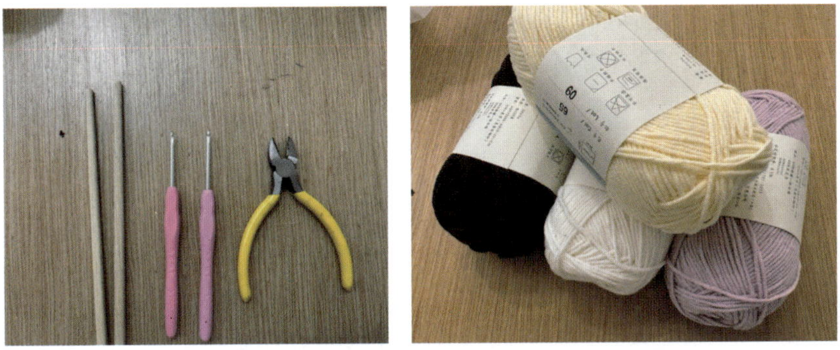

图1-2-2　手工编织作业常用工具和材料

(2)方法与程序

1)织法学习:毛线编织包括起针、上针、下针、加针、浮针、滑针、并针、收针等。

2)织物设计:根据需要确定编织的物品,如毛衣、手套、围巾等,并确定尺寸。

3)图案设计:根据患者喜好选择编织的图案或花样。

4)编织:按照选定的图样用相应的针法进行编织。

(3)治疗作用

1)身体方面:提高手的灵活性,改善手的精细活动能力,增加手指肌力,维持和扩大上肢和手的关节活动度,改善手眼协调性,促进手部感觉恢复。

2)心理方面:缓解紧张情绪,集中注意力,提高创造力。

3)职业方面:培养职业技能,有助于促进再就业。

(4)活动调整

1)工具的调整:如果治疗目的是扩大上肢关节活动范围,则可利用较大编织框进行大件物品的编织;手功能欠佳者可在钩针的末端增加套环或加粗钩针的把手以利于抓握和稳定。

2)材料的选择:对于手功能稍差的患者,可先选用较粗的线进行编织。

3)体位的调整:根据需要可选择站立位、坐位、轮椅坐位,针对性训练站立平衡、下肢力量和关节活动范围、坐位平衡和轮椅上的耐力,如为扩大肩关节或躯干的关节活动范围,则可将编织框挂于墙上较高处。

4)活动本身的调整:手功能较差者可选简单的图案和织法进行训练。男性患者可根据其兴趣改为草编和藤编。

(5)注意事项

在进行编织时,会用到剪刀、钩针等具有危险性的工具,要注意安全防护;手部感觉差者不宜选用过细的线或锋利的草或竹片,以防皮肤割伤;有呼吸疾病的患者进行毛衣编织时,应注意产生的细小绒毛可能对患者的呼吸系统产生刺激,必要时可以戴上口罩;进行草编和藤编时,如需较大的力拉紧,最好选用钳子或镊子,不宜直接用手拉。

2.技能操作

(1)沟通评估

在进行手工编织作业活动前,需要先与患者及其家属沟通,收集评估信息,见表1-2-18。

表1-2-18　手工编织作业活动前的沟通评估

类别	评估内容	评估过程
功能评估	运动功能、感觉功能、认知功能、日常生活能力、社会功能等	
需求评估	加拿大作业表现量表(COPM)	从日常生活活动、生产性活动、娱乐休闲活动中找出患者需要做或想要做的活动
患者兴趣特长	患者是否愿意进行手工编织作业	

(2)操作准备

在进行手工编织作业活动前,需要做好必要的准备,见表1-2-19。

表1-2-19　手工编织作业活动前的准备

类别	具体要求	准备过程
场地	无特殊要求	
工具	编织框、毛衣棒针、缝毛线针、钩针、剪刀、尺子等	
材料	毛线等	
活动分析表	活动分析表1份	
活动记录表	活动记录表1份	

(3)操作实施

1)手工编织活动分析

在手工编织作业活动实施前,需对手工编织作业活动进行标准化活动分析,将分析结果记录在表1-2-20中。

表 1-2-20　标准化活动分析记录表(手工编织活动)

序号	分析内容	记录
1	活动概述	
2	活动所需物件	
3	活动空间需求	
4	活动社会需求	
5	活动所需步骤	
6	活动身体功能要求	
7	活动运动肌肉分析	
8	活动身体结构需求	
9	活动表现技能要求	

2)手工编织活动方案设计

根据分析结果,结合患者功能情况和需求进行活动设计,将设计的活动方案填写在表 1-2-21 中。

表 1-2-21　手工编织作业活动设计方案

序号	内容	具体情况
1	活动名称	
2	活动的目的及意义	
3	所需工具及材料	
4	方法及程序	
5	活动调整	
6	注意事项	

3)手工编织作业活动实施

根据活动设计方案,指导患者进行手工编织作业活动,将每次活动训练情况填写在表 1-2-22 中。

表 1-2-22　手工编织活动训练记录表

序号	内容	具体情况
1	计划好进行的手工编织活动	
2	确定要编织的作品	

续表

序号	内容	具体情况
3	选择合适的工具、材料	
4	学习织法	
5	设计织物，确定尺寸	
6	选择编织的图案或花样	
7	进行编织	
8	检查作品	
9	活动过程中作业治疗师进行评定、指导和反馈，必要时提供辅助器具或给予帮助	
10	结束治疗，整理物品及工具	
11	反馈和总结	

（六）剪纸作业

1.知识学习

剪纸是指利用剪刀、刻刀将纸镂空一部分后形成图画、图案或文字的过程。剪纸按题材不同可分为人物、动物、植物等；按颜色可分单色、彩色、套色、衬色、拼色等；按形式可分剪纸、刻纸、撕纸、烫纸及以上不同形式的组合。剪纸作业工具材料简单，工序相对单一，简单易学，具有很强的操作性，耗时少，但作品丰富多样，趣味性强，直观性强，易于在作业治疗中开展，适用各年龄段和性别人群。

（1）工具与材料

1）工具：剪刀、刻板、刻刀、订书器、铅笔、橡皮、尺子、胶水、彩色笔等。

2）材料：单色纸、彩色纸、金箔纸、银箔纸、绒纸、电光纸等。

剪纸作业常用工具和材料如图1-2-3所示。

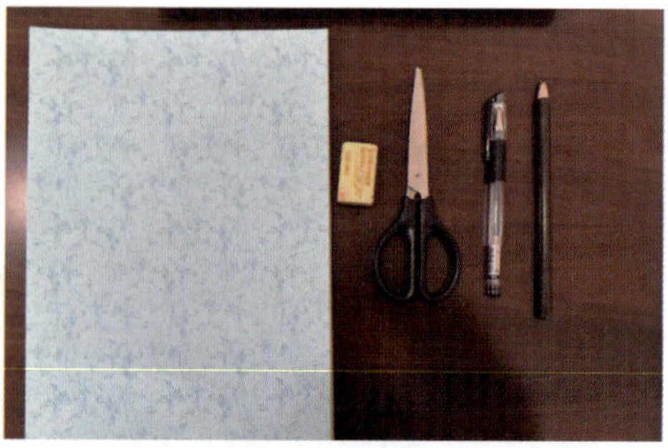

图1-2-3 剪纸作业常用工具和材料

(2)方法与程序

1)选样:选择准备制作的图样。

2)折叠:根据要制作的图样需要,按相应的方法对折或多折叠。将正方形色纸对折、压平再进行折叠,折好用订书器订好。

3)画图:在折好的纸面上画好图稿。

4)剪纸或刻纸:选择合适的剪刀或刻刀,按纸样剪出或刻出需要的图案。

5)整理:打开折叠部分,将剪好的作品小心整理好。

6)保存:修饰,过塑或加框。

(3)治疗作用

1)身体方面:增强手指肌力,改善双手的协同作业能力,改善手的灵活性和手眼协调性,增强身体的耐力。

2)心理方面:改善理解能力,集中注意力,发挥创造力,改善心理状态,增强成就感和自信心。

3)职业方面:可成为职业技能,促进再就业。

(4)活动调整

1)工具的调整:手抓握功能欠佳者可选用加粗手柄工具;手指伸展不良者可使用带弹簧可自动弹开的剪刀;不能很好固定纸者可使用镇尺协助固定。

2)材料的选择:为增强肌力可选较硬和较厚的纸。

3)体位的调整:根据治疗目的可选坐位或立位进行训练。

4)活动本身的调整:为增强手的灵活性可选折叠剪纸;手灵活性不佳者可选刻纸训练;为发泄不满情绪可选剪纸或撕纸;为训练耐心、提高注意力可选择刻纸。

(5)注意事项

因所用剪刀或刻刀较为锋利,要注意避免受伤(尤其是手感觉障碍者);有攻击行为者不用剪刀或刻刀,以免伤及自身或他人,可选择撕纸;刻纸前要先检查刻刀是否牢固,刻纸时刻刀要垂直向下,以提高作品质量和防止刻刀断裂伤人;剪好的图案应分开平放,不要相互重叠以免黏连、损坏,最好放在专门的文件夹内;操作过程中注意姿势和体位应正确。

温馨提示

○剪纸作业实施过程中,作业治疗师面对患者要细心、耐心,注意保护患者不被利器伤害,并且给予耐心的指导。

2.技能操作

(1)沟通评估

在进行剪纸作业活动前,需要先与患者及其家属沟通,收集评估信息,见表1-2-23。

表 1-2-23 剪纸作业活动前的沟通评估

类别	评估内容	评估过程
功能评估	运动功能、感觉功能、认知功能、日常生活能力、社会功能等	
需求评估	加拿大作业表现量表(COPM)	从日常生活活动、生产性活动、娱乐休闲活动中找出患者需要做或想要做的活动
患者兴趣特长	患者是否愿意进行剪纸作业	

(2)操作准备

在进行剪纸作业活动前,需要做好必要的准备,见表 1-2-24。

表 1-2-24 剪纸作业活动前的准备

类别	具体要求	准备过程
场地	场地整洁,通风且光线良好	
工具	剪刀、刻板、刻刀、订书器、铅笔、橡皮、尺子、胶水、彩色笔等	
材料	单色纸、彩色纸、金箔纸、银箔纸、绒纸、电光纸等	
活动分析表	活动分析表 1 份	
活动记录表	活动记录表 1 份	

(3)操作实施

1)剪纸作业活动分析

在剪纸作业活动实施前,需对剪纸作业活动进行标准化活动分析,将分析结果记录在表 1-2-25 中。

表 1-2-25 标准化活动分析记录表(剪纸作业活动)

序号	分析内容	记录
1	活动概述	
2	活动所需物件	
3	活动空间需求	
4	活动社会需求	
5	活动所需步骤	
6	活动身体功能要求	

续表

序号	分析内容	记录
7	活动运动肌肉分析	
8	活动身体结构需求	
9	活动表现技能要求	

2）剪纸作业活动方案设计

根据分析结果，结合患者功能情况和需求进行活动设计，将设计的活动方案填写在表1-2-26中。

表1-2-26　剪纸作业活动设计方案

序号	内容	具体情况
1	活动名称	
2	活动的目的及意义	
3	所需工具及材料	
4	方法及程序	
5	活动调整	
6	注意事项	

3）剪纸作业活动实施

根据活动设计方案，指导患者进行剪纸作业活动，将每次活动训练情况填写在表1-2-27中。

表1-2-27　剪纸作业活动训练记录表

序号	内容	具体情况
1	计划好进行的剪纸活动	
2	选择合适的工具、材料	
3	选择准备制作的图样	
4	将色纸对折、压平再折叠，用订书器订好	
5	在折好的纸面上画好图稿	
6	选择合适的剪刀或刻刀，按纸样剪出或刻出需要的图案	

续表

序号	内容	具体情况
7	打开、展平、整理作品	
8	修饰,过塑或加框	
9	检查作品	
10	活动过程中作业治疗师进行评定、指导和反馈,必要时提供辅助器具或给予帮助	
11	结束治疗,整理物品及工具	
12	反馈和总结	

(七)音乐作业

1.知识学习

音乐是一种有节奏、旋律、和声的人声或乐器音响等配合所构成的艺术,可作为一种医疗手段,起到生理和心理上的治疗作用,可用于言语功能训练、灵活性训练、协调性训练等,在作业治疗中广泛开展。

(1)工具与材料

1)工具:乐器,如钢琴、手风琴、电子琴、口琴、小提琴、吉他、笛子、手鼓、架子鼓、二胡等;音乐播放、扩音设备,如录音机、电脑、电视机、DVD机、音箱、麦克风等。

2)材料:磁带、光盘等。

(2)方法与程序

1)乐器演奏

①选择乐器:根据治疗目的和患者兴趣爱好选择合适的乐器。还要根据不同乐器操作的难易程度、患者对乐器的掌握程度及功能状况选择不同的乐器。

②学习练习技法:先学习基础演奏技法,练习熟练。

③选择乐曲:最好选择患者熟悉的乐曲,从简单的乐曲开始。

④演奏乐曲:按照乐谱演奏乐曲。

2)声乐歌唱

①演唱前热身:演唱前进行热身准备活动,主要针对颈部、胸廓、肩背舒展放松。可运用完全呼吸运动法:一只手放在腹部,另一只手放在肋骨处,缓缓吸气,感觉腹部慢慢鼓起,尽可能使空气充满肺部的每一个角落,当吸气吸到双肺的最大容量时,再缓缓呼气,先放松胸上部,再放松胸下部和腹部,最后收缩腹肌,把气完全呼净。

②发声练习:以中声区训练为主,进行深吸慢呼气息控制,延长呼吸

时间。深吸气之后，气沉丹田，慢慢地放松胸肋，使气缓慢呼出。

③演唱歌曲。

(3)治疗作用

1)生理方面：改善手的灵活性和手眼协调性，改善四肢的协调性，降低肌张力，改善呼吸功能，消除疲劳，改善睡眠。不同的乐器可有不同的治疗作用，如吉他等弦乐器演奏可改善手的灵活性；敲打手鼓等击打乐器可改善全身的协调性、大肌群的力量和上肢关节的活动度；笛子、萨克斯等吹奏乐器可提高患者的呼吸功能、耐力和手的灵活性；声乐演唱可以增大肺活量，提高心肺功能，改善言语构音功能。

2)心理方面：提高注意力、记忆力，改善认知状态，舒缓情绪，增强自信。

3)社会方面：合奏可帮助患者培养团队合作精神，加强患者之间的沟通和交流，促进患者重返社会。

(4)活动调整

1)活动本身的调整：根据训练目的对训练方式进行调整，如手灵活性稍差的患者选择打击乐器而非管弦乐器；呼吸功能稍差的患者可先从短的曲目开始。

2)环境的选择：最好在相对独立和安静的环境下进行训练。

(5)注意事项

所选择的乐曲一定要适合患者功能训练需要，否则可能产生相反的作用，如选用摇滚乐进行训练只会使情绪激动者更加兴奋；注意卫生，尤其是吹奏乐器，最好单独使用固定的乐器，如需共用，则应进行消毒；治疗中注意观察患者的反应，集体治疗时注意控制相互间的不利影响。

2.技能操作

(1)沟通评估

在进行音乐作业活动前，需要先与患者及患者家属进行沟通，收集评估信息，见表1-2-28。

表1-2-28　音乐作业活动前的沟通评估

类别	评估内容	评估过程
患者基本情况	患者的基本信息，如姓名、性别、年龄、职业、病史、兴趣爱好等	
患者需求	用加拿大作业表现量表(COPM)评估患者需求	
功能评定	言语功能评估、呼吸功能评估、手功能评估、认知和心理功能评估	

(2)操作准备

在音乐作业活动前,需要做好必要的准备,见表1-2-29。

表1-2-29 音乐作业活动前的准备

类别	具体要求	准备过程
场地	场地通风且光线良好,环境安静	
工具	乐器,如钢琴、手风琴、电子琴、口琴、小提琴、吉他、笛子、手鼓、架子鼓、二胡等;音乐播放、扩音设备,如录音机、电脑、电视机、DVD机、音箱、麦克风等	
材料	磁带、光盘等	
活动分析表	活动分析表1份	
活动记录表	活动记录表1份	

(3)操作实施

1)音乐作业活动分析

在音乐作业活动实施前,需对音乐作业活动进行标准化活动分析,将分析结果记录在表1-2-30中。

表1-2-30 标准化活动分析记录表(音乐作业活动)

序号	分析内容	记录
1	活动概述	
2	活动所需乐器	
3	活动空间需求	
4	活动社会需求	
5	活动所需步骤	
6	活动身体功能要求	
7	活动运动肌肉分析	
8	活动身体结构需求	
9	活动表现技能要求	

2)音乐作业活动方案设计

根据分析结果,结合患者功能情况和需求进行活动设计,将设计的活动方案填写在表1-2-31中。

表 1-2-31 音乐作业活动设计方案

序号	内容	具体情况
1	活动名称	
2	活动的目的及意义	
3	所需乐器	
4	方法及程序	
5	活动调整	
6	注意事项	

3)音乐作业活动实施

根据活动设计方案,指导患者进行音乐作业活动,将每次活动训练情况填写在表 1-2-32 中。

表 1-2-32 音乐作业活动训练记录表

序号	内容	具体情况
1	计划好要进行的音乐活动	
2	选好曲目	
3	选择合适的乐器	
4	按曲谱要求进行演奏或歌唱等作业	
5	活动过程中作业治疗师进行评定、指导和反馈,必要时提供辅助器具或给予帮助	
6	结束治疗,整理场地及工具	
7	反馈和总结	

(八)绘画作业

1.知识学习

绘画作业活动包括欣赏和自由创作两部分,绘画的六要素为“线条、平面、体积、明暗、质感、色彩”,适合于进行肩、肘关节活动度训练、耐力训练和调节情绪等。代表性活动包括涂色、写生、创作和临摹等。

(1)工具与材料

1)工具:画笔,如钢笔、铅笔、蜡笔、毛笔、水粉画笔、水彩画笔、木炭条、调色盒、画夹、直尺、小刀等。

2)材料:画纸、颜料等。

绘画作业常用工具如图1-2-4所示。

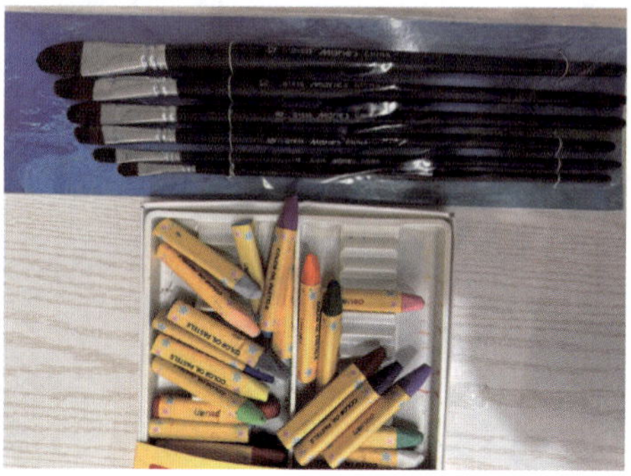

图1-2-4 绘画作业常用工具

(2)方法与程序

①选择绘画活动。

A.涂色:选好图画后,用彩色铅笔、蜡笔、颜料等在图案上着色。

B.写生:患者仔细观察作画对象,确定作画对象的大小、长短和形态。先以几何形概括法描绘作画对象,构好图,安排好所描绘对象的大小和位置,再用长线条从整体入手,概括出各部分的几何形状,逐步描绘各个细部。

C.创作:给予命题,给患者提供一张大的白纸,让其随意在白纸上画上自己的想法,也可采用合作方式完成,根据每个人的特长分工合作。

D.临摹:仔细观察临摹画的内容、布局、色彩、结构等,然后将画放在白纸旁边,照着画上的内容画。

②选择绘画内容。

③选择绘画工具和材料,进行绘画。

④绘画完成,将画好的作品置于合适地点晾干。

⑤清洗画笔,整理用具。

(3)治疗作用

1)身体方面:加强上肢稳定性,提高手的灵活性和手眼协调性,维持和改善上肢各关节活动度,增强耐力,改善平衡功能。

2)心理方面:提高结构组织能力和颜色识别能力,改善注意力,调节情绪,改善心理状态,激发患者的兴趣,提高信心。

3)社会方面:合作绘画,可培养团队协作能力,促进相互间沟通和交流,促进患者重返社会。

(4)活动调整

1)工具的调整:手功能不佳者可加粗画笔手持的部分;不能抓握者可使用自助具固定画笔于手上,或通过自助具用头、口或脚进行绘画;不能很好固定画纸的患者可使用镇尺或画夹固定。

2)体位的调整:根据需要可在坐位、站立位下进行训练,也可调整画纸的位置为平放、斜放、竖放而改变上肢的活动范围。

3)活动本身的调整：根据患者的情况选择不同的绘画方法进行训练。初学者可选素描，有一定基础者可选水彩画、水粉画；上肢协调障碍者选用不需要使用颜料的特殊工具进行训练；训练协调性或颜色识别能力的患者可选水彩画、水粉画进行训练。

(5)注意事项

注意绘画和持笔姿势正确，避免长时间出现不良姿势；使用颜料时注意保持画面和治疗场所的清洁；绘画使用的材料和颜料应安全无污染；绘画内容不要求太复杂，最好选择生活中常见或患者较熟悉的事物；手功能差的患者可以利用口、脚或自助具进行绘画活动。

2.技能操作

(1)沟通评估

在进行绘画作业活动前，需要先与患者及患者家属进行沟通，收集评估信息，见表1-2-33。

表1-2-33　绘画作业活动前的沟通评估

类别	评估内容	评估过程
患者基本情况	患者的基本信息，如姓名、性别、年龄、职业、病史、兴趣爱好等	
患者需求	用加拿大作业表现量表(COPM)评估患者需求	
功能评定	手功能评估、认知和心理功能评估	

(2)操作准备

在绘画作业活动前，需要做好必要的准备，见表1-2-34。

表1-2-34　绘画作业活动前的准备

类别	具体要求	准备过程
场地	场地通风且光线良好，环境安静	
工具	画笔，如钢笔、铅笔、毛笔、水粉画笔、水彩画笔、木炭条、调色盒、画夹、直尺、小刀等	
材料	画纸、颜料等	
活动分析表	活动分析表1份	
活动记录表	活动记录表1份	

(3)操作实施

1)绘画作业活动分析

在绘画作业活动实施前，需对绘画作业活动进行标准化活动分析，将分析结果记录在表1-2-35中。

表1-2-35 标准化活动分析记录表(绘画作业活动)

序号	分析内容	记录
1	活动概述	
2	活动所需物件	
3	活动空间需求	
4	活动社会需求	
5	活动所需步骤	
6	活动身体功能要求	
7	活动运动肌肉分析	
8	活动身体结构需求	
9	活动表现技能要求	

2)绘画作业活动方案设计

根据分析结果,结合患者功能情况和需求进行活动设计,将设计的活动方案填写在表1-2-36中。

表1-2-36 绘画作业活动设计方案

序号	内容	具体情况
1	活动名称	
2	活动的目的及意义	
3	所需工具及材料	
4	方法及程序	
5	活动调整	
6	注意事项	

3)绘画作业活动实施

根据活动设计方案,指导患者进行绘画作业活动,将每次活动训练情况填写在表1-2-37中。

表1-2-37 绘画作业活动训练记录表

序号	内容	具体情况
1	计划好要进行的绘画活动	
2	选好绘画内容	

温馨提示

○木工、陶艺、剪纸、绘画等治疗性作业活动可以设定不同的展区将好的作品展示出来,不仅可以增加参与者的积极性,还可以让其他患者有参照目标,提高其他患者的信心。

续表

序号	内容	具体情况
3	选择合适的画笔、纸张和颜料	
4	固定好纸或选好作画位置，开始绘画	
5	绘画完成，将画好的作品置于合适地点晾干	
6	清洗画笔等工具	
7	作品检查	
8	活动过程中作业治疗师进行评定、指导和反馈，必要时提供辅助器具或给予帮助	
9	结束治疗，整理场地及工具	
10	反馈和总结	

（九）园艺作业

1.知识学习

园艺类作业活动能消除患者不安心理与急躁情绪，增加活力，培养耐力及注意力，改善患者的身体和精神功能，园艺作业包括种植作业、花木欣赏作业、插花作业等。

（1）种植作业

1）常用工具及材料

①常用工具：花盆、铁锹、耙子、花剪、花铲、水桶、喷壶、手套等。

②材料：营养土、花草种子、肥料等。

2）代表性活动

种植作业的代表性活动包括花木的播种、育苗、养护及管理等。

3）活动分析

①花木播种：包括营养土的配置、苗床的准备、净种、种子消毒、播种、覆土、保湿、移苗及定植等过程。

②花木等养护管理：包括上盆、换盆、盆花摆放、转盆、倒盆、松盆、施肥、浇水及整形修剪等。

4）活动的选择与调整

①工具选择：手抓握功能不佳者可使用加粗手柄工具，也可改变手柄形状以利于抓握。

②场地选择：选择室内和室外场地进行训练，身体功能较好者选择室外，体弱者或行动不便者选择室内。

③活动方式调整：根据患者的具体情况和场地条件，选择不同活动或不同工序，如可仅选浇水、松土、修剪中的一个或多个活动进行训练。

5）注意事项

①花草种植时要注意安全，活动时防止摔倒。

②使用种植工具如锄头、铁锹等应防止对自身或他人造成伤害。

③对初学者或情绪易激动者不宜选用名贵花草进行活动，以免造成浪费。

（2）花木欣赏作业

1）常用工具及材料

不需要特殊工具和材料，但需要合适的场所，如医院里的花园或绿化场所等。

2）代表性活动

花木欣赏作业代表性活动包括花木欣赏及游园活动。

3）活动分析

①花木欣赏：选择不同的花草以达到相应的治疗作用，如欣赏红花使人兴奋；黄花使人明快；蓝花、白花使人宁静；绿叶使人积极向上。

②游园活动：通过集体游园的方式，改善患者的心理状态，强化运动功能，增加人际交往能力，增进医患关系。

4）活动的选择与调整

①场地选择：尽量选择户外场地进行，对于行动不便或病情严重者可在室内进行，如在床边置换一盆小花或一束鲜花以给患者带来生活的勇气和信心。

②活动方式调整：根据需要选择相应的活动方式，可自行驱动轮椅到公园，也可在他人帮助下前往。

5）注意事项

①注意花木的选择，避免接触有害花草。

②户外活动时注意温度对患者对影响。

③户外活动时要做好安全防护。

（3）插花作业

1）常用工具及材料

常用工具及材料包括插花器皿（如玻璃器皿、塑料器皿、陶瓷器皿等）、黏性胶带、铁丝或铜丝、花剪、花刀、花泥、半开的花朵、花叶等。插花作业常用工具如图1-2-5所示。

2）代表性活动

插花作业的代表性活动包括修剪、插序、固定。

3）活动分析

①修剪：去剪花卉的残枝败叶，根据不同式样，进行长短剪裁。

②插序：先插花后插叶，插叶时将花的高度降低。

③固定：按照预先的设想进行，一般在花器的瓶口处，按照瓶口直径长度，取两段较粗枝干，十字交叉于瓶口处进行固定。

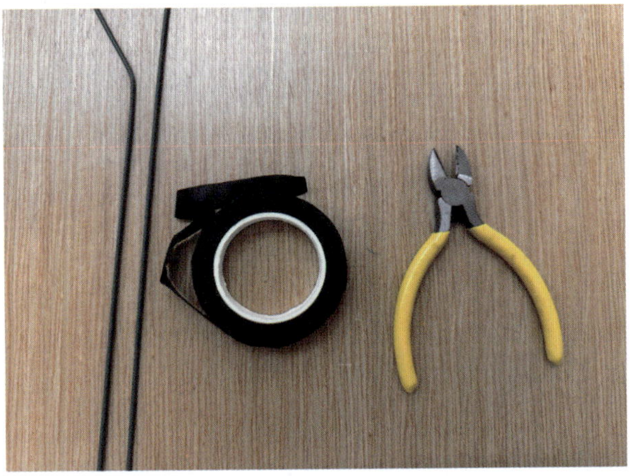

图1-2-5　插花作业常用工具

4)活动的选择与调整

①主体插法：选一枝花枝作主枝，突出中心，两侧各插一枝不同花卉陪衬，主体花要突出，三枝不要交叉。剪取花枝时要在枝上留有一部分叶片，并将叶面污染清理干净。枝条长短应根据花瓶高度而定。

②盆景式插法：根据花枝、花朵、花色变化，在构思画面的基础上，加以安排。

③弧形插法：以三枝不同长短和不同方向的花枝为基础插花，多用弧线凸形的插法。

④三角形插法：以主体花枝为中轴，左右对称，角度平衡。

5)注意事项

①手功能活动差者使用花剪、花刀等工具时应注意安全。

②插花应注意色彩、容器、花材种类的搭配，以培养和提高患者的欣赏和鉴定水平。

温馨提示

○园艺作业活动开展过程中要注意患者的表现及参与意愿，尽量让患者充分发挥主要责任人的作用，但是对于患者实施困难的流程应及时给予相应的帮助及回应。

2.技能操作

(1)上肢功能评估

在选择园艺作业活动前，需要采用手臂动作调查测试(ARAT)对患者进行上肢功能评估，见表1-2-38。

表1-2-38　手臂动作调查测试记录表

动作序号	动作名称	左侧得分	右侧得分
1	抓放最大号积木		
2	抓放最小号积木		
3	抓放中号积木		

续表

动作序号	动作名称	左侧得分	右侧得分
4	抓放中大号积木		
5	抓放木球		
6	抓放磨石		
7	往水杯中倒水		
8	套大号金属管		
9	套小号金属管		
10	套垫片		
11	拇指和无名指捏放钢珠		
12	拇指和中指捏放钢珠		
13	拇指和食指捏放钢珠		
14	拇指和无名指捏放玻璃弹珠		
15	拇指和中指捏放玻璃弹珠		
16	拇指和食指捏放玻璃弹珠		
17	将手放到脑后		
18	将手放到头顶		
19	将手放到嘴唇上		
总得分			

(2)操作准备

在园艺作业活动前,需要做好必要的准备,见表1-2-39。

表1-2-39 园艺作业活动前的操作准备

准备项目	具体要求	备注
环境准备	园艺场地地面平整,台阶改为斜坡,方便轮椅通行;定期做好驱蚊驱虫	清除可能造成患者损伤的障碍物
治疗师准备	着干净整洁的工作服,洗净双手,熟知园艺作业活动过程,掌握植物习性	采用七步洗手法洗净双手
物品准备	根据选择的园艺作业活动选择合适物品	物品使用前后进行消毒

(3)操作实施

根据患者的状况,为患者选择合适的活动体位及活动类型,将结果记录在表1-2-40中。

表1-2-40　园艺作业活动的类型选择

患者情况	园艺活动类型选择	类型过程选择
患者ARAT评分0~19分	□花草的播种育苗 □桌面盆栽 □植物修剪	□其中某一过程 □全过程
患者ARAT评分20~38分	□花草的播种育苗 □桌面盆栽 □植物修剪	□其中某一过程 □全过程
患者ARAT评分39~57分	□花草的播种育苗 □桌面盆栽 □植物修剪	□其中某一过程 □全过程

以播种为例,按照以下步骤进行指导,见表1-2-41。

表1-2-41　园艺作业活动的操作步骤及方法(播种)

操作步骤	操作方法	注意事项
步骤①	使用方便筷子等,将花盆土壤表面刮平至盆土的表面达到完全平整的状态	注意防护,防止患者手被划伤
步骤②	用带有花洒的喷壶将土壤润湿	注意保护,防止患者将水洒到自己身上
步骤③	在需要播种的地方,用手指按出播种用的小坑,坑之间留好间隙	注意保护,防止患者用力过大戳伤手
步骤④	在每个小坑中埋放一粒植物种子	
步骤⑤	用手指将小坑周围的土推向中间,将小坑填满	
步骤⑥	用手掌轻按土壤表层	检查土壤中有无尖锐物品,防止患者受伤
步骤⑦	用喷雾器将土充分润湿	

（十）体育作业

1.知识学习

体育类作业活动主要包括健身活动、娱乐活动和竞技活动。常用于作业治疗的体育活动有篮球、足球、排球、乒乓球、台球、飞镖、游泳、太极拳等，下面以篮球作业为例进行讲解。

（1）场地及物品

篮球场地、篮球、特制的篮球架、运动服、运动鞋，场地要求宽敞明亮，没有任何障碍物。

（2）代表性活动

1）传球：用于平衡训练和扩大关节活动范围的训练，包括胸前传球、肩上传球、单手背后传球等。

2）投篮：用于训练上肢肌力和耐力，包括原地投篮、轮椅上投篮。

3）轮椅篮球：适用于下肢截肢、脊髓灰质炎或脊柱损伤患者。

（3）活动分析

1）胸前传球：面向要传球的队友，抬头，稍弯腰，手指张开，将球放在胸前，肘微向外，向前跨出一步，伸臂向外推球，球出时手指向上、向前推。

2）原地投篮：两脚前后自然开立，两膝微屈，上肢稍前倾，重心落在两脚之间，双手持球，两肘自然下垂，将球置于胸前，两脚蹬地，腰腹伸展，两臂向前上方伸出，两手腕同时外翻，拇指稍用力压球，食指、中指拨球，使球从拇指、食指、中指指端飞出。

（4）活动的选择与调整

1）工具选择：如果患者功能水平低或场地受限，可采用降低高度的特制篮筐，也可在手臂上加沙袋进行增加肌力和耐力训练。

2）体位的选择：站立位、坐位均可。

3）活动本身调整：可选投篮、传球、运球中的一个或多个活动进行训练，也可选择正式或非正式比赛进行。

（5）注意事项

运动场地要足够宽敞，注意场地平整，避免患者在运动中发生意外；训练时配备医务人员进行保护；注意适当休息，避免过度疲劳。

2.技能操作

（1）操作准备

在指导患者进行体育活动前，需要做好必要的准备，见表1-2-42。

表1-2-42 指导患者进行体育活动前的操作准备

准备项目	具体要求	备注
环境准备	保持干净、安全的体育活动环境，温湿度适宜	清除可能造成患者损伤的障碍物
治疗师准备	着宽松的工作服，洗净双手，熟知体育活动规则	采用七步洗手法洗净双手
物品准备	根据选择的体育活动类型选择合适的物品	物品使用前后进行消毒

(2)操作实施

以一人辅助站立位下接、抛篮球活动为例，按照表1-2-43中的步骤进行指导。

表1-2-43 体育活动操作步骤(接、抛篮球)

操作步骤	具体要求	备注
步骤①	引导患者将双脚分开与肩同宽站立，加强站立稳定性	注意保护，防止跌倒
步骤②	引导患者微微屈髋屈膝，身体稍前倾	注意保护，防止跌倒
步骤③	引导患者将双手举起做环抱姿势，准备接球	
步骤④	将球抛向患者	在运动初期尽量向患者手中抛去，后期可根据熟练度增加患者接球难度
步骤⑤	在患者接到球后，引导患者将球抛回	在运动初期提醒患者不要自行去捡掉落的篮球，防止跌倒

检查评估

教师根据表1-2-44中的检查项目对学生的任务完成情况进行检查，并将相关内容填写在表中。

表1-2-44 治疗性作业活动检查记录表

检查项目		检查结果	结果点评
治疗性作业活动基础知识	是否能描述治疗性作业活动的基本概念	是□ 否□	
	是否能列举治疗性作业活动的特点	是□ 否□	
	是否能分析治疗性作业活动的治疗作用	是□ 否□	
治疗性作业活动的选择与应用	是否能依据治疗性作业活动的应用原则为患者合理选择治疗性作业活动	是□ 否□	
	是否能对治疗性作业活动进行合理设计	是□ 否□	
木工作业	是否能根据患者需求和功能情况选择合适的木工作业	是□ 否□	
	是否能针对患者情况合理设计木工作业方案	是□ 否□	
	是否能按照设计好的方案和程序指导患者进行木工作业活动训练	是□ 否□	
	是否能根据需要对木工作业活动进行调整	是□ 否□	
陶艺作业	是否能根据患者需求和功能情况选择合适的陶艺作业	是□ 否□	
	是否能针对患者情况合理设计陶艺作业方案	是□ 否□	
	是否能按照设计好的方案和程序指导患者进行陶艺作业活动训练	是□ 否□	
	是否能根据需要对陶艺作业活动进行调整	是□ 否□	

续表

检查项目		检查结果	结果点评
手工编织作业	是否能根据患者需求和功能情况选择合适的手工编织作业	是□ 否□	
	是否能针对患者情况合理设计手工编织作业方案	是□ 否□	
	是否能按照设计好的方案和程序指导患者进行手工编织作业活动训练	是□ 否□	
	是否能根据需要对手工编织作业活动进行调整	是□ 否□	
剪纸作业	是否能根据患者需求和功能情况选择合适的剪纸作业	是□ 否□	
	是否能针对患者情况合理设计剪纸作业方案	是□ 否□	
	是否能按照设计好的方案和程序指导患者进行剪纸作业活动训练	是□ 否□	
	是否能根据需要对剪纸作业活动进行调整	是□ 否□	
音乐作业	是否能根据患者需求和功能情况选择合适的音乐作业	是□ 否□	
	是否能针对患者情况合理设计音乐作业方案	是□ 否□	
	是否能按照设计好的方案和程序指导患者进行音乐作业活动训练	是□ 否□	
	是否能根据需要对音乐作业活动进行调整	是□ 否□	
绘画作业	是否能根据患者需求和功能情况选择合适的绘画作业	是□ 否□	
	是否能针对患者情况合理设计绘画作业方案	是□ 否□	
	是否能按照设计好的方案和程序指导患者进行绘画作业活动训练	是□ 否□	
	是否能根据需要对绘画作业活动进行调整	是□ 否□	

续表

检查项目		检查结果	结果点评
园艺作业	是否能根据患者需求和功能情况选择合适的园艺作业	是□ 否□	
	是否能针对患者情况合理设计园艺作业方案	是□ 否□	
	是否能按照设计好的方案和程序指导患者进行园艺作业活动训练	是□ 否□	
	是否能根据需要对园艺作业活动进行调整	是□ 否□	
体育作业	是否能根据患者需求和功能情况选择合适的体育作业	是□ 否□	
	是否能针对患者情况合理设计体育作业方案	是□ 否□	
	是否能按照设计好的方案和程序指导患者进行体育作业活动训练	是□ 否□	
	是否能根据需要对体育作业活动进行调整	是□ 否□	

任务小结

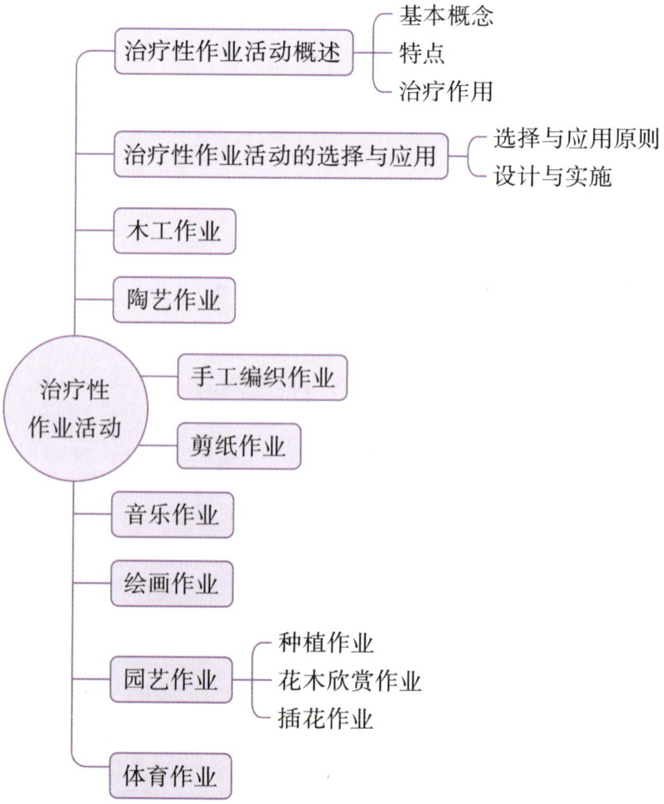

情境二
日常生活活动训练及压力治疗

情境介绍

本情境包括日常生活活动训练和压力治疗两个任务。

日常生活活动训练任务涵盖了日常生活活动的概念、分类、训练目的和意义、训练注意事项和训练流程以及更衣、修饰、进食、如厕、洗澡、良肢位摆放等BADL的具体训练方法;压力治疗任务涵盖了压力治疗的选择、压力衣、压力垫和压力架的制作等内容。

情境目标

- 能依据日常生活活动训练的基本概念、分类、意义、训练原则和注意事项等,为患者选择日常生活活动训练项目。
- 能依照日常生活活动训练的内容,科学合理地完成患者常见的基础性日常生活活动训练。
- 能依据良肢位摆放的意义及流程,为患者完成针对性的良肢位摆放。
- 能根据压力治疗的作用机制、治疗作用、适应证及禁忌证,选择压力治疗方法。
- 能根据压力衣、压力垫、压力架的制作流程,独立制作压力衣、压力垫、压力架。

任务一 日常生活活动训练

任务二 压力治疗

教学资源

任务一 日常生活活动训练

注意事项

○本任务主要介绍功能障碍较重、ADL受限较为严重的患者进行日常生活活动训练的方法，这类患者往往是脑血管意外、脑外伤及脊髓损伤等中枢神经损伤的患者，下文说到训练方法时，如未特指，指的就是偏瘫患者。

任务导入

场景：某地三甲康复医院

人物：患者李先生、作业治疗师小王

情节：脑卒中患者李先生，75岁，右脑基底节区出血恢复期转到康复科，目前左侧上肢Brunnstrom 2期，下肢4期，坐位、站位平衡为2级，患者除了进行物理治疗，也希望能够尽快生活自理。如果你是小王，请思考：李先生需要开展哪些日常生活活动训练，如何进行？

任务目标

- 能够依据患者日常生活活动能力不足的原因，为患者选择需要进行的日常生活活动训练项目。
- 能依照日常生活活动训练科学合理的流程，为患者开展具体的日常生活活动训练。

任务实施

（一）日常生活活动训练概述

1. 知识学习

（1）日常生活活动定义

日常生活活动（Activities of Daily Living，ADL）是指个体为满足自身日常生活每天反复进行的、最基本的功能活动，即衣食住行和个人卫生等动作和技巧活动。

狭义上说，是指人们为了维持生存及适应生存环境而每天必须反复进行的、最基本的、最具有共性的生活活动。广义上说，是指人们在家庭、工作和社区中的一切活动。

(2)日常生活活动分类

日常生活活动的项目众多，为方便认识，可以分为两个大类，即基础性或躯体性日常生活活动(Basic Activities of Daily Living，BADL，or Physical Activities of Daily Living，PADL)和工具性日常生活活动(Instrumental Activities of Daily Living，IADL)，为方便表述，下文用英文缩写代称。

1)BADL的定义

BADL指个体自我照顾的相关活动，包括更衣、修饰、进食、如厕、洗澡、个人卫生及坐、站、行走、上下楼梯等转移活动有关的最基本和最必需的日常生活活动。相较于IADL，BADL的活动多数在家中进行，活动范围相对较小，需要的功能水平相对较低，大多不需要借助工具，是ADL训练过程中较早开展的训练项目。

2)IADL的定义

IADL指个体在家庭和社区中管理自身、处理家务及参与社区活动所需要进行的日常生活活动，常见的内容包括：打扫家庭卫生、烹饪、洗衣、修理家居物品、照顾子女老人、金钱管理等室内活动及搭乘交通工具、银行缴费、赴约、购物、社区交际活动等室外活动。相较于BADL，IADL往往活动范围更大，更复杂，对功能水平要求更高，同时多数需要借助某些工具。当患者的BADL恢复到一定水平，往往会有更高的期许和要求，此时为了更好地实现自我管理、照顾他人和社区活动，我们就需要对患者进行IADL训练。

(3)日常生活活动训练意义和目的

日常生活活动训练能够改善患者的日常生活活动能力，提高其生活自理能力，为其回归家庭和社会打下基础，提高其康复的信心。

通过日常生活活动训练能进一步训练患者的运动感觉、认知功能和社会心理功能，也能够间接提高患者其他作业活动能力。

同时，在日常生活活动训练中，可以找出患者存在的问题，为将来进行辅助器具适配和家居环境改造打下基础。

(4)日常生活活动训练注意事项

训练计划制订与实施训练前，要评估患者日常生活活动能力及其潜能。根据评估结果，结合患者的病情、全身功能状况、现在和将来的个人需要和愿望、住宅环境和家庭条件等，制订切实可行的计划。

训练计划必须尽早实施，由易到难，重点突出，训练中，可以先化整为零，再化零为整。对因疾病而引起严重残疾的患者或经过适当训练仍不能独自完成训练的患者，可以借助必要的辅助器具，同时调整其环境。

微课 日常生活活动训练认识

温馨提示

○陶行知先生的《自立歌》写道："滴自己的汗，吃自己的饭，自己的事情自己干。"独立自主，不依赖他人对于个体来说具有至关重要的意义。因此作为作业治疗师，我们要好好指导患者进行日常生活活动训练。

温馨提示

○先秦荀子的《劝学》里提道："故不积跬步，无以至千里；不积小流，无以成江海。"患者进行日常生活活动训练，不能急于求成，循序渐进才能达成目标。

治疗师训练时要有耐心，患者要主动参与，治疗师与患者建立有效沟通，互相配合，才能达到很好的训练效果。

（5）日常生活活动训练程序

1）日常生活活动能力评估

在对患者进行训练之前，首先需要对患者进行必要的日常生活活动能力评估，确定需要进行训练的具体项目。

2）活动分析

①需要对要进行训练的日常生活活动进行分析，分析活动的组成部分、分解动作、需要的作业技能、需要的环境及辅助器具，这个过程需要治疗师掌握作业活动分析的能力。

②根据患者评估结果，分析其从事日常生活活动训练项目时相应技能和作业表现，找出其中缺陷和不足。

3）计划制订

根据上述活动分析的结果，明确进行日常生活活动训练的基本思路和计划。当遇到患者功能与需要训练的日常生活活动要求不符时，可以按照以下两个思路制订治疗计划：

①如经过评估，该患者具有较大潜力，可以进行相应运动感觉或认知等作业技能的训练，使其能够顺利完成日常生活活动训练。

②如果患者自身功能情况较差，可以在训练其功能的同时，降低训练难度，例如调整日常生活活动训练项目，提供辅助器具和改造环境。

4）训练实施

上述准备工作完毕后，可以开展具体的训练工作，在日常生活活动训练的实施过程中，也有一些技巧值得我们学习掌握。

①在活动分析的基础上，对患者进行训练，一时难以掌握的训练动作，可以先进行分步的简单动作的练习，再进行组合串联，最终达到训练目标。

②作业治疗师必须对每个患者的家庭生活和社区环境做实际调查，要根据患者的具体情况进行训练，如果训练与实际生活脱节，则会失去训练的意义。必要时可采取短期出院办法，在实际生活中观察，寻找日常生活中存在的困难动作，带着问题住院进行训练。

③训练与病房、家庭生活要密切结合。治疗师制定的练习动作必须应用到实际生活中去。因此，作业治疗师与病房护士、家属间的密切联系和协作十分重要。

④许多患者会一侧上肢出现功能障碍，训练时要分情况处理，如受损的为利手，一方面要进行利手功能的训练，另一方面要考虑是否要进行利手非利手交换训练，必要时也要进行双手活动训练。

2.技能操作

(1)操作准备

在对患者进行沟通评估前,需要做好必要的准备,见表2-1-1。

表2-1-1　操作准备(日常生活活动训练)

准备项目	具体要求	准备过程
环境准备	室内整洁,光线柔和,温湿度适宜,关闭门窗,必要时用屏风进行遮挡	
物品准备	记录单、笔	
治疗师准备	着装整洁,无戒指,无长指甲,戴口罩	

(2)沟通评估

在进行日常生活活动训练前,需要先与患者沟通,收集评估信息,选择合适的日常生活活动项目,详见表2-1-2。

表2-1-2　日常生活活动训练前的沟通评估

基本情况	沟通评估内容	评估内容	日常生活活动项目
患者,男,75岁,右脑基底节区出血恢复期转到康复科,目前左侧上肢Brunnstrom 2期,下肢4期,坐位、站位平衡为2级	精神状况	精神认知状况是否良好: 是□　否□ 能否配合治疗:是□　否□	□更衣训练 □修饰训练 □进食训练 □如厕训练 □洗澡训练 □良肢位摆放
	坐位平衡能力	一级平衡:是□　否□ 二级平衡:是□　否□ 三级平衡:是□　否□	
	手功能	1期:是□　否□ 2期:是□　否□ 3期:是□　否□ 4期:是□　否□ 5期:是□　否□	
	肌力	0级:是□　否□ 1级:是□　否□ 2级:是□　否□ 3级:是□　否□ 4级:是□　否□ 5级:是□　否□	
	其他禁忌证	是□　否□	

(二)更衣训练

1.知识学习

脑卒中患者的更衣训练应遵循的基本原则是穿衣时先穿患侧,脱衣时先脱健侧。更衣活动包括穿/脱上衣、穿/脱裤子、穿/脱鞋袜。

(1)穿/脱上衣训练

患者一般取坐位完成穿/脱上衣的训练,因此,患者在穿衣训练前,应具备一定的坐位平衡能力,包括静态平衡和自动态平衡,嘱患者坐于床上或靠背扶手椅上,双足能够平放于地上,将衣服放置于患者健侧一只手的距离,同时确保患者训练时没有安全问题。以下讲授的为患者独立完成穿衣训练的方法,治疗师在一旁起到指导和监督作用。

1)穿/脱前开襟上衣训练

按照穿脱前开襟上衣的方法实施训练,具体步骤见表2-1-3。

表2-1-3 穿脱前开襟上衣训练步骤

序号	训练步骤
1	嘱患者将上衣正面朝上,衣领向外放于其腿上或将上衣患侧袖子向外,衣领向患侧放置腿上
2	嘱患者用健手抓住衣襟,从下往上将患手穿进衣袖,也可按照上述第二种放置方法,用健手将患手向双腿间的衣袖穿进去,将衣服拉到患侧肩部以上
3	嘱患者将衣服拉过颈部,拉到健侧肩部,再将健手穿进衣袖
4	嘱患者用健手抓住上衣的后襟将其拉开展平,最后整理上衣使其对称,并使钮扣对准相应的扣眼,稳定钮扣边缘,用健手扣上钮扣
5	嘱患者解开钮扣,将患侧衣袖脱到患肩下
6	嘱患者将健侧衣袖脱到健肩下
7	嘱患者将健侧上肢和手脱出衣袖,再脱下患侧的衣袖,完成脱衣

偏瘫患者穿、脱开襟上衣分别如图2-1-1、图2-1-2所示。

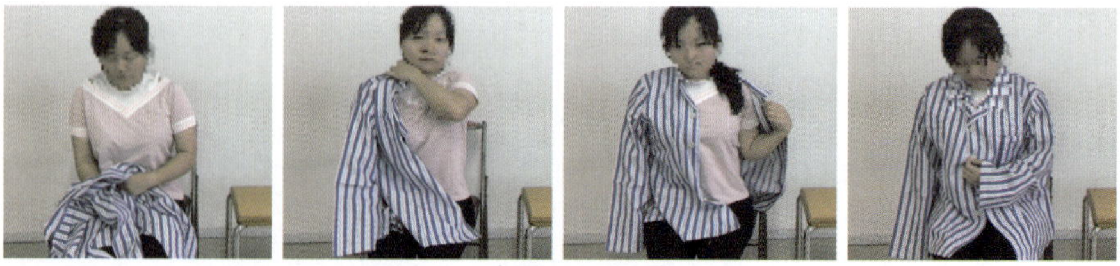

图2-1-1 偏瘫患者穿开襟上衣

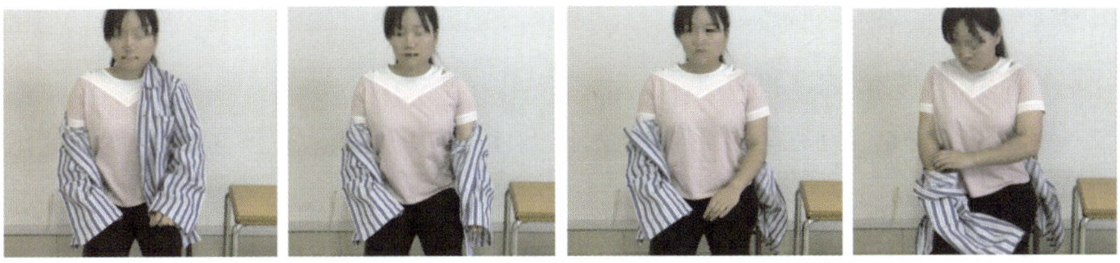

图2-1-2 偏瘫患者脱开襟上衣

2)穿/脱套头衫训练

按照穿/脱套头衫方法实施训练，见表2-1-4。

表2-1-4 穿脱套头衫训练步骤

序号	训练步骤
1	嘱患者将套头衫的背面向上，衣领向外放于腿上
2	嘱患者用健手将套头衫的后襟拉到一起直到里面的袖口露出
3	嘱患者拉起患侧上肢并将其穿入相应的袖口，拉上衣袖直到它穿到患侧肘部以上
4	嘱患者将健侧上肢穿入相应袖口，并且穿到肘部以上
5	嘱患者将套头衫从衣领到衣襟拉在一起，然后低头套过头，最后拉衣襟整理好套头衫
6	嘱患者用健手从腰到上背将套头衫拉在一起
7	嘱患者抓住套头衫的后襟低头将其从头上脱出
8	嘱患者用健手先将患侧上肢脱出衣袖，然后再摆动健侧上肢将衣袖也脱出

偏瘫患者穿、脱套头衫分别如图2-1-3、图2-1-4所示。

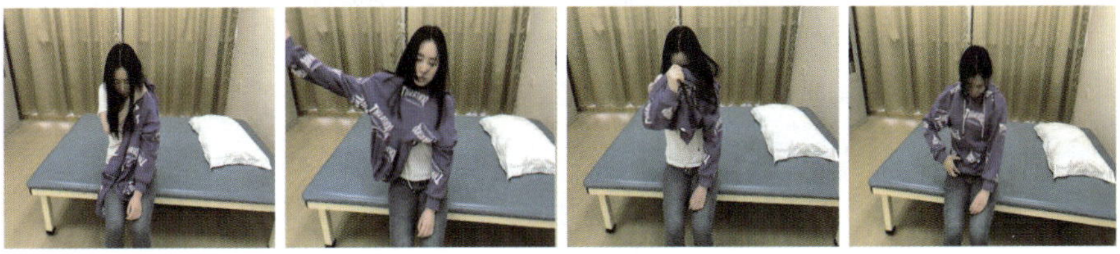

图2-1-3 偏瘫患者穿套头衫

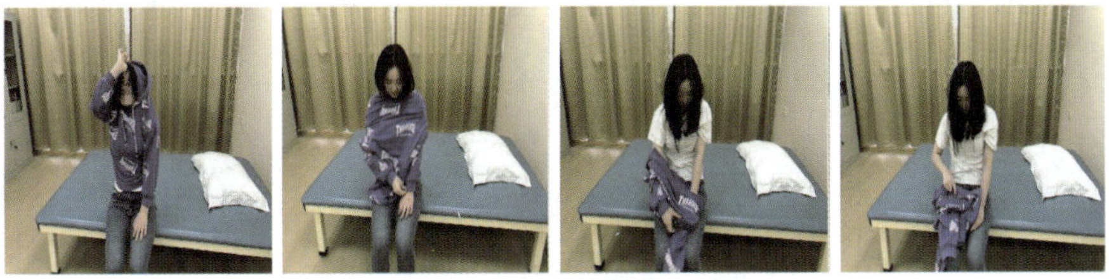

图2-1-4 偏瘫患者脱套头衫

温馨提示

○正所谓“基础不牢，地动山摇”，作为作业治疗师，应充分考虑穿衣等功能性活动之前的平衡功能的重要性，在训练之前需要对患者进行必要的坐位平衡训练，同时在穿衣训练时做好安全防护，不要让训练变成新的“事故”。

(2)穿/脱裤子训练

1)穿/脱裤子的3种体位

①卧位:适合腰背控制差,无法保持坐位平衡的患者,是最安全的体位。

②坐位:适合可以保持坐位平衡和完成坐站转移的患者。

③站位:一般不推荐,因为它需要患者有很好的动态站位平衡,比较不安全。

2)卧位穿/脱裤子训练

按照卧位穿/脱裤子方法实施训练,具体步骤见表2-1-5。

表2-1-5 卧位穿脱裤子训练步骤

序号	训练步骤
1	嘱患者把裤子放在健手容易够到的地方,用健手将患侧小腿拉起,交叉放置于健侧大腿上
2	嘱患者用健手将患侧裤腿穿到患腿上,拉到膝关节以上处,再将患腿重新放到床面上
3	嘱患者把健腿裤子穿上并尽可能拉到膝关节以上
4	嘱患者通过桥式运动或转身使臀部离开床面,把裤子拉过臀部直到腰
5	嘱患者躺下,通过桥式运动或转身使臀部离开床面,用健手将裤子拉到臀部以下
6	嘱患者坐起,将患侧腿拉起交叉置于健侧腿上,躯干前屈,将患侧裤子脱下
7	嘱患者用同样方法将健侧裤子也脱下

偏瘫患者卧位穿、脱裤子分别如图2-1-5、图2-1-6所示。

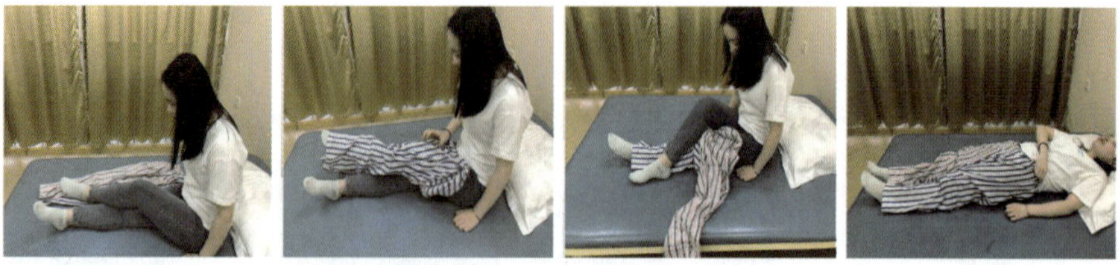

图2-1-5 偏瘫患者卧位穿裤子

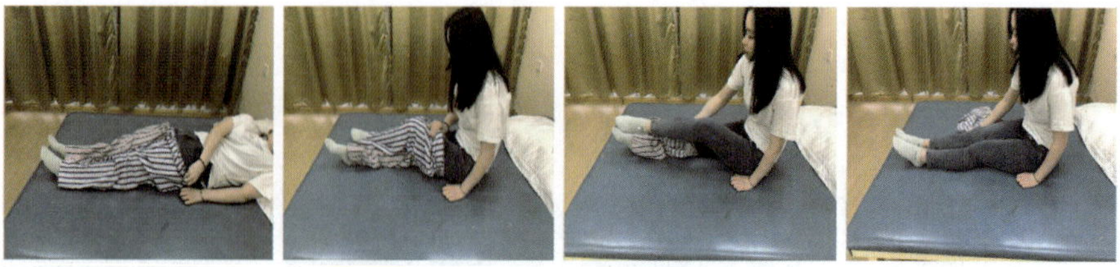

图2-1-6 偏瘫患者卧位脱裤子

3)坐位穿脱裤子训练

按照坐位穿/脱裤子方法实施训练，具体步骤见表2-1-6。

表2-1-6　坐位穿脱裤子训练步骤

序号	训练步骤
1	嘱患者把裤子放在健手容易够到的地方，将患侧小腿拉起交叉放置于健侧大腿上
2	嘱患者用健手将患侧裤腿穿到患腿上，拉到膝关节以上处，再将交叉的患腿重新放到地板上
3	嘱患者把健腿裤子穿上并尽可能拉到膝关节以上
4	嘱患者站起把裤子提到腰部，再坐下系好腰带扣子
5	嘱患者解开裤带或扣子，通过倾斜身体或将躯干从一侧向另一侧旋转，使臀部离开座位快速将裤子脱到臀部以下
6	嘱患者将裤子从腿上脱下，可用以下两种方法：①先脱健侧，然后用健足踢下患侧裤子；②用健足踩住裤脚，健手拉起患腿先脱掉患侧裤腿，然后再脱掉健侧裤腿

偏瘫患者坐位穿、脱裤子分别如图2-1-7、图2-1-8所示。

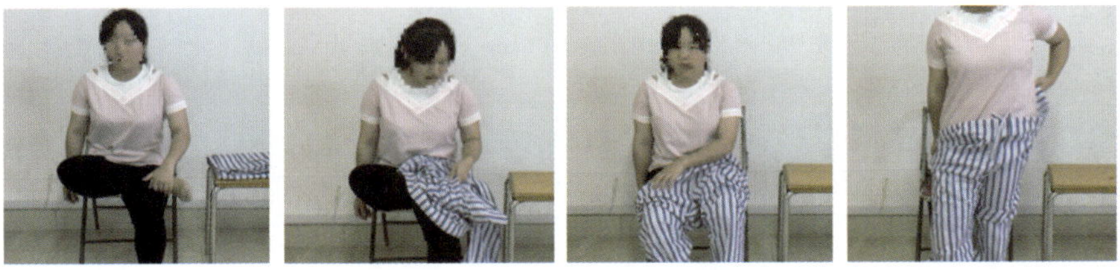

图2-1-7　偏瘫患者坐位穿裤子

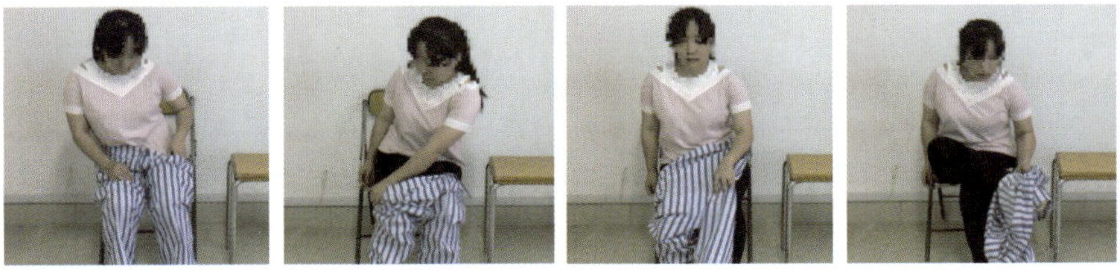

图2-1-8　偏瘫患者坐位脱裤子

(3)穿/脱鞋袜训练

穿脱鞋袜可坐在扶手椅或床边完成，患者应具备动态坐位平衡能力。袜子和鞋子应放在容易拿到的地方，如果有必要，可用长柄穿衣钩将鞋子从地上捡起。按照穿/脱鞋袜方法实施训练，具体步骤见表2-1-7。

表2-1-7 穿脱鞋袜操作步骤

序号	训练步骤
1	嘱患者用健手将患脚放于脚凳上或抬到健侧腿上
2	嘱患者用健手拿起袜子并伸进袜口以手指撑开，将袜子穿过患脚脚趾，用健手将其拉上
3	嘱患者把患脚的鞋子从地上拿起，鞋面向上放在床上或身体旁边的椅子上，患脚仍交叉置于健腿上
4	嘱患者拉开鞋面部分，将患脚穿进鞋里，脚趾先穿进鞋里，然后穿脚掌，再用健侧手指钩上鞋跟
5	嘱患者用健手系上鞋带或黏上魔术贴，最后放下交叉的患腿
6	嘱患者将健侧的鞋袜穿上，如健腿抬起后患者容易倾倒，可将健腿置于患侧大腿上完成活动
7	嘱患者用健手将患腿交叉于健腿上，解开鞋带（或拉开魔术贴），脱掉患脚上的鞋子和袜子
8	嘱患者将健侧腿交叉置于患侧大腿上，脱下健侧的鞋袜

2.技能操作

（1）沟通评估

在对患者进行更衣训练前，需要先与患者沟通，收集评估信息，见表2-1-8。

表2-1-8 更衣训练前的沟通评估

类别	沟通要求	评估内容	评估过程
患者基本情况	与患者/患者家属面对面，讲明目的	患者的基本信息，如姓名、年龄、病史、诊断等	
注意事项	告知患者注意事项	患者听从指令的能力	
家属配合度	与患者家属面对面，告知重要性	家属参与训练的积极性	

（2）操作准备

在进行更衣训练前，需要做好必要的准备，见表2-1-9。

表2-1-9 更衣训练前的操作准备

准备项目	具体要求	准备过程
环境准备	室内整洁，光线柔和，温湿度适宜，关闭门窗，必要时用屏风进行遮挡	
物品准备	□床 □靠背椅 □脚凳 □宽松开襟上衣 □宽松开襟套头衫 □宽松裤子 □宽松鞋子、袜子 □必要穿衣辅助用具 □必要穿鞋袜辅助用具	
工作人员准备	着装整洁，用七步洗手法洗净并温暖双手，无戒指，无长指甲，戴口罩	

(3)操作记录

按照更衣训练方法实施训练，将操作记录填写在表2-1-10中。

表2-1-10 更衣训练操作记录表

基本情况	训练项目	操作记录
脊髓损伤患者吴先生，40岁，由于车祸导致颈段损伤，损伤平面为C7，现有部分日常生活活动能力受限，自身康复意愿强烈	□穿脱前开襟上衣 □穿脱套头衫 □卧位穿脱裤子 □坐位穿脱裤子 □穿脱鞋袜	

(三)修饰训练

1.知识学习

本节主要介绍临床上针对患者经常进行的修饰活动训练，包括梳头、洗脸和洗手、口腔卫生(刷牙、漱口)、刮胡子、眼镜或接触镜的护理、使用化妆品等。多数脑卒中患者经过训练后，用健侧就可完成个人卫生和修饰。即便如此，治疗师也应该尽量鼓励患者使用双手，用患侧手提供帮助，以提高患侧的功能水平。

修饰活动需要一定时间，因此对站立功能不佳的患者来说，最好取坐位完成，患者应具备静态和动态坐位平衡能力。修饰的工具放在容易够到的地方，小毛巾或一小块海绵将会简化患者的操作，用具有标记按钮的小牙膏要比家庭普通尺寸的好。从安全考虑，鼓励男性患者使用电动剃须刀代替刀架剃须刀，建议患者用充电的电动剃须刀，因为患者用一只手换电池通常十分困难。如果需要，治疗师应给患者配备必要的辅助器具，例如加粗把柄或用万能袖套帮助抓握。

温馨提示

○ 正所谓“用进废退”，作为作业治疗师要让患者理解过度依赖健侧肢体不利于患侧肢体功能恢复，在使用健侧完成修饰活动后，仍应不断提高治疗训练目标，克服困难，不断训练患侧肢体，提高功能水平。

(1)梳头训练

按照梳头方法实施训练，具体步骤见表2-1-11。

表2-1-11 梳头训练步骤

序号	训练步骤
1	嘱患者坐在梳妆台或有镜子的桌子前，面朝镜子，可用健侧手拿起桌上的梳子；患者有能力使用患侧手梳头，应尽量鼓励其用患手完成，必要时可给予其加粗或加长梳柄方便其抓握以完成梳头动作
2	嘱患者先梳前面的头发，再梳后面的头发
3	女性患者如患手有抓握固定发辫的能力和上肢在空中控制的能力，则可训练其扎简单的马尾辫

(2)洗脸训练

按照洗脸方法实施训练，具体步骤见表2-1-12。

表2-1-12 洗脸训练步骤

序号	训练步骤
1	嘱患者步行或驱动轮椅靠近卫生间或厨房里的脸盆，如患者无法站立，可建议其取坐位完成，此训练需要患者具备一定的静态和自动态平衡能力
2	嘱患者用健手将一个小毛巾放进脸盆，打开水龙头冲洗毛巾，用一只手紧握小毛巾将其拧干或用一只手将其缠在水龙头上拧干，此时如患手具备一定功能，则让患手辅助健手拧干毛巾
3	当毛巾足够干时，平拿在手掌上擦脸，这样重复几次，直到脸已洗净
4	如患者需要使用洗面奶，则嘱患者单手将洗面奶挤在脸上或毛巾上，用健手在脸上涂匀，需要用湿毛巾多擦洗几次，待泡沫洗净，再擦干脸

偏瘫患者洗脸训练如图2-1-9所示。

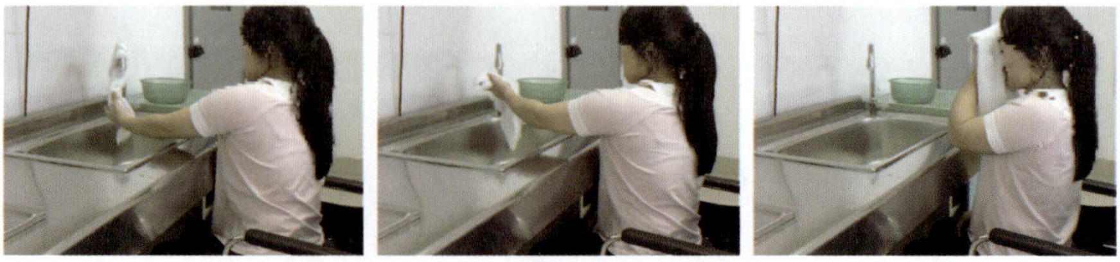

图2-1-9 偏瘫患者洗脸训练

(3)刷牙漱口训练

按照刷牙漱口方法实施训练，具体步骤见表2-1-13。

表2-1-13　刷牙漱口训练步骤

序号	训练步骤
1	嘱患者步行或操作轮椅靠近放在卫生间或厨房里的脸盆，如患者无法站立，可建议其取坐位完成，此训练需要患者具备一定的静态和自动态平衡能力
2	嘱患者用健手打开水龙头，将漱口杯装满水后关上水龙头并将漱口杯放在脸盆里或脸盆旁
3	嘱患者用健手将牙刷稳定地放在湿毛巾上或一小块防滑垫上，打开牙膏的按钮，然后将牙膏挤到牙刷上
4	嘱患者放下牙膏并拿起牙刷刷牙，放下牙刷并拿起漱口杯漱口，重复刷牙和漱口动作直到活动完成
5	如患者患手具备一定功能，则可在训练中完成稳定漱口杯或在使用辅助器具的情况下操作牙刷刷牙

温馨提示

○正所谓“工欲善其事，必先利其器”，修饰训练前往往需要准备许多用具，为了让患者更好地达成训练效果，作为作业治疗师需要细心做好准备工作，提供辅助用具，并且正确摆放，细节往往是决定成败的关键。

2.技能操作

(1)沟通评估

在进行修饰训练前，需要先与患者沟通，收集评估信息，见表2-1-14。

表2-1-14　修饰训练前的沟通评估

类别	沟通要求	评估内容	评估过程
患者基本情况	与患者/患者家属面对面，讲明目的	患者的基本信息，如姓名、年龄、病史、诊断等	
注意事项	告知患者注意事项	患者听从指令的能力	
家属配合度	与患者家属面对面，告知重要性	家属参与训练的积极性	

(2)操作准备

在进行修饰训练前，需要做好必要的准备，见表2-1-15。

表2-1-15　修饰训练前的操作准备

准备项目	具体要求	准备过程
环境准备	室内整洁，光线柔和，温湿度适宜	

续表

准备项目	具体要求	准备过程
物品准备	□洗手台 □镜子 □轮椅 □梳子 □改装过的梳子等辅助器具 □轮椅 □毛巾 □洗面奶 □漱口杯 □牙刷 □防滑垫 □必要辅助器具	
护理员准备	着装整洁，用七步洗手法洗净并温暖双手，无戒指，无长指甲，戴口罩	

(3)操作记录

按照修饰方法实施训练，将操作记录填写在表2-1-16中。

表2-1-16 修饰训练操作记录表

基本情况	训练事项	操作记录
脊髓损伤患者吴先生，40岁，由于车祸导致颈段损伤，损伤平面为C7，现有部分日常生活活动能力受限，自身康复意愿强烈	□穿脱前开襟上衣 □穿脱套头衫 □卧位穿脱裤子 □坐位穿脱裤子 □穿脱鞋袜	

(四)进食训练

1.知识学习

进食训练指的是训练患者使用合适的进食工具或辅助器具独立完成饮水、吃固体/半固体食物。患者需要有稳定的坐位平衡能力以及具备头部和颈部的良好控制能力，否则可能出现误咽和呛咳。食物和水应放在患者面前一个稳定的平面上，训练过程中要注意安全问题，比如吃饭或饮水过程中呛咳的表现，在吞咽期间任何漏水或呛咳，提示有吞咽问题，需要全面评估和特别处理。如果患者的患侧上肢具有运动功能，在进食训练期间应尽可能多加利用。而如果患侧手为利手，且功能较差、没有康复潜力，则需考虑将健手改为利手进行训练，中国人使用筷子较多，非利手较难适应，因此也需要进行针对性的训练。必要的时候应提供患者进食用的辅助器具，例如防掉垫、万能袖套、合适的刀叉、弯角调羹、防流盘子、有把手的杯子等，另外，盛水用隔热杯可以帮助患者延长持续注水的时间。对于卧床的患者，饮水时用有盖的小壶、小杯或吸管比较容易。

(1)饮水训练

按照饮水方法实施训练,具体步骤见表2-1-17。

表2-1-17　饮水训练步骤

序号	训练步骤
1	嘱患者取坐位或站立位于桌边用防滑垫或患手稳定饮水杯,用健手把热水瓶或水壶中的热水倒入饮水杯,注意水温要适度以免感觉障碍患者烫伤
2	嘱患者用健手或双手(如果可能)握住杯直接饮水或用吸管饮水,如吞咽期间任何漏水或呛咳提示有吞咽问题,需要更全面的评估和特别处理

(2)吃固体/半固体食物训练

按照吃固体/半固体食物方法实施训练,具体步骤见表2-1-18。

表2-1-18　吃固体/半固体食物训练步骤

序号	训练步骤
1	嘱患者取坐位于桌边,食物及餐具放在伸手可取的位置
2	嘱患者用健手拿起餐具(筷子、匙),把餐具放入有食物的碗/碟中,夹住或舀起食物,将食物运送到口部,张开嘴巴,将食物送入口中,然后合上嘴,进行咀嚼和吞咽,放下餐具,此时患侧手可起到稳定碗碟的辅助作用。如患者患手功能较好,可训练其用患手夹起食物,必要时提供辅助器具。如吞咽期间任何误咽或呛咳提示有吞咽问题,需要全面评估和特别处理

偏瘫患者进食训练如图2-1-10所示。

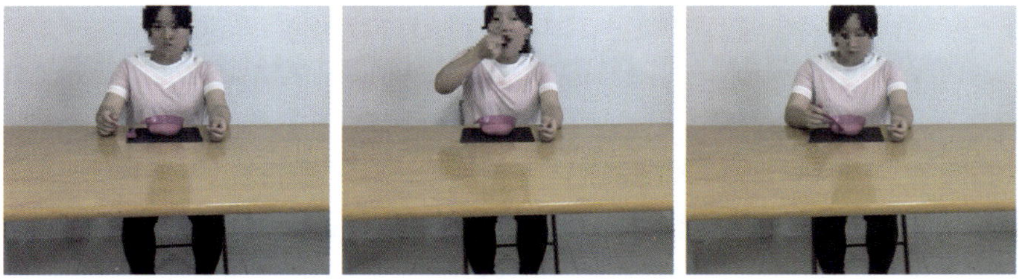

图2-1-10　偏瘫患者进食训练

2.技能操作

(1)沟通评估

在进食训练前,需要先与患者沟通,收集评估信息,见表2-1-19。

温馨提示

○"民以食为天",患者能独立进食对其十分有意义,许多患者除了必要的进食训练,还需要用到不同的进食辅助器具,作为作业治疗师要细心观察患者训练过程,发挥自己的创新创意能力,为患者设计更多合适新颖的进食辅助器具。

表2-1-19 进食训练前的沟通评估

类别	沟通要求	评估内容	评估过程
患者基本情况	与患者/患者家属面对面，讲明目的	患者的基本信息，如姓名、年龄、病史、诊断等	
注意事项	告知患者注意事项	患者听从指令的能力	
家属配合度	与患者家属面对面，告知重要性	家属参与训练的积极性	

(2)操作准备

在进食训练前，需要做好必要的准备，见表2-1-20。

表2-1-20 进食训练前的操作准备

准备项目	具体要求	准备过程
环境准备	室内整洁，光线柔和，温湿度适宜	
物品准备	□靠背椅 □桌子 □水杯 □水壶 □吸管 □饮水辅助器具 □餐具 □防滑垫 □食物 □进食辅助器具	
护理员准备	着装整洁，用七步洗手法洗净双手，无戒指，无长指甲，戴口罩	

(3)操作记录

按照进食训练方法实施训练，将操作记录填写在表2-1-21中。

表2-1-21 进食训练操作记录表

基本情况	训练事项	操作记录
脊髓损伤患者吴先生，40岁，由于车祸导致颈段损伤，损伤平面为C7，现有部分日常生活活动能力受限，自身康复意愿强烈	□饮水训练 □吃固体/半固体食物训练	

(五)如厕训练

1.知识学习

如厕是一项较为复杂的ADL活动，整个过程包括厕所间的转移、坐便器转移、穿脱裤子、大小便控制、擦拭清洁、冲厕。有大小便控制障碍的患者一般需要进行相应的针对性训练，在此介绍大小便控制正常的患者如何进行如厕功能训练。

由于涉及患者转移问题，因此必要时应对环境进行改造以及配备辅助器具，例如加装扶手（最好是可摇式的），方便患者转移到坐便器；将厕所门换成移门或折叠门，方便患者坐在轮椅上开关门；厕纸应放在患者健侧，方便其拿取；配置增高坐便器以方便患者坐下等。

按照如厕训练方法实施训练，具体步骤见表2-1-22。

表2-1-22　如厕训练步骤

序号	训练步骤
1	嘱患者步行或操作轮椅至厕所，用健侧手开门，乘坐轮椅进入厕所后，如厕所空间充裕可将轮椅转弯，将轮椅停于坐便器与健侧呈45°处并刹车；如厕所空间十分狭小，可将轮椅正面面对坐便器，患者直接面朝坐便器进行转移
2	嘱患者将轮椅侧面挡板摇起或拆下，健手握住扶手支撑，健腿为轴，用力将身体撑起，将臀部转移到坐便器上；臀部左右交替抬起，用健手将裤子褪下
3	解完大小便后，患者用健手拿取纸巾，完成擦拭清洁，并将厕纸置入垃圾桶，然后按动冲厕按钮完成冲厕
4	嘱患者交替抬起臀部，健手将裤子拉上，扣好扣子，将轮椅刹车松开，转到另一侧（健手边上），靠近坐便器停放，刹好刹车，用健手握住轮椅扶手，健腿为轴，撑起身体，转移到轮椅上
5	嘱患者松开轮椅刹车，操作轮椅出厕所
6	截瘫患者如厕流程大致相同，但其应具备上肢的支持功能及手指抓握功能，在进行轮椅和坐便器转移时，一只手握持坐便器扶手，另一只手握持轮椅扶手，用力撑起进行转移

偏瘫患者如厕训练如图2-1-11所示。

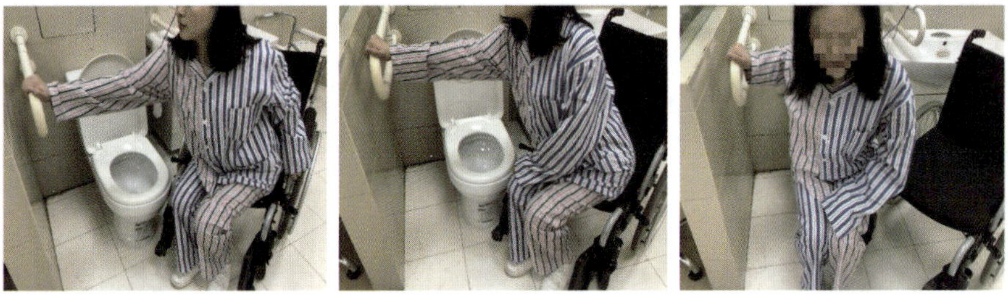

图2-1-11　偏瘫患者如厕训练

2.技能操作

(1)沟通评估

在如厕训练前,需要先与患者沟通,收集评估信息,见表2-1-23。

表2-1-23 如厕训练前的沟通评估

类别	沟通要求	评估内容	评估过程
患者基本情况	与患者/患者家属面对面,讲明目的	患者的基本信息,如姓名、年龄、病史、诊断等	
注意事项	告知患者注意事项	患者听从指令的能力	
家属配合度	与患者家属面对面,告知重要性	家属参与训练的积极性	

(2)操作准备

在如厕训练前,需要做好必要的准备,见表2-1-24。

表2-1-24 如厕训练前的操作准备

准备项目	具体要求	准备过程
物品准备	轮椅、扶手、坐便器、厕纸等卫生间用品	
护理员准备	着装整洁,用七步洗手法洗净双手,无戒指,无长指甲,戴口罩	

(3)操作记录

按照如厕训练方法实施训练,将操作记录填写在表2-1-25中。

表2-1-25 如厕训练操作记录表

基本情况	操作记录
脊髓损伤患者吴先生,40岁,由于车祸导致颈段损伤,损伤平面为C7,现有部分日常生活活动能力受限,自身康复意愿强烈	

(六)洗澡训练

1.知识学习

作业治疗师或家人帮患者做好洗浴前准备,比如放置好浴椅,如果使用浴缸,要事先放好热水(不能太烫)以及准备好换洗衣物。

按照洗澡训练方法实施训练,具体步骤见表2-1-26。

表2-1-26 洗澡训练步骤

序号	训练步骤
1	嘱患者操作轮椅进浴室，面对浴椅，刹住手刹，用健手支撑浴椅扶手，以健侧腿为轴，将躯干撑起，转移到浴椅上，如果使用浴缸，嘱患者操作轮椅至浴缸旁，浴缸上应放置转移板，健侧靠近浴缸，刹住手刹，用健手将健侧腿先搬进浴缸，再将患侧腿搬进浴缸，用健手支撑住转移板，以健侧腿为轴，撑起躯干转移到转移板上，脱下衣服
2	嘱患者用长柄刷、带圈毛巾和沐浴球等完成擦身。沐浴液擦完身体后冲洗身体，用另外一条干毛巾或海绵擦干身体，换上干净的衣服

2.技能操作

(1)沟通评估

在洗澡训练前，需要先与患者沟通，收集评估信息，见表2-1-27。

表2-1-27 洗澡训练前的沟通评估

类别	沟通要求	评估内容	评估过程
患者基本情况	与患者/患者家属面对面，讲明目的	患者的基本信息，如姓名、年龄、病史、诊断等	
注意事项	告知患者注意事项	患者听从指令的能力	
家属配合度	与患者家属面对面，告知重要性	家属参与训练的积极性	

(2)操作准备

在洗澡训练前，需要做好必要的准备，见表2-1-28。

表2-1-28 洗澡训练前的操作准备

准备项目	具体要求	准备过程
物品准备	轮椅、扶手、防滑垫、淋蓬头、洗浴椅、洗浴球等辅助器具	
护理员准备	着装整洁，用七步洗手法洗净双手，无戒指，无长指甲，戴口罩	

(3)操作记录

按照洗澡训练方法实施训练，将操作记录填写在表2-1-29中。

表2-1-29 洗澡训练操作记录表

基本情况	操作记录
脊髓损伤患者吴先生，40岁，由于车祸导致颈段损伤，损伤平面为C7，现有部分日常生活活动能力受限，自身康复意愿强烈	

(七)良肢位摆放

1.知识学习

(1)定义

良肢位(Normal Limb Position)指为了保持肢体的良好功能而将其摆放在一种体位或姿势，为后续康复而设计的一种临时性体位，应在发病后尽快进行，在卧床期均应保持。

(2)良肢位摆放的意义

早期良肢位摆放，能有效预防压疮、关节挛缩、肩关节半脱位、循环异常等继发及废用综合征的发生。对偏瘫患者而言，良肢位摆放可以有效抑制异常运动模式、抑制痉挛模式、增加患侧感觉输入及诱发主动运动；对截瘫、四肢瘫患者而言，良肢位摆放可抑制下肢痉挛模式、关节挛缩和维持肢体功能位。

(3)良肢位摆放的分类

偏瘫患者良肢位摆放分为仰卧位、健侧卧位及患侧卧位，其中患侧卧位为最佳体位；截瘫、四肢瘫患者良肢位摆放分为仰卧位、侧卧位。

(4)偏瘫患者良肢位摆放训练

1)仰卧位体位摆放

按照偏瘫患者仰卧位体位摆放方法实施训练，具体步骤见表2-1-30。

表2-1-30 偏瘫患者仰卧位体位摆放训练步骤

序号	训练步骤
1	嘱患者头向健侧侧屈，转向患侧，目视患侧肢体
2	在患者患侧肩胛骨下垫枕头，保持肩带前伸，防止后撤
3	将患者肩略外展，肘关节伸展，前臂旋后，腕关节伸展，手部自然放置在一长枕上，如后期手部痉挛，可将手部置于分指板内，抑制痉挛
4	在患者骶尾部垫枕，防止压疮

温馨提示

○长期卧床不仅会导致很多并发症，同时患者处于卧床期，容易产生消极心理，作为作业治疗师，需要给患者和家属做好必要的宣教工作，同时要鼓励患者，即便在卧床期间，也应该通过正确的体位摆放，为后续的治疗训练打好基础，要保持信心。

续表

序号	训练步骤
5	患者髋关节保持中立位，膝关节腘窝下垫一毛巾卷，防止下肢伸肌痉挛
6	早期患侧踝关节下不要放置任何物品，后期如出现下肢伸肌痉挛，足下垂现象，则用硬质板将患侧踝关节控制呈90°

偏瘫患者仰卧位体位摆放如图2-1-12所示。

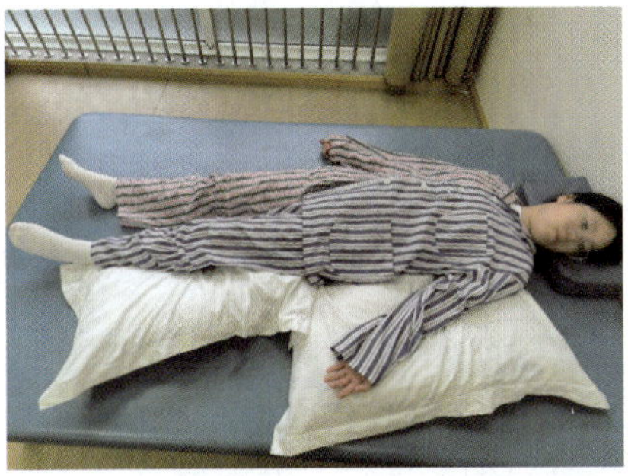

图2-1-12　偏瘫患者仰卧位体位摆放

2）健侧卧位体位摆放

按照偏瘫患者健侧卧位体位摆放方法实施训练，具体步骤见表2-1-31。

表2-1-31　偏瘫患者健侧卧位体位摆放训练步骤

序号	训练步骤
1	患者取健侧卧位，用手往前托住患侧肩关节，尽量前伸，前臂伸展、旋前，腕关节伸展，手指伸展放置于厚枕上（必要时可放两个枕头）
2	健侧上肢取舒适体位摆放
3	患侧下肢前跨一步放置于长枕上，髋、膝关节略屈曲摆放，踝关节处于中立位，置于枕头上
4	健侧下肢取舒适体位摆放

偏瘫患者健侧卧位体位摆放如图2-1-13所示。

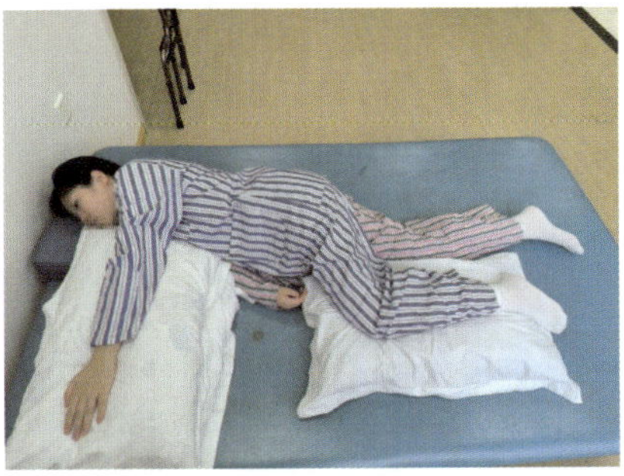

图2-1-13　偏瘫患者健侧卧位体位摆放

3)患侧卧位体位摆放

按照偏瘫患者患侧卧位体位摆放方法实施训练,具体步骤见表2-1-32。

表2-1-32 偏瘫患者患侧卧位体位摆放训练步骤

序号	训练步骤
1	患者取患侧卧位,托住患侧肩,尽量前伸,前臂旋后,肘关节伸展,腕关节伸展,手指自然放置于床面上
2	健侧上肢取舒适体位摆放在躯干上
3	健侧下肢前跨一步放置于长枕上,髋、膝关节略屈曲摆放,踝关节保持中立
4	患侧下肢略微屈髋屈膝,放置于床面上
5	躯干后侧放置长枕或被子,保持躯干稳定,防止患者后倾

偏瘫患者患侧卧位体位摆放如图2-1-14所示。

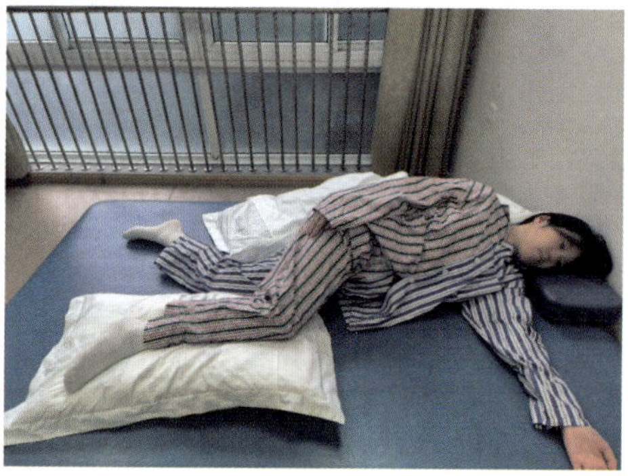

图2-1-14 偏瘫患者患侧卧位体位摆放

(5)截瘫、四肢瘫良肢位摆放训练

1)仰卧位体位摆放

按照截瘫、四肢瘫患者仰卧位体位摆放方法实施训练,具体步骤见表2-1-33。

表2-1-33 截瘫、四肢瘫患者仰卧位体位摆放训练步骤

序号	训练步骤
1	将患者头部放于中立位,头下垫薄枕或不用枕;颈段损伤患者,可用颈托固定,防止继发性损伤
2	在患者两侧肩胛骨下垫枕头,预防压疮,双侧上肢肩关节略外展,肘关节伸展,前臂旋前摆放于长枕上,腕关节背伸,手握毛巾卷或沙袋,维持手部功能位
3	患者骶尾部垫枕,预防压疮,双下肢中间置一长枕,保持髋关节轻度外展外旋,预防下肢内收肌痉挛,双膝关节腘窝处加毛巾卷,保持略屈曲位
4	踝关节下放足垫,预防足跟压疮,足底放置垫子,保持踝关节呈90°

截瘫、四肢瘫患者仰卧位体位摆放如图2-1-15所示。

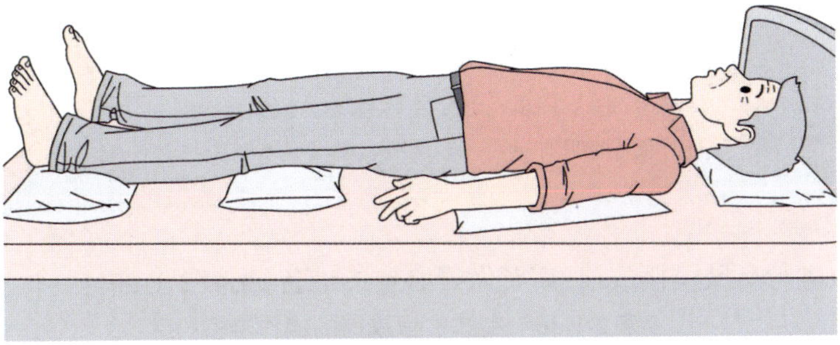

图2-1-15　截瘫、四肢瘫患者仰卧位体位摆放

2）侧卧位体位摆放

按照截瘫患者侧卧位体位摆放方法实施训练，具体步骤见表2-1-34。

表2-1-34　截瘫、四肢瘫患者侧卧位体位摆放训练步骤

序号	训练步骤
1	患者取侧卧位，头下垫薄枕，保持头部中立位
2	下方上肢肩前屈，肘关节伸展，前臂旋后置于床面上，上方上肢肩前屈，肘关节略屈曲，前臂旋前，置于枕上
3	双下肢略屈髋、屈膝，双下肢之间放枕头，使上方的下肢可以轻放在下方的下肢上，踝关节下放垫，保持呈90°
4	躯干后侧可放置长枕，保持稳定，防止患者后倾

截瘫、四肢瘫患者侧卧位体位摆放如图2-1-16所示。

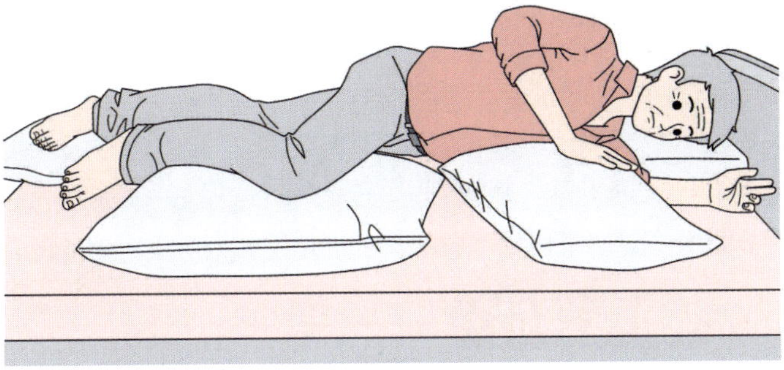

图2-1-16　截瘫、四肢瘫患者侧卧位体位摆放

2.技能操作

（1）沟通评估

在进行良肢位摆放前，需要先与患者或患者家属进行沟通，收集评估信息，见表2-1-35。

表 2-1-35 良肢位摆放前的沟通评估

类别	沟通要求	评估内容	评估过程
患者基本情况	与患者/患者家属面对面，讲明目的	患者的基本信息，如姓名、年龄、病史、诊断等	

(2)操作准备

在进行良肢位摆放前，需要做好必要的准备，见表 2-1-36。

表 2-1-36 良肢位摆放前的操作准备

准备项目	具体要求	准备过程
环境准备	室内整洁，温湿度适宜，关闭门窗，必要时用屏风进行遮挡	
物品准备	□床 □床栏 □枕头 □足垫 □毛巾卷 □沙袋	
护理员准备	着装整洁，用七步洗手法洗净并温暖双手，无戒指，无长指甲，戴口罩	

(3)操作记录

按照良肢位摆放方法实施训练，将操作记录填写在表 2-1-37 中。

表 2-1-37 良肢位摆放训练操作记录表

基本情况	具体事项		操作记录
脑卒中患者齐先生，57 岁，脑出血后意识刚清醒，目前左侧上下肢都处于软瘫期，进行康复时，为防止并发症，需要进行良肢位摆放	偏瘫患者良肢位摆放	□仰卧位 □健侧卧位 □患侧卧位	
	截瘫、四肢瘫患者良肢位摆放	□仰卧位 □侧卧位	

检查评估

作业治疗师根据表 2-1-38 中的检查项目进行自我检查，并将检查结果和自我点评记录在表中。

表 2-1-38 日常生活活动训练检查记录表(作业治疗师自查)

序号	检查项目	检查结果	自我点评
1	是否询问患者的基本信息	是□ 否□	
2	是否对患者功能状态进行评估	是□ 否□	

续表

序号	检查项目	检查结果	自我点评
3	是否明确患者需要解决的问题	是□ 否□	
4	是否按照标准步骤进行操作	是□ 否□	
5	是否完成操作记录	是□ 否□	

患者根据表2-1-39中的检查项目对作业治疗师的服务情况进行检查,并将检查结果和结果点评记录在表中。

表2-1-39　日常生活活动训练检查记录表(患者点评)

序号	检查项目	检查结果	结果点评
1	治疗前是否讲明操作目的	是□ 否□	
2	是否询问有无不舒服的感觉	是□ 否□	
3	服务态度是否和蔼,语言是否亲切	是□ 否□	
4	是否协助调整操作姿势	是□ 否□	
5	操作姿势调整是否舒适、稳定	是□ 否□	

教师根据表2-1-40中的检查项目对作业治疗师的任务完成情况进行检查,并将检查结果和结果点评记录在表中。

表2-1-40 日常生活活动训练检查记录表(教师点评)

检查项目		检查结果	结果点评
更衣训练	是否能指导患者穿脱开襟上衣	是□ 否□	
	是否能指导患者穿脱套头衫	是□ 否□	
	是否能指导患者卧位下穿脱裤子	是□ 否□	
	是否能指导患者坐位下穿脱裤子	是□ 否□	
	是否能指导患者穿脱鞋袜	是□ 否□	
修饰训练	是否能指导患者进行梳头训练	是□ 否□	
	是否能指导患者进行洗脸训练	是□ 否□	
	是否能指导患者进行刷牙漱口训练	是□ 否□	
进食训练	是否能指导患者进行饮水训练	是□ 否□	
	是否能指导患者吃固体/半固体食物	是□ 否□	

续表

检查项目		检查结果	结果点评
如厕训练	是否能指导患者完成如厕活动	是□ 否□	
洗澡训练	是否能指导患者完成洗澡活动	是□ 否□	
良肢位摆放	是否能指导偏瘫患者完成仰卧位良肢位摆放	是□ 否□	
	是否能指导偏瘫患者完成健侧卧位良肢位摆放	是□ 否□	
	是否能指导偏瘫患者完成患侧卧位良肢位摆放		
	是否能指导截瘫、四肢瘫患者完成仰卧位良肢位摆放	是□ 否□	
	是否能指导截瘫、四肢瘫患者完成侧卧位良肢位摆放	是□ 否□	

任务小结

- 日常生活活动训练
  - 日常生活活动训练概述
    - 日常生活活动定义
    - 日常生活活动分类
    - 日常生活活动训练意义和目的
    - 日常生活活动训练注意事项
    - 日常生活活动训练程序
  - 更衣训练
    - 穿/脱上衣训练
      - 穿/脱前开襟上衣训练
      - 穿/脱套头衫训练
    - 穿/脱裤子训练
      - 穿/脱裤子的3种体位
      - 卧位穿/脱裤子训练
      - 坐位穿/脱裤子训练
    - 穿/脱鞋袜训练
  - 修饰训练
    - 梳头训练
    - 洗脸训练
    - 刷牙漱口训练
  - 进食训练
    - 饮水训练
    - 吃固体/半固体食物训练
  - 如厕训练
  - 洗澡训练
  - 良肢位摆放
    - 定义
    - 良肢位摆放的意义
    - 良肢位摆放的分类
    - 偏瘫患者良肢位摆放训练
      - 仰卧位体位摆放
      - 健侧卧位体位摆放
      - 患侧卧位体位摆放
    - 截瘫、四肢瘫良肢位摆放训练
      - 仰卧位体位摆放
      - 侧卧位体位摆放

教学资源

任务二 压力治疗

任务导入

场景：医院

人物：患者刘某、作业治疗师

情节：患者刘某，女，65岁，在工作中被喷出的火焰烧伤左耳及双手双腕等多部位，急送医院就诊，诊断为65%I~II度烧伤，未进行植皮治疗。目前患者多处疤痕，用力后有部分疤痕表面有水疱，双手肿胀被新生皮肤及疤痕覆盖，双手掌心及五指掌侧有瘢痕、硬质，影响手指屈伸，请根据患者情况选择、制作压力衣和压力垫。

任务目标

- 能根据压力治疗的作用机制、治疗作用、适应证及禁忌证，选择压力治疗方法。
- 能根据压力衣、压力垫、压力架的制作流程，独立制作压力衣、压力垫、压力架。

任务实施

（一）压力治疗概述

1.知识学习

微课 压力治疗

（1）压力治疗的定义

压力治疗又称加压疗法，指对人体体表施加适当压力，来预防或抑制皮肤瘢痕增生，防止肢体肿胀的治疗方法。压力治疗是作业治疗重要的常用技术之一，国内最早于20世纪80年代开始应用压力治疗抑制烧伤后的瘢痕增生，并取得显著疗效。经证实压力治疗是防治增生性瘢痕最有效的方法之一，常用于控制瘢痕增生、防止水肿和促进截肢残端塑形。

(2)压力治疗的作用

1)抑制瘢痕增生

压力治疗可有效预防和治疗增生性瘢痕，并促进瘢痕成熟。

2)消肿

加压可促进血液和淋巴回流，从而减轻肢体水肿。

3)预防关节挛缩和畸形

抑制瘢痕增生可预防和治疗因增生性瘢痕所致的挛缩和畸形。

4)促进肢体塑形

压力治疗可促进截肢后残肢尽早塑形，利于假肢的装配和使用。

5)预防深静脉血栓

压力治疗可预防长期卧床者下肢深静脉血栓的形成。

6)防治下肢静脉曲张

加压可以有效预防和治疗从事久坐或久站工作人群的下肢静脉曲张。

(3)压力治疗的作用机制

目前普遍认为压力治疗对瘢痕治疗作用的关键在于持续加压使局部的毛细血管受压萎缩，数量减少，内皮细胞破碎等，造成瘢痕组织局部缺血、缺氧，从而控制局部水肿或瘢痕增生。压力可以导致下面一系列变化。

在缺氧状态下承担细胞氧化功能的线粒体形态学发生改变，如肿胀、空泡化等，其功能明显减退甚至停止，使成纤维细胞增生受阻及合成胶原等细胞外基质障碍，产生胶原纤维的能力大大降低，从而抑制瘢痕生长。

肌成纤维细胞发生退行性变，释放出的溶酶体酶水解包绕在胶原结节外的异常黏多糖，使胶原结节能被组织中的胶原酶水解，从而使螺旋状胶原变为平行排列。

缺血后α-巨球蛋白减少，对胶原酸的抑制作用减弱，利于胶原酶的出现，从而破坏胶原纤维。

缺血后合成黏多糖的酶减少，水肿减轻，减少了黏多糖的沉积与合成，使胶原生成减少，瘢痕减轻。

此外，加压可减轻局部的水肿，减弱葡萄糖氨基淀粉酶的水合作用，减少黏多糖的沉积与合成，也可抑制瘢痕的增生。

(4)压力治疗的适应证

1)增生性瘢痕

压力治疗适用于各种原因所致的瘢痕，包括烧伤后的增生性瘢痕和外科手术后的瘢痕。

2)水肿

压力治疗适用于各种原因所致的肢体水肿，如外伤后肿胀、手术后的

温馨提示

○瘢痕对于患者的影响不但有生理方面，还有心理方面。我们作为医学从业者，不仅要关注患者的生理疾病情况，同时也要关注患者的心理健康状况，对患者有同理心，注重人文关怀。

下肢肿胀、偏瘫肢体的肿胀、淋巴回流障碍导致的肢体肿胀、下肢静脉曲张性水肿等。

3)截肢

压力治疗可用于截肢残端塑形,防止残端肥大皮瓣对假肢应用的影响。

4)预防性治疗

①烧伤患者:预防烧伤后21天以上愈合的创面发展成增生性瘢痕及预防瘢痕所致的关节挛缩和畸形。

②长期卧床者:预防下肢深静脉血栓的形成。

③久坐或久站工作者:预防下肢静脉曲张的发生。

(5)压力治疗的禁忌证

1)治疗部位有感染性创面

此时加压不利于创面的愈合,甚至会导致感染扩散。

2)脉管炎急性发作

加压会加重局部缺血,使症状加重,甚至造成坏死。

3)下肢深静脉血栓

加压有使血栓脱落的危险,脱落栓子可能导致肺栓塞或脑栓塞。

(6)压力治疗的原则

压力治疗的实施原则为早期应用、压力适中、持之以恒、防治并重、因人而异。

1)早期应用

压力治疗应在创面愈合后尚未形成瘢痕之前开始。有研究指出,加压治疗开始时间越早,其治疗和预防效果越好。一般10天内愈合的伤口不用进行压力治疗,10~21天愈合的伤口应进行预防性加压包扎,21天以上愈合的伤口必须进行预防性加压包扎。

> **温馨提示**
>
> ○对于不同的治疗部位或不同的患者,我们选择的治疗方式都是不同的,体现了康复治疗中以人为本、因地制宜的思想。

2)压力适中

压力治疗的理想压力为24~25 mmHg(有效压力为10~40 mmHg),接近皮肤微血管末端的压力若过大,皮肤会因缺血而发生溃疡,若过小则影响治疗效果。四肢压力可大一点,躯干及头面压力应小些。躯干压力过大会抑制肺扩张,影响呼吸;头面部压力过大会使人不适。一般压力衣最多只能达到20 mmHg左右的压力,要达到足够的压力必须用双层或加压力垫。临床上使用10%缩率的压力衣,内加9 mm厚的压力垫可取得较为理想的效果。

3)持之以恒

为保证压力治疗的效果,加压时间应足够长,每日加压时间应超过23 h。只有在洗澡或特殊治疗需要时才可解除压力,且每次解除压力的时间不应超过60 min。增生性瘢痕持续加压的时间通常为一年左右,有些瘢痕甚至需要2~3年。对于那些初次接受压力治疗的患者,其加压的时间应逐渐延长。初次穿戴压力衣的患者,治疗师应根据创面愈合情况、烧伤部位、烧伤人群及患者的耐受力,选择每2 h脱掉压力衣10~30 min。

对于烧伤的婴幼儿，每日坚持压力治疗12 h即可，以免影响患儿的生长发育，或导致加压部位畸形。

4)防治并重

防治并重即早期介入压力治疗技术，提前进行预防性加压。

5)因人而异

无论是在早期介入加压治疗的时间方面，还是压力强度和加压持续时间方面，治疗师都应根据每一位患者的自身特点和瘢痕情况，并且结合患者及其家人的意愿、需求及经济状况，选择和制订最佳的、个性化的压力治疗方案。

(7)压力治疗的不良反应及处理

1)皮肤损伤

压力衣可能对瘢痕造成摩擦，导致皮肤损伤，还可能会出现水疱及局部溃烂，尤其是新鲜瘢痕。

①预防：制作时应尽可能使压力衣大小合适，穿戴服帖，活动时不易脱落。对于容易破损及起水疱的部位，可在压力衣下加柔软的纱布，以减少压力衣和皮肤之间的摩擦。穿戴压力衣时避免剧烈活动，穿戴应到位，并随时观察局部反应。

②处理：出现皮肤破损时可在压力衣下垫纱布，以保护创面，并预防渗出物影响压力衣弹性。出现水疱后，用小号无菌注射器抽出其中液体，涂以龙甲紫。若皮肤破损严重或创面感染，则需解除压力。

2)过敏

有些人可能会对织物过敏，发生皮疹或接触性皮炎。可加一层棉纱布进行预防，过敏严重者可考虑其他方法加压。

3)瘙痒

在最初使用压力衣的1~2周，容易出现瘙痒加重的情况，可能与织物的透气不良、皮肤出汗、潮湿、化学刺激有关。

①预防：及时清理汗渍及渗出物，保持创面及皮肤清洁，不做剧烈活动，注意环境温度不能过高。

②处理：一般不需要特殊处理，瘙痒可在加压作用下减轻。严重情况(如影响休息、睡眠)咨询医生处理，在医生的指导下涂抹止痒药物。

4)肢端水肿

因近端使用压力而导致肢体远端血液回流障碍，造成远端肢体水肿，如单纯使用压力臂套可导致手部肿胀。

①预防：压力大小应适中，压力过大易影响血运。近端加压时，远端也需加压，以防止肢体远端肿胀。使用绷带加压时避免环形缠绕而选择“8”字形缠绕法。

②处理：定时检查压力衣的使用情况，如出现肢体肿胀则应调低压力，必要时需在远端加压。

5)发育障碍

发育障碍多见于使用压力治疗的婴幼儿和儿童,长时间加压会影响儿童的生长发育,如头面罩会引起下颌骨发育不良而后缩和鼻部塌陷;单独穿戴压力手套会破坏手部掌弓;压力衣会使胸廓横径受损出现桶状胸等。

①预防:配合使用压力附件以保护易变形的部位。局部需要加大压力时,尽可能利用局部使用压力垫实现,而并非增加整个肢体的压力。儿童头部压力不应过大(特别是使用下颌套时),以免下颌骨发育不良而造成“鸟面”。

②处理:使用压力支架、压力垫或矫形器保护或矫正易受损和变形的部位,如下颌、鼻部、耳部、手部等。

(8)压力治疗的注意事项

1)应用前的解释说明

治疗师应向患者详细讲解瘢痕的发生和发展过程、压力治疗的作用和效果、长期使用的原因和不使用压力治疗的可能后果。

2)定期检查和调整压力

治疗师应定期检查受压部位的反应,若出现压力过大所致的压痕或肢体远端明显肿胀,则需要适当减少压力。如压力衣因长期反复清洗而变得松弛,则需要定期进行修改和调试,以保证适当的压力。儿童生长发育速度较快,压力制品应3个月复查一次,以确保安全和保证有效,避免因压力不适导致发育障碍或变形。

3)压力治疗应配合其他治疗共同应用

压力治疗应配合矫形器、功能性活动、牵伸、手术等治疗方法共同应用。功能性主动活动对维持关节活动和提高患者治疗的积极性是十分必要的,穿戴压力衣可进行一般性ADL,但不宜进行剧烈运动,以免引起不良反应。

(9)压力治疗的选择

1)绷带加压法

①定义:绷带加压法是指使用绷带对身体表面进行加压的方法,绷带加压治疗通常在使用压力衣加压前进行。

②分类:根据使用材料和方法的不同,绷带加压法分为弹力绷带加压法、自黏绷带加压法、筒状绷带加压法及硅酮弹力绷带加压法等。

A.弹力绷带加压法。弹力绷带为含有橡筋的纤维织物,可用于早期因存在部分创面而不宜使用压力衣加压的人群,用以控制水肿,促进静脉及淋巴回流,为新愈合的创面与移植的皮肤提供保护。弹力绷带价格低廉,清洗方便,易于使用,但其压力大小难以准确控制,可能因压力过大而导致水肿,影响血液循环,引起疼痛和神经变性,也可能因压力不足达不到治疗的效果。

使用方法：a. 对肢体进行弹力绷带包扎时，应由远端向近端缠绕，均匀地做螺旋形或“8”字形包扎。近端压力不应超过远端压力，每圈之间相互重叠1/3~1/2，避免环状缠绕致使压力过大。缠绕的松紧度以绷带下刚好能放入两根手指为宜。据报道缠绕在四肢的每层弹力绷带所产生的压力为10~15 mmHg，而缠绕在胸部的弹力绷带只能达到2~5 mmHg的压力。b. 对手部进行弹力绷带包扎时，先从各指尖分别向指根缠绕，然后再缠手掌部及腕部，中间不留裸区以免造成局部肿胀，指尖部露出以便观察血运情况。

弹力绷带加压法如图2-2-1所示。

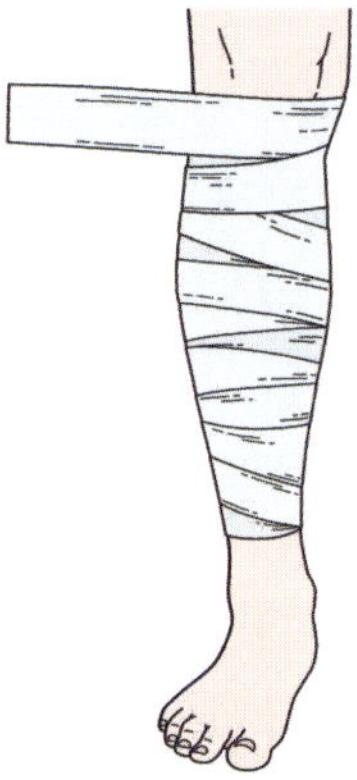

图2-2-1　弹力绷带加压法

B. 自黏绷带加压法。自黏绷带是一种由纯棉或弹性无纺布喷涂天然橡胶复合而成的弹性绷带，主要供临床外固定及包扎时使用。自黏绷带加压法可用于皮肤表面不能耐受较大压力的脆弱组织，常用于手部、足部和四肢早期伤口愈合过程中的预防性加压。该方法能够有效控制水肿、提供血管支持和抑制瘢痕增生。对于2岁以下儿童的手部和足部，自黏绷带加压法能够提供安全有效的压力。

使用方法：与弹力绷带加压法基本相同。以手为例，由指尖方向至指根缠绕，然后再缠手掌部及腕部，每圈之间相互重叠1/3~1/2，中间不能留裸区以免造成局部肿胀。指（趾）尖部应露出，以便观察血运情况。

C. 筒状绷带加压法。筒状绷带为长筒状，有各种规格，可直接剪下使用。根据选择尺寸不同，压力分为低压力（5~10 mmHg）、中等压力（10~20 mmHg）和高压力（20~30 mmHg）。常用于可承受一定压力的伤口和创面，临床上应用于弹力绷带和压力衣之间的过渡时期，尤其适合3岁以下生长发育迅速的儿童。筒状绷带具有使用简便、尺寸易于选择等优点，可以单层或双层绷带使用，亦可以配合压力垫使用，可以为相对独立的小面积瘢痕组织提供较好的压力。

D. 硅酮弹力绷带加压法。硅酮弹力绷带加压法和压力衣加压法是目前公认的预防和治疗烧伤后增生性瘢痕的有效方法，且可将两者结合使用。现已有硅酮弹力绷带的成品在市面上销售，使用起来更加方便。国

注意事项

绷带缠绕应松紧适宜，压力均匀，近端压力不应高于远端；及时更换及清洗绷带以保证需要的压力，一般绷带使用4 h内应重新缠绕或更换；注意观察肢体血运情况，避免压力过大影响肢体血液循环。

注意事项

使用自黏绷带时，每4~6 h需更换一次。缠绕时注意力度，避免用力牵拉绷带导致压力过大。开放性伤口和初愈创面使用绷带时，内层需敷一层油性薄纱布，以减轻对新生皮肤组织的损伤。

内有学者报道，将压力衣与硅酮凝胶合用，较二者任何一种单独使用的疗效更佳，且疗程明显缩短，对不宜长期使用加压治疗者更显其优越性，然而国外的研究未提供两者结合使用优于单一疗法的循证依据。临床实践中，治疗师可根据烧伤后瘢痕增生的性质与部位，选择两者结合使用或单一治疗方法。

2)压力衣加压法

①定义：压力衣加压法是利用压力服饰进行加压的方法，包括量身定做压力衣加压法、成品压力衣加压法、智能压力衣加压法等（本任务重点介绍量身定做压力衣）。

②压力衣种类

量身定做压力衣指利用有一定弹力和张力的尼龙类织物，根据患者需加压的位置和肢体形态，通过准确测量和计算制成压力衣。压力衣包括压力头面罩、压力上衣、压力臂套、压力手套、压力裤、压力腿套、压力袜。

A.压力头面罩，适用于头面部及下颌部烧伤或其他原因所致瘢痕的患者，由左右两片缝合而成，可对头面部提供有效的压力。其测量及画纸样比较复杂但容易缝制。应注意开始穿戴时间不宜过长，可从每天8 h开始，逐渐增加至12 h直至24 h。如需留出眼、口、鼻位置则可在相应位置裁出，注意开口尺寸应小于实际尺寸。还需配合压力垫及支架使用以增加加压效果并预防面部畸形。压力头面罩套如图2-2-2所示。

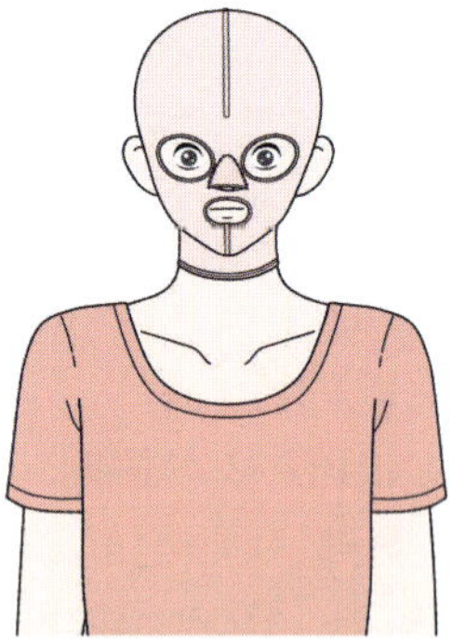

图2-2-2 压力头面罩

B.压力上衣，适用于躯干烧伤，常见于全身大面积烧伤患者，分为压力上衣和压力背心。压力上衣是由前后两片和袖子组成，其测量和画图相对复杂但缝制简单，腋部和腹部的瘢痕通常较难控制。腋部瘢痕增生通常需要配合“8”字带固定加压；由于腹部脂肪组织丰富且腹腔内脏器在加压后会有移位，故腹部瘢痕加压可配合使用瘢痕贴。用于肩部瘢痕时衣服拉链应有足够长度以保证肩部有足够的压力。压力上衣如图2-2-3所示。

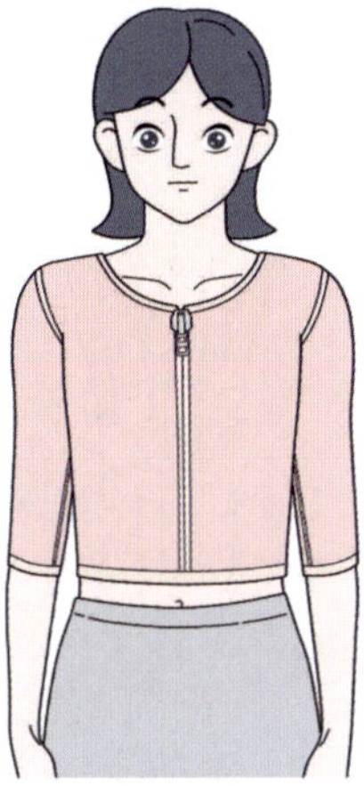

图2-2-3　压力上衣

C.压力臂套,包括上臂套、前臂套和上肢套(又名全臂套),适用于上肢烧伤、手术或其他原因所致瘢痕的患者,以及乳腺癌手术后淋巴回流障碍、中枢或外周神经损伤、骨折后导致的上肢水肿、上肢截肢后残端塑形的患者。压力臂套由两片组成,制作容易,穿戴方便,压力易于控制。单独穿戴压力臂套会导致手部肿胀,如需较大压力,则应与压力手套同时应用以预防手部肿胀。

D.压力手套,适用于各种原因所致手部瘢痕及水肿。压力手套由手背、手掌、拇指及手指侧面的贴片组成,易于测量及画纸样,但缝制困难。需要注意为方便穿戴,最好加拉链,且拉链最好放于手掌尺侧以减少对手部活动的影响,指尖暴露以便观察血运情况,尤其注意指蹼及虎口等易发生瘢痕增生和挛缩部位的加压,并配合压力垫和外部橡皮筋使用。压力手套如图2-2-4所示。

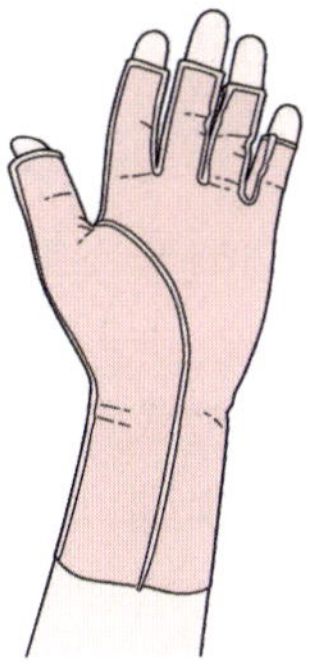

图2-2-4　压力手套

E.压力裤,适用于各种原因所致臀部、会阴部及下肢瘢痕及控制下肢肿胀。压力裤由两个前片和两个后片缝合而成,制作相对简单。应注意会阴部需配合压力垫使用且外加橡皮筋以保证有效的压力。臀部应根据体形进行适当调整,尤其是女性,避免压力导致臀部下垂。压力裤如图2-2-5所示。

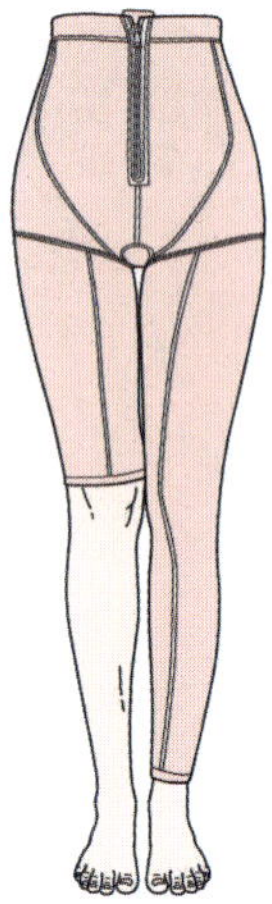

图2-2-5 压力裤

F.压力腿套,包括大腿套、小腿套(图2-2-6)和全腿套,适用于烧伤、外伤或手术所致下肢瘢痕、下肢肿胀、下肢静脉曲张的预防和治疗、下肢截肢残端塑形、下肢深静脉血栓的预防。压力腿套由两片组成,制作容易,使用方便,压力易于控制,加压效果好。需要注意的是膝关节处应使用压力垫和外部橡皮筋以保证有效的压力。大腿部分应有足够的长度以防止步行时压力腿套下滑。如压力较大,远处亦应加压。

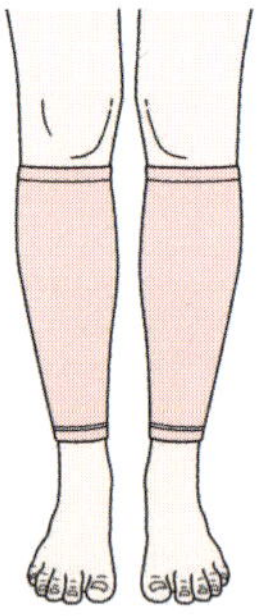

图2-2-6 压力腿套

G.压力袜,适用于烧伤、外伤后手术所致小腿下部、足踝部瘢痕、足部肿胀、下肢静脉曲张的预防和治疗、下肢深静脉血栓的预防。压力袜由左右2片或足底部、前部和后部3片组成,测量及缝制容易,但画纸样较为复杂。需要注意由于足踝部形状不规则,患者在穿戴压力袜时,应配合使用压力垫,以减少内外踝的局部压力,增加踝关节凹陷部位的压力。

3)压力垫加压法

在进行压力治疗时往往需要配合使用一些附件以保证加压效果,同时尽量减少压力治疗的不良反应,例如为预防因加压导致的畸形而使用支架进行保护。常用的压力治疗附件包括压力垫、橡皮筋和支架等。

①压力垫的定义:指置于压力衣或弹力绷带与皮肤表面之间,以改变瘢痕表面的曲度或填充凹陷部位,分散表面凸起部位压力的物品。常用的材料包括海绵、泡沫、塑性胶、合成树脂、合成橡胶、热塑板等。

②压力垫的分类：上肢压力垫，包括臂部压力垫、肘部压力垫、腕部压力垫、手部压力垫。手部压力垫，包括手背部压力垫、手掌部压力垫、指蹼部压力垫、虎口部压力垫。下肢压力垫，包括腿部压力垫、膝部压力垫、踝部压力垫、足部压力垫，其中膝部压力垫最为常用。足部压力垫，包括足背压力垫、足跟压力垫和趾蹼及足趾压力垫。躯干压力垫，包括胸部压力垫、腹部压力垫、背部压力垫、腋部压力垫、臀部压力垫。头面部压力垫，包括面部压力垫、鼻部压力垫、下颌部压力垫、耳部压力垫、压力面罩、颈部压力垫。足部压力垫如图2-2-7所示。

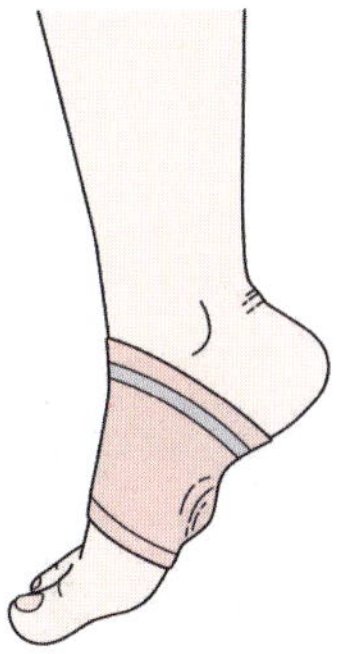

图2-2-7　足部压力垫

③压力垫的种类：包括海绵压力垫、塑料海绵压力垫、硅酮凝胶压力垫、瘢痕贴压力垫、智能压力垫，每一种的特点与作用均不相同。

4)压力支架加压法

①压力支架的定义

压力支架是用硬的热塑材料或其他材料制成的支托架，置于压力衣里面或外面，用于保护身体的正常形态，预防因使用压力衣所致的畸形。支架常用于保护面部、耳朵、鼻部、颈部等受压易变形的部位，防止畸形的发生或影响正常的功能。

②压力支架的作用

A.保护作用。利用支架对肢体保护、稳定、支持，保护肢体的正常形态；能部分或完全免除组织的承重；预防因压力作用而使需要保护部位发生畸形或影响正常功能。

B.矫正作用。利用三点力作用原理矫正组织已出现的畸形，也可以利用支架的限制、扩张，预防潜在畸形的发生和发展。

C.局部加压。利用压力垫及支架对凹陷部位填充，可达到更好的加压效果。

③压力支架的分类

A.鼻部工字架，用于面部烧伤后瘢痕增生，穿戴在压力面罩里面，贴附于皮肤，用以保护鼻部，避免因局部压力过大而塌陷。

B.耳部支架，用于耳部烧烫伤后瘢痕增生，穿戴在压力全面罩里面，用以防止耳部变形和避免耳廓黏连于头部。

C.下颌部支架，用于面部烧伤后增生性瘢痕，穿戴在压力全面罩或下颌套里面，用以保护下颌部，避免因局部压力过大而变形。

D.口部支架，用于口周部烧伤后增生性瘢痕，用以预防和治疗因瘢痕挛缩导致的小口畸形，通常有两种形式的口部支架，一种为可调节型，另一种为口型。

E.面部支架，包括两种类型，一种为透明压力面罩，属于特殊加压方法，常用于预防和治疗面部增生性瘢痕。另一种为低温热塑压力面罩，此种面罩由低温热塑板材加热后在患者面部进行塑形制作而成，其制作方法较为简便，不需要高温取形，但美观性欠佳。

F.手部支架，烧伤后手部长期穿戴压力手套会导致掌弓变形，手部支架常用于保护掌弓，避免压力治疗影响手部的功能活动，常穿戴在压力手套里面。

下颌—颈部支架如图2-2-8所示。

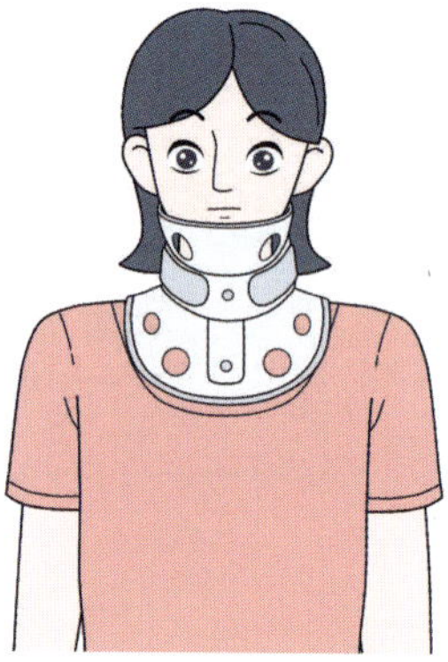

图2-2-8　下颌—颈部支架

2.技能操作

(1)操作准备

在沟通评估前，需要做好必要的准备，见表2-2-1。

表2-2-1　操作准备(压力治疗)

准备项目	具体要求	备注
环境准备	室内整洁，光线柔和，温湿度适宜，关闭门窗，必要时用屏风进行遮挡	
物品准备	记录单、笔	
治疗师准备	着装整洁，无戒指，无长指甲，戴口罩	

(2)沟通评估

在进行压力治疗前，需要先与患者沟通，收集评估信息，选择合适的压力治疗方案，详见表2-2-2。

表 2-2-2　压力治疗前的沟通评估

基本情况	评估内容		压力治疗方案
刘某(女),65岁,在工作中被喷出的火焰烧伤左耳部及双手双腕等多部位,急送医院就诊,诊断为65%I~II度烧伤,未行植皮治疗。目前患者多处疤痕,用力后有部分疤痕表面有水疱,双手肿胀被新生皮肤及疤痕覆盖,双手掌心及五指掌侧有瘢痕、硬质,影响手指屈伸	精神状况	精神认知状况是否良好: 是□ 否□ 能否配合治疗:是□ 否□	□绷带加压法 □压力衣加压法 □压力垫 □压力支架
	治疗部位皮肤状况	皮肤是否完好:是□ 否□ 皮肤溃疡:是□ 否□ 压疮:是□ 否□	
	治疗部位血管状况	脉管炎:是□ 否□ 下肢深静脉血栓:是□ 否□	
	其他禁忌证	是□ 否□	

温馨提示

○在与患者进行沟通评估时,要耐心交流,态度和善,询问细心,评估细致。必要时可向患者家属了解相关情况。

(二)压力衣、压力垫及压力支架的制作

1.知识学习

(1)压力衣的制作

压力衣的制作步骤包括测量、计算和画图、裁剪、缝制、试穿、测压和调整、交付使用、随访。

1)测量

用软尺准确测量瘢痕部位的肢体周径和压力衣覆盖部位的长、宽等。测量长度时两手握住软尺两端将软尺拉直即可,测量周径时软尺不能太松或者太紧,用记号笔在测量部位做出相应的标记。以长轴肢体前臂为例,需要测量两种数据:即前臂的长度和围度。从腕横纹开始测量,腕横纹纵坐标为0,从腕横纹往肘关节方向每隔5 cm测量一个围度直至所需长度。特定部位不一定相隔5 cm,但要记录下纵轴的距离。儿童压力衣测量时,相隔的距离可以在3 cm左右。如果想把压力控制得较均匀,测量间隔越密越好,但制作比较麻烦。不同部位测量方法不同,一般标志性或特殊部位如关节处、肌肉丰满处均需测量和记录,无特殊部位(如前臂)则需每5 cm测量一组数据以确保压力衣的适合度。需要注意瘢痕都应被压力衣覆盖,至少超过瘢痕边缘5 cm;如果设计的压力衣长度刚好到达关节位,一般要超过关节10 cm。

2)计算和画图

根据所需压力衣的样式与压力大小,计算出压力材料所需的尺寸,并画出纸样(图纸)。临床上压力衣的尺寸通常通过控制缩率来实现,缩率为实测尺寸和所需尺寸之差与所需尺寸的比值,缩率(n%)计算公式为:$n\%=(L_1-L)/L$(L_1为实际测得的长度,L为裁剪时所采用的长度),由此可得出压

力衣所需实际尺寸的计算公式，即：$L=L_1/(1+n\%)$。

比如上臂套中某一点测得上臂周径为33.0 cm，拟采用缩率为10%的压力，则压力布的尺寸为$L=L_1/(1+n\%)=33.0/(1+10\%)=30$ cm，因前臂套分两片组成，则每片尺寸为15 cm。常用缩率的选择与临床应用见表2-2-3。在计算需要的布料尺寸时，应考虑边距的尺寸，初学者因缝制技术欠佳应多留些余地，边距大概需3~5 mm，而熟手治疗师则可控制在2~3 mm。

若瘢痕位于关节附近或髋关节，压力衣应延伸过关节达到足够长度，这样既不妨碍关节的运动，又不致压力衣滑脱。

表2-2-3 常用缩率的选择与临床应用

采用的缩率	产生的实际压力	适用范围
0%~5%	非常低的压力	适用于婴儿
5%~10%	低压力	适用于儿童
15%~20%	中等压力	适用于成人
15%(双层)	高压力	适用于活跃、增生的瘢痕

3)裁剪

将画好的纸样裁剪后固定于压力布上，按纸样尺寸裁出布料。在压力布上画图及裁剪布料时注意避免牵拉布料，以确保尺寸的准确性，同时布料弹力的方向应与所加压部位的长轴垂直。

4)缝制

材料取舍适当后，紧接着是缝制和锁边，根据技术熟练程度和单位条件可选择使用家用缝纫机、电动缝纫机或工业用电动缝纫机、锁边机等。缝制时注意针距、边距均匀合理，尤其是转角处和转弯处。需要注意在缝制过程中，应避免产生较多的接缝，另外，在特定的区域加双层及使用尼龙搭扣固定等方法可降低压力衣的牵拉能力。若皮肤对合成的弹力纤维材料过敏而不能穿戴时，应考虑换用其他方法。

5)试穿、测压和调整

压力衣制作完成后，应让患者试穿，检查是否合身及压力是否足够，若达不到理想压力则需进行调整。如需了解精确压力(如科研)，则要用专门仪器进行测量，再根据结果进行调整，如采用加用压力垫、收紧或放松，试穿时应询问受试者有无受压感，观察压力衣是否影响关节活动及局部皮肤组织的血运情况，调整好后应教会患者正确穿戴方法。

6)交付使用

患者学会自行穿戴后可将压力衣交付患者使用，并教会患者使用及保养方法和注意事项。

使用注意事项如下：

①伤口未愈合或皮肤破损有渗出者，在穿压力衣之前，应用敷料覆盖，避免弄脏压力衣。

②为了避免瘢痕瘙痒和搔抓后引起皮肤破损等问题，穿压力衣之前可用油膏和止痒霜剂、洗剂擦洗。

③极个别患者在穿戴压力衣期间会起水疱，特别是新愈合的伤口或髋关节区域，可通过放置衬垫材料进行预防。如果出现了水疱，应保持干净并用非黏性无菌垫盖住。压力衣只有在伤口破损过大或感染时才停止使用，否则应持续穿戴。

④在洗澡和涂润肤油时，可脱掉压力衣，但应在0.5 h内穿回。

⑤每个患者配给2~3套压力衣，每日替换、清洗。

⑥穿脱时避免过度拉紧压力衣，可先在手或脚上套上塑料袋，然后再穿戴上肢部分或下肢部分。

保养注意事项如下：

①压力衣应每日清洗以保证足够的压力。

②清洗前最好浸泡1 h，然后清洗。

③压力衣应采用中性肥皂液于温水中洗涤、漂净，轻轻挤去水分，忌过分拧绞。

④不可机洗，如必须用洗衣机洗涤时，应将压力衣装于麻织袋内，避免损坏压力衣。

⑤压力衣应于室温下自然风干，切勿用熨斗熨干或直接暴晒于日光下。

⑥压力衣晾干时应平放而不要挂起。

⑦定期复诊，检查压力衣的压力与治疗效果，当压力衣变松时，应及时进行压力衣收紧处理或更换新的压力衣。

7）随访

压力衣交给患者后应定期随访，时间应根据患者情况确定，开始使用时应至少每两周随访一次，瘢痕稳定后可1个月随访一次，对于静脉曲张和淋巴回流障碍者可1~3个月回访并重新制作压力衣。

（2）压力垫的制作

1）压力垫制作原理

按照Laplace原理（图2-2-9），压力与曲率有关。在张力一定的情况下（不同弹力纤维其张力是恒定的），曲率越大，压力越高。人体大致分为球状体（例如头部、臀部、乳房）与柱状体（例如四肢、躯干）两种，但人体表面并非标准的几何体，因此需要使用压力垫来改变局部的曲率，以增加或减小局部的压力。

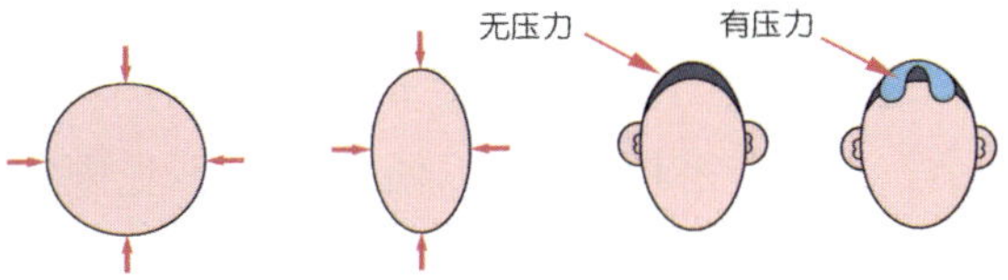

图2-2-9　Laplace原理

> **温馨提示**
>
> ○压力衣的制作要求作业治疗师不仅要掌握医学知识，还要掌握数学、物理的相关知识，这就要求同学们培养多元科研思维，培育思辨能力，提高分析解决问题能力。

2)压力垫制作设备与工具

①电熨斗,用于压力垫的加温塑形,通常控制熨斗温度为40~50 ℃,若温度高于60 ℃会导致压力垫变形。

②热风枪,用于压力垫局部加工和修改时加热,一般设置有强、中、弱3种风速可选择。

③裁剪工具,如手术剪、缝纫剪、刻刀等。

④画图工具,包括软尺、记号笔、纸、透明塑料。

3)压力垫制作步骤

临床上塑料海绵压力垫的应用最为广泛,因此以塑料海绵压力垫的制作步骤为例,阐述压力垫的制作方法。

①设计。根据需要加压的部位、形状、瘢痕的范围和需要施加压力的大小,确定所需压力垫的类型、材料、形状和厚度等。

②画图。用透明塑料覆盖于瘢痕之上,画出瘢痕的形状以确定压力垫的大小和形状。为确保压力施加于整个瘢痕区域,画纸样时注意压力垫应超出瘢痕边缘3~5 cm。

③取材。将确定好的形状画于压力垫材料上。

④成形。通过加热塑形或打磨制作出所需要的压力垫形状。

⑤调整。修整压力垫的边缘,如果压力垫用于关节部位,则需要在表面用刀割出缺口以保证关节的正常活动。

⑥试用。做好后放于所需要部位,在压力衣下试用10~15 min,观察压力是否符合需要及有无不适。

⑦交付使用。患者若无不适,则在教会其使用方法和注意事项后即可交付使用。

4)压力垫使用注意事项

①压力垫的尺寸。压力垫必须完整覆盖整个瘢痕表面。对于较大面积的瘢痕区,使用整块压力垫(但对于过大面积,不建议使用大块压力垫,因为大块压力垫改变曲率作用不大,达不到局部加压效果);对于相隔较远的散在瘢痕,可使用碎片压力垫;对于增生性瘢痕,应覆盖住瘢痕边缘外3~4 cm;对于瘢痕疙瘩,为了避免向外生长应覆盖住瘢痕边缘外5~6 cm。

②凸、凹面问题。对于凸面,曲率半径很小的骨性突起部位应避免太多的压力,如尺、桡骨茎突。对于凹面应将其充填并确保压力垫完整与瘢痕接触。按常规在其顶部建起垫子,使瘢痕真正受压。

③适合度与韧度。快速反应、关节附近、活动较多部位的增生性瘢痕,应选择柔软的适合度高的材料,对于远离运动区的瘢痕疙瘩应选择质韧材料。

④动力因素。髋关节的压力垫不应妨碍关节活动,如在肘关节屈侧放置压力垫,应剪一个“V”字形切口,以便屈肘时不受限制;在伸侧应垂直剪开,以便伸肘时活动不受限。

⑤边缘斜度。采用斜度不同的边缘对瘢痕加压的效果不同。边缘斜

度小的边缘处压力最大，适用于压力衣开口处；边缘斜度大的压力垫下压力是均匀的。

⑥固定。常用的固定方法有尼龙搭扣、扣带、外用弹力带等。如背部可用尼龙搭扣固定，经常活动的关节周围可用扣带或弹性绷带固定，也可根据患者的喜好及接受水平决定。

5)压力垫维护与保养方法

①保持干净。保持压力垫干燥、清洁，保持局部卫生。

②定时清洗。压力垫一般应每日清洗，夏季出汗较多时，可以每2 h清洗一次，并配备两个压力垫进行替换。使用清水或肥皂水清洗，避免使用高浓度洗涤剂，避免接触化学物品，防止变性及老化。清洗后自然风干或者用抹布擦干即可使用。

③避免高温。一般超过50 ℃的温度就会导致压力垫变形，超过60 ℃会导致压力垫变形，因此不要把压力垫在高温下暴晒或烘烤，避免将压力垫置于发热的物品周围。

④防挤压。暂不使用压力垫时，应将其放在不受压的地方，防止因重物挤压导致压力垫变形；防止尖锐物品与压力垫接触，以免压力垫损坏。

⑤防拉扯。穿戴过程中避免用力拉扯压力垫，以免压力垫变形。

(3)压力支架的制作

1)压力支架制作材料

①低温热塑板材。面部与手部支架常选用厚度为1.6 mm、孔眼密度为5%~15%的板材。

②金属部分制作材料。常用于小口畸形的患者，使用铁丝制作小口撑开器。

③衬垫。常用于下颌部支架，置于皮肤与支架中间，增加舒适度。

④魔术贴。常用于手部掌弓部位的支架，置于支架与压力手套之间，用于防止因手部活动引起支架的移位。

2)压力支架制作步骤

①设计。根据需要支架的部位、形状，确定所需支架的类型、材料、形状、大小等。

②画图。在确定要制作的具体支架后，用透明塑料覆盖于部位之上，绘制出支架的轮廓形状。

③取材。将确定好的纸样画于制作材料上并按照画好的轮廓剪下板材。

④成形。将裁剪好的板材放入60~70 ℃的恒温水箱中，待材料充分软化后取出，平整地放于毛巾上，用毛巾吸干水分，操作者试温后置于患者治疗部位进行塑形。

⑤调整。当支架的基本形态完成后，对边缘进行处理、修整，以使其光滑，通常可稍加热后用手指鱼际处抹平即可。

⑥试用。做好后放于压力衣下试穿10~15 min，观察支架是否符合需

要及患者有无不适。

⑦交付使用。如无不适，治疗师需教会患者使用方法和注意事项，然后交付使用。

3）压力支架维护与保养

①保持干净。保持支架干燥、清洁。

②正确清洗。使用冷的清水或肥皂水冲洗，用擦布擦干即可。避免使用高浓度洗涤剂，避免接触化学物品，防止变性及老化。

③避免高温。一般温度超过50 ℃即会导致支架变形，不要把支架放在高温下暴晒或烘烤，避免将支架置于发热的物品周围。

④防压防损。暂不使用支架时，应将其放在安全的地方，避免重物的挤压，防止支架变形；避免支架接触到锐器，防止支架破损。

2.技能操作

（1）操作准备

在制作压力衣、压力垫及压力支架前，需要做好必要的准备，见表2-2-4。

表2-2-4　制作压力衣、压力垫及压力支架前的操作准备

准备项目	具体要求	
环境准备	室内整洁，光线柔和，温湿度适宜，关闭门窗，必要时用屏风进行遮挡	
用物准备	□压力衣	纸、笔、软尺、直尺、蛇形尺、剪刀、裁纸刀、剪线刀、各种材质的压力布、缝纫机、锁边机、床、电熨斗、热风枪、手术剪、缝纫剪、刻刀、拉链、弹性线、魔术贴、海绵等
	□压力垫	纸、笔、软尺、直尺、蛇形尺、剪刀、裁纸刀、剪线刀、缝纫机、锁边机、床、电熨斗、热风枪、手术剪、缝纫剪、刻刀、透明塑料、压力布、弹性线、魔术贴、海绵、塑胶海绵、硅酮凝胶、硅酮啫喱、透明塑料、弹力带、胶水等
	□压力支架	低温热塑板材、魔术贴、螺丝、钢丝、恒温水箱、钳、热风枪、纸、笔、软尺、直尺、蛇形尺、剪刀、裁纸刀、剪线刀、手术剪、缝纫剪、刻刀、弹性线、魔术贴、弹力带、胶水等
治疗师准备	着装整洁，无戒指，无长指甲，戴口罩	

（2）操作记录

根据压力衣、压力垫及压力支架的制作流程实施训练，将操作记录填写在表2-2-5中。

表 2-2-5　压力衣、压力垫及压力支架制作操作记录表

类别	操作记录
□压力衣 □压力垫 □压力支架	

检查评估

作业治疗师根据表 2-2-6 中的检查项目进行自我检查，并将检查结果和自我点评记录在表中。

表 2-2-6　压力治疗检查记录表（作业治疗师自查）

序号	检查项目	检查结果	自我点评
1	是否询问患者的基本信息	是□　否□	
2	是否对患者功能状态进行评估	是□　否□	
3	是否明确患者需要解决的问题	是□　否□	
4	是否按照标准步骤进行操作	是□　否□	
5	是否完成操作记录	是□　否□	

患者根据表 2-2-7 中的检查项目对作业治疗师的服务情况进行检查，并将检查结果和结果点评记录在表中。

表 2-2-7　压力治疗检查记录表（患者点评）

序号	检查项目	检查结果	结果点评
1	治疗前是否讲明操作目的	是□　否□	
2	是否询问有无不舒服的感觉	是□　否□	
3	服务态度是否和蔼，语言是否亲切	是□　否□	
4	是否协助调整操作姿势	是□　否□	
5	操作姿势调整是否舒适、稳定	是□　否□	

教师根据表 2-2-8 中的检查项目对作业治疗师的任务完成情况进行检查，并将检查结果和结果点评记录在表中。

表2-2-8 压力治疗检查记录表(教师点评)

检查项目		检查结果	结果点评
绷带加压法	是否能完成弹力绷带加压法	是□ 否□	
	是否能完成自黏绷带加压法	是□ 否□	
	是否能完成筒状绷带加压法	是□ 否□	
	是否能完成硅酮弹力绷带加压法	是□ 否□	
压力衣制作	是否能完成压力衣的测量	是□ 否□	
	是否能完成压力衣的计算	是□ 否□	
	是否能完成压力衣的画图	是□ 否□	
	是否能完成压力衣的裁剪	是□ 否□	
	是否能完成压力衣的缝制	是□ 否□	
	是否能完成压力衣的调整和试穿	是□ 否□	
	是否能完成患者的随访	是□ 否□	
压力垫制作	是否能完成压力垫的设计	是□ 否□	
	是否能完成压力垫的画图	是□ 否□	
	是否能完成压力垫的取材	是□ 否□	
	是否能完成压力垫的成形	是□ 否□	
	是否能完成压力垫的调整	是□ 否□	
	是否能完成压力垫的使用	是□ 否□	

任务小结

- 压力治疗
  - 压力治疗概述
    - 压力治疗的定义
    - 压力治疗的作用
    - 压力治疗的作用机制
    - 压力治疗的适应证
    - 压力治疗的禁忌证
    - 压力治疗的原则
    - 压力治疗的不良反应及处理
    - 压力治疗的注意事项
    - 压力治疗的选择
      - 绷带加压法
      - 压力衣加压法
      - 压力垫加压法
      - 压力支架加压法
  - 压力衣、压力垫及压力支架的制作
    - 压力衣的制作
    - 压力垫的制作
    - 压力支架的制作

情境三
辅助技术

情境介绍

本情境包括辅助器具的选择和辅助技术服务两项任务。

辅助器具的选择任务涵盖了常用辅助器具认知、助行器认知等内容；辅助技术服务任务涵盖了辅助技术对象选择、辅助技术评定、辅助技术方案制订等内容。

情境目标

- 能根据患者的临床表现和辅助器具的适用范围，完成辅助器具的选用。
- 能根据辅助器具规范化操作方法，完成辅助器具的操作使用。
- 能根据辅助技术及辅助技术服务的基础知识，识别常用的辅助器具、助行器、矫形器。
- 能根据辅助技术服务的操作流程，提供辅助技术服务。

任务一 辅助器具的选择

任务二 辅助技术服务

教学资源

任务一 辅助器具的选择

任务导入

场景：某地三甲康复医院

人物：患者李先生、康复治疗师小王

情节：脑卒中患者李先生，46岁，右脑基底节区出血恢复期转到康复科进行了一段时间的康复训练，近期准备出院，运动功能存在障碍，上肢处于Brunnstrom分期Ⅵ期，手处于Brunnstrom分期Ⅱ期，下肢处于Brunnstrom分期Ⅲ期，患者想要根据自己的情况选用合适的辅助器具。如果你是小王，请思考：李先生需要选用何种辅助器具，如何进行操作使用？

任务目标

- 能根据辅助器具的基础知识，完成辅助器具的辨识。
- 能根据辅助器具规范化操作方法，完成辅助器具的操作使用。
- 能根据患者的临床表现和辅助器具的适用范围，完成辅助器具的选用。

任务实施

（一）常用辅助器具认知

1.知识学习

（1）辅助器具的定义

辅助器具（Assistive Technology Device，ATD）是指能够有效预防、补偿、减轻或抵消因残疾造成的身体功能减弱或丧失的产品、机械、设备或技术系统。2001年世界卫生大会对辅助产品技术的定义为“改善残疾人功能状况而采用适配的或专门设计的产品、器具、设备或技术”。

(2)辅助器具的分类

1)按辅助器具的使用功能分类

目前,我国残疾人辅助器具分类的最新标准为《康复辅助器具 分类和术语》(GB/T 16432-2016),该标准对残疾人辅助器具产品类别的划分和术语定义进行了统一,将残疾人辅助器具分为12个主类、130个次类、794个支类共3个层次,为辅助器具系统发展提供了基本框架。12个主类分别是:

①个人医疗辅助器具:分18个次类。

②技能训练辅助器具:分10个次类。

③矫形器和假肢:分9个次类。

④个人生活自理和防护辅助器具:分18个次类。

⑤个人移动辅助器具:分16个次类。

⑥家务辅助器具:分5个次类。

⑦家庭和其他场所使用的家具及其适配件:分12个次类。

⑧沟通和信息辅助器具:分13个次类。

⑨操作物体和器具的辅助器具:分8个次类。

⑩用于环境改善和评估的辅助器具:分2个次类。

⑪就业和职业培训辅助器具:分9个次类。

⑫休闲娱乐辅助器具:分10个次类。

该分类方法使用方便,每一类辅助器具都有自己唯一的数字代码。此种分类通过代码就能反映出各种辅助器具在功能上的联系和区别,有利于统计和管理。

2)按辅助器具的使用环境分类

不同的辅助器具用于不同的环境。世界卫生组织(WHO)提出的分类标准——《国际功能、残疾和健康分类》(International Classification of Functioning, Disability and Health,简称ICF系统)按照使用环境将辅助器具分为以下几类:

①日常生活用辅助器具。

②移动和运输用辅助器具。

③交流用辅助器具。

④教育用辅助器具。

⑤就业用辅助器具。

⑥文体及娱乐用辅助器具。

⑦宗教和精神活动实践用辅助器具。

⑧私人和公共建筑物用辅助器具。

该分类方法的优点是使用方便,针对性强,在康复医师书写辅助器具处方时很实用。该分类方法的缺点是比较笼统,不能反映辅助器具的本质区别，如有些辅助器具可在多个环境下使用，并不是唯一使用环境。

3)按辅助器具的使用人群分类

根据《中华人民共和国残疾人保障法》，我国有六类残疾人，加上部分有需要的老年人，分别需要不同的辅助器具，具体分类如下：

①视力残疾辅助器具，如注视器、盲杖、盲人智能阅读机、导盲器等。

②听力残疾辅助器具，如助听器、电脑沟通板、文字转换器、语音转换器等。

③言语残疾辅助器具，如语言训练器具、绘画交流用具等。

④智力残疾辅助器具，如认知图片、认知玩具等。

⑤精神残疾辅助器具，如手工作业辅助器具、感觉统合辅助器具、卫星定位监护系统等。

⑥肢体残疾辅助器具，如假肢、矫形器、轮椅助行器等。

⑦老年人辅助器具，如穿衣钩、纽扣器等。

这种分类方法虽然使用方便，但是不能反映出辅助器具的本质区别，如许多康复训练器材属于通用辅助器具，并不局限于上述某类人群使用。

(3)常用的辅助器具

辅助器具涉及患者的起居、洗漱、进食、行动、如厕、家务、交流等生活的各个方面，是发挥患者潜能，达到生活自理的依靠，是回归社会的桥梁和实现全面康复的工具。因功能障碍的性质和程度不同，往往需要不同的辅助器具，常用的辅助器具及适用人群见表3-1-1。

表3-1-1 常用的辅助器具及适用人群

类别	辅助器具名称	常用辅助器具	功能	适用人群
BADL常用辅助器具	穿衣辅助器具	穿衣钩	穿衣钩的牵引实现穿衣功能	身体活动受限(关节活动度减小、肌力下降)患者，如偏瘫和截瘫患者
		纽扣器	插入纽扣孔，钩住纽扣并旋出	手部精细功能障碍患者，如四肢瘫或偏瘫患者
		穿袜器	通过向上拉动穿袜器两侧的带子实现穿袜功能	躯干活动障碍患者、手部精细功能障碍患者、肢体协调障碍患者
		鞋拔	辅助穿鞋，一步到位，不必解鞋带或用手提，也不会把鞋子后面踩坏	平衡功能障碍患者、躯干或四肢活动受限患者
		魔术贴	代替开衫的纽扣或鞋子的鞋带	手指功能障碍患者

续表

类别	辅助器具名称	常用辅助器具	功能	适用人群
BADL常用辅助器具	进食辅助器具	改装筷子	两根筷子间装有弹簧片，松手后由弹簧的张力而自动分离	仅能完成抓握而不能主动伸指的偏瘫或高位截瘫患者
		改装勺子	粗柄、带C形夹、不同角度餐勺柄，协助自行用餐	手部无抓握功能的截瘫、脑瘫、类风湿性关节炎患者
		防洒碗	碗底部有吸盘，放于承托物表面，碗更稳定，不易脱落	手功能障碍或单手操作患者
		自动喂食器	辅助患者进食	手功能严重障碍而无法用手或上肢进食的患者
	如厕辅助器具	坐便器	解决二便	平衡功能障碍、下肢无力或关节活动受限患者及体力低下者
		加高坐便器	在坐便器上安装加高垫	坐轮椅转移或下肢关节活动受限患者
		扶手	协助患者保持平衡	平衡功能障碍患者及步行障碍患者
		厕纸夹	辅助患者取厕纸清洁会阴部	上肢关节活动受限患者
	洗浴辅助器具	洗澡椅	协助患者完成洗澡	平衡协调功能障碍、下肢无力或关节活动受限及体力低下患者
		洗澡刷		单手患者，如偏瘫患者
		带套环的洗澡巾		上肢关节活动受限患者或手功能障碍患者
		洗澡手套		手功能障碍患者

续表

类别	辅助器具名称	常用辅助器具	功能	适用人群
BADL常用辅助器具	个人卫生辅助器具	剪指甲辅助器具	加强自身稳定性，易于操作	偏瘫、截肢、手外伤等手功能障碍患者
		改装牙刷	粗柄易抓握	
		改装梳子	带C形夹的梳子可辅助手部无抓握能力者完成梳理动作	
	转换辅助器具	水平移位机	协助转移	转移困难者的搬运，尤其是肥胖患者
		垂直移位机		患者进行上下转移，如移至浴缸或水疗池等
		转移板		转移存在部分上肢功能而支撑力不足的患者
IADL常用辅助器具	书写、阅读、交流辅助器具	书写辅助器具	掌套置于手掌部，调整笔的角度，取得最佳的书写位置	手抓握或抓捏能力障碍患者
		翻书器	增加摩擦力	手功能障碍患者
		打电话辅助器具	协助打电话	手不能握听筒而上肢存在部分功能的患者
		电脑输入辅助器具	协助电脑输入	手指输入困难的患者
		沟通板	协助沟通	认知障碍或言语表达障碍患者

2.技能操作

(1)沟通评估

在进行常用辅助器具认知前，需要先与患者或患者家属进行沟通，收集相关信息，见表3-1-2。

表 3-1-2 常用辅助器具认知前的沟通评估

沟通评估内容	沟通要求	评估过程
患者基本情况	与患者/患者家属面对面，讲明辅助器具的常见种类	

(2)操作准备

在进行常用辅助器具认知前，需要做好必要的准备，见表 3-1-3。

表 3-1-3 常用辅助器具认知前的准备

准备项目	具体要求	准备过程
相关辅助器具	合适的 BADL/IADL 辅助器具	

(3)操作记录

根据常用辅助器具的分类方法进行认知操作，并将具体内容及完成情况记录在表 3-1-4 中。

表 3-1-4 常用辅助器具分类认知操作记录表

序号	辅助器具分类认知	具体内容	是否完成
1	BADL 辅助器具认知		是□ 否□
2	IADL 辅助器具认知		是□ 否□
3	按使用功能分类认知		是□ 否□
4	按使用环境分类认知		是□ 否□
5	按使用人群分类认知		是□ 否□

(二)助行器、轮椅认知

1.知识学习

(1)助行器的定义

用于辅助人体站立和行走的器具，统称为助行器，也可称为步行器、步行辅助器等。助行器具有保持身体平衡、减轻下肢负荷、缓解疼痛、改善步态、辅助移动等功能。助行器能够在脊柱侧弯或肢体变短时用来代偿畸形，在偏盲或全盲时用作探路器，能够改善使用者的心肺功能、外周血液循环以及预防骨质疏松发生。从社会层面上考虑，助行器可用来提醒别人注意自己是走路慢和不稳者，以保护自己免受意外伤害。

温馨提示

○杜甫有诗"肠断江春欲尽头，杖藜徐步立芳洲。"可见选配适当的辅助器具可以帮助残疾人、老年人更好地回归家庭、社会。

(2)助行器的分类

1)根据结构和功能分类

助行器根据结构和功能不同可分为两大类:助行杖和助行架。

2)根据操作方式分类

助行器根据操作方式不同可分为两大类:单臂操作助行器和双臂操作助行器。

①单臂操作助行器:指用单臂操作的单个或成对使用的助行器,通常称为拐杖,包括手杖、肘拐、腋拐、多脚拐杖和带座拐杖。

②双臂操作助行器:指单个使用的需用双臂进行操作的助行器,通常称为步行器,包括轻型助行架、轮式助行架及助行台。

(3)常见助行器的使用

1)手杖

手杖是指利用腕关节及以下部位用力以辅助行走的器具,为最常见的助行器。

①手杖的种类及适用对象(表3-1-5)

表3-1-5　手杖的种类及适用对象

类别	分类	特点	适用人群
单足手杖	长度不可调	与地面仅有1个接触点,轻巧且适合上下楼梯,稳定性差	握力好、上肢支撑力强的患者
	长度可调		
多足手杖	三足手杖	与地面有3个接触点,较单足手杖提供更好的支撑和稳定性	平衡能力差、使用单足手杖不安全者
	四足手杖	与地面有4个接触点,支撑面大,当行走在不平的地面上时,会出现摇晃不稳的情况,不适合在楼梯或高低不平处使用,最好在室内使用	平衡能力差、臂力较弱、上肢患有帕金森病、使用三足手杖不安全者

②手杖长度的测量

无站立困难患者:患者穿普通高度的鞋站立,体重平均分布于双下肢,双眼平视前方,身体无前、后、左、右倾斜,肩臂自然放松,上肢自然下垂,肘关节略屈曲,去除不可调手杖的套头,将把手置于地面,使手杖足朝上,把手着地垂直靠于患者身侧,在与患者尺骨茎突水平处做标记,然后将多余部分锯去,再把套头套回。如为可调节手杖,直接按上述标准进行调节。

站立困难患者:患者仰卧,双手置于身旁,手杖高度即尺骨茎突到足跟的距离加上2.5 cm(穿鞋时鞋后跟的高度)。患者持杖站立,肘应略屈30°左右,保证行走时伸肘下推手杖能支撑起体重。

单足手杖与多足手杖长度测量及调节均采用上述方法。

③手杖的使用

手杖及拐杖的步行训练包括三点步和两点步，其中三点步稳定性强，适用于老年人、平衡功能较差或刚开始进行步行训练的患者；两点步的步行速度快，适用于平衡功能较好或熟练掌握三点步的患者。

A.三点步：先伸出手杖或拐杖，再迈患侧下肢，最后迈健侧下肢；或是先伸出手杖或拐杖，再迈健侧下肢，最后迈患侧下肢。

B.两点步：手杖或拐杖和患侧下肢同时向前，再迈健侧下肢。

对于室内存在门槛或台阶的患者，在步行训练中加入上下楼梯训练是十分必要的。训练要遵循健侧下肢先上，患侧下肢先下的原则。上楼梯时，手杖或拐杖和健侧下肢先放在上一级台阶，伸直健侧下肢，将患侧下肢提到同一台阶；下楼梯时，手杖或拐杖和患侧下肢先下到下一级台阶，然后移动健侧下肢到同一台阶。

④手杖使用的注意事项

A.在使用手杖的过程中，手杖应拿于健侧，手肘关节最好能弯曲20~30°，双肩保持水平。

B.患者的腕和手必须能支撑体重才能使用手杖。

C.行走时应目视前方，鼓励患者使用正常步态。

D.为避免患者利用四足手杖负重时靠在杖上求得平衡，走路时手杖不能靠患者太近，同时为避免手杖着地负重时向内倾倒，也不要离患者太远。

2)肘拐

肘拐是带有一个手柄、一个立柱和一个向后倾斜的前臂支撑架的助行器。因为支撑架上方的肘托托在肘部的后下方，故命名为肘拐，又称为前臂拐。肘拐常常成对使用。

①肘拐长度的测量

A.手柄到地面的长度测量：把手位置的确定同手杖。

B.手柄至前臂托的长度：腕背伸，手掌面至尺骨鹰嘴的距离。

②肘拐的适用对象

与手杖相比，肘拐可较好地保护腕关节，加强腕部力量，为下肢提供较大支持。因此，当患者力量和平衡严重受累导致步行不稳定时，手杖无法提供足够稳定的支撑，这时可选用肘拐辅助行走。

③肘拐使用的注意事项

A.肘拐使用时相对较笨拙，患者需要反复练习使用。

B.患者上肢应有良好的力量，以便使用肘拐时可较好支撑体重。

C.肘拐前臂套应松紧适宜，过紧会使肘拐难以移动，太松则容易脱落。

D.前臂套应保持在肘和腕之间中点稍上方，过低会导致支撑力不足，太高则可影响肘关节活动甚至损伤尺神经引起相应症状。

微课 腋拐的使用

3)腋拐

腋拐是人们熟悉、常用的助行器,可减轻下肢负荷和维持身体平衡。腋拐有其自身的优缺点。优点为外侧稳定性强,能起到较好的平衡作用,为负重受限者提供功能性行动,适合上下楼梯时使用。缺点为使用不当易产生腋下压迫,致腋窝内血管、神经受损,相对笨重,在拥挤的地方使用存在安全隐患。

①腋拐的长度测量

无站立困难患者具体测量方法如下:

A.身高乘以77%。

B.身长减去41 cm。

C.测量时患者穿鞋站立,从腋下5 cm处量至小脚趾外15 cm。站立时大转子的高度为手杖的长度。

站立困难患者具体测量方法如下:

患者仰卧,下肢穿上鞋或佩戴矫形器,上肢放松置于身体两侧,将腋杖轻轻贴近腋窝,腋杖到小趾前外15 cm与足底平齐处为腋拐最合适的长度,肘关节屈曲25~30°,腕关节背伸时的掌面为把手位置。测量时应注意腋垫顶部与腋窝之间应有5 cm或三横指的距离,过高会有臂丛神经受压迫的危险;太低则不能抵住侧胸壁,难以稳定肩部,容易导致走路姿势不良。

②腋拐的适用对象

任何原因导致步行不稳定,且手杖或肘拐无法提供足够稳定者均可选用腋拐。如脊髓灰质炎后遗症、胫腓骨骨折、骨折后因骨不连而植骨后等致单侧下肢无力而不能部分或完全负重、截瘫、双髋用石膏固定或用其他方法制动时致双下肢功能不全患者,以及不能用左、右腿交替迈步者。

③腋拐的使用

使用腋拐进行步行训练的方法有五种,具体名称、特点、使用方法和适用情形,见表3-1-6。

表3-1-6 使用腋拐进行步行训练的方法

名称	特点	使用方法	适用情形
摆至步	步行稳定,使用性强,但速度较慢	两只腋拐同时向前伸出;支撑把手并向前摆身体使双足摆至双腋拐落地点附近	是开始步行时的常用方法,适用于道路不平和拥挤的环境
摆过步	步幅较大,速度较快,姿势较美观	行进时双侧拐同时向前方伸出;腋拐支撑,身体重心前移,下肢向前摆动,双足摆至拐杖着地点前方位置着地;双拐向前伸出取得平衡	一般在摆至步熟练使用后开始应用,适用于路面宽阔及人少的环境

续表

名称	特点	使用方法	适用情形
四点步	步行稳定性强，训练难度小，但速度较慢，步态接近正常步行	先伸出左侧腋拐；迈出右足；再伸出右侧腋拐；最后迈出左足	适用于恢复早期，骨盆上提肌肌力较好的双下肢运动功能障碍患者
三点步	步行速度快，稳定性良好	先将两侧腋拐同时伸出；然后迈出不能负重的足；最后将对侧足伸出	适用于一侧下肢患病且不能负重的患者
两点步	稳定性不如四点步，但步行速度比四点步快	一侧腋拐和对侧足同时伸出作为第一着地点；另一侧腋拐和另一侧足再向前伸出作为第二着地点	熟练掌握四点步后

④腋拐使用的注意事项

A.上肢和躯干必须有一定的肌力。在使用腋拐行走时，为支撑体重，需要背阔肌、斜方肌、胸大肌、肱三头肌等用力；为使腋拐前后摆出，需要三角肌用力；为牢固握住把手，需要前臂屈肌和伸肌及手部屈肌用力。

B.上臂应夹紧，控制身体的重心，避免身体向外倾斜。

C.腰部应保持直立或略向前挺出，不能向后弯。

D.腋垫应抵在侧胸壁上，腋拐与躯干侧面应呈15 °。

E.使用腋拐时着力点放在手柄处，不能靠腋窝支撑，避免伤及臂丛神经。

F.腋拐的着力点在脚掌的前外侧处，肘关节维持屈曲20~30 °，有利于手臂的发力。

4）助行架

用于辅助人体行走的框架类器具统称为助行架，包括轻型助行架、轮式助行架和助行台等。

①助行架的调试方法

助行架的高度一般以患者直立握住把手时，手肘弯曲15~30° 后的高度或与股骨大转子平行为宜。患者抬头挺胸，双手同时抬起助行器，可将其向前移动一步的距离（30~35 cm）即可。

②助行架的使用方法

助行架的使用方法及适用情形见表3-1-7。

表3-1-7 助行架的使用方法及适用情形

类别	特点	使用方法	适用情形
轻型助行架	带有铰链结构，可左右侧交替推向前移动	提起助行架，放在前方一侧上肢远处；向前迈一步，落在助行架两后腿连线水平附近，通常先迈患侧下肢；迈另一侧下肢 其余参考腋拐的使用方法	单侧下肢无力者或截肢患者；双下肢肌力差或不协调，但需独立站立者；需帮助活动或建立自信者
轮式助行架	分为两轮、三轮和四轮，有的带座、携物篮子、手闸	参考轻型助行架	不需要提起支架且具有手闸控制能力者；需要使用助行架但无法使用无轮助行架者；衰弱的老人和脊柱裂患者
助行台	带有前臂托或台、轮子的助行支架台；比较笨重，需要反复练习	参考轻型助行架	上下肢均受累合并腕手不能承重的患者；前臂支撑拐不适用、前臂明显畸形的患者；下肢功能障碍需要使用助行架或前臂支撑拐但又合并上肢功能障碍或不协调的患者

助行架的使用方法如图3-1-1所示。

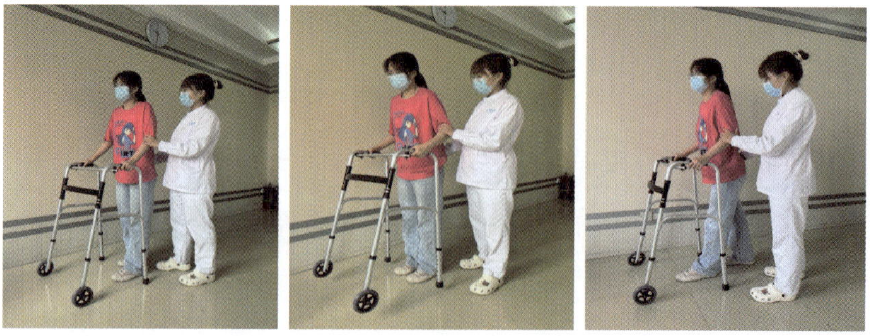

图3-1-1 助行架的使用方法

(4)轮椅

轮椅通常指带有轮子的座椅，是常用的辅助移动的工具之一，也是康复过程中的重要工具。严格来讲，轮椅不属于助行器，但因其作用与助行架相似，是一些功能障碍者或行走困难者的代步工具，故在本任务中介绍。

1)轮椅的结构和部件

标准型轮椅一般由轮椅架、轮、轮胎、刹车装置、靠背、椅座、脚托、腿托、扶手等部分组成。

2)轮椅的种类

按照不同的标准,轮椅有不同的分类方法。通常将轮椅分为普通轮椅、电动轮椅和特形轮椅三大类。目前常用的轮椅包括普通手动四轮轮椅、单手驱动式轮椅、多功能手动轮椅、电动助力轮椅、电动轮椅、可躺式轮椅、坐便轮椅、体育运动轮椅。

3)轮椅的尺寸

选择一把轮椅需要考虑各种因素,如患者功能障碍程度、爱好、年龄、经济状况、居住及工作环境等。轮椅尺寸的合适与否,特别是座位的宽窄、深浅、靠背的高低以及脚踏板到坐垫的距离是否合适,都会影响轮椅的使用。

①座宽:指轮椅两侧扶手侧板之间的距离。患者坐好后,臀部与轮椅座位两内侧面之间的距离应各有2.5 cm的间隙。座位过窄,患者上下轮椅不便,容易擦伤患者皮肤,甚至挤压股骨周围而产生压疮;座位过宽则使患者驱动轮椅困难。

②座长:指靠背到座位前沿的距离。患者坐好后,腘窝部与座位前沿的间隙应以6.5 cm为宜。座长过短会使坐骨结节承重太大,容易在坐骨结节处产生压疮;座位过长会使座位前沿压迫腘窝部小腿的上端而影响血液循环,易致皮肤擦伤。

③靠背的高度:根据患者的坐高及躯干功能情况而定。靠背越低,上半身及双臂的活动越方便,靠背越高,患者越稳定。一般情况下,若伤残者躯干功能完好,靠背上沿高度应在患者腋下约10 cm处。

④坐垫与脚踏板之间的距离:患者坐好后,双脚放在脚踏板上。腘窝处大腿前端底部约有4 cm不接触坐垫。坐垫与脚踏板的距离过小,可使大腿前端与坐垫离开的部分过长,造成坐骨结节承重过大;坐垫与脚踏板距离过大,患者的脚不能踏上脚踏板,双脚失去依托而自由摆动,易导致碰伤。

4)轮椅的使用

轮椅的使用包括轮椅坐姿及维持、减压训练、轮椅转移技术、轮椅操作技术等。

5)不同疾病的患者使用轮椅的注意事项

轮椅的适用范围非常广泛,对于不同的患者应有不同的要求,只有满足不同的要求,轮椅才能使用得当。

①颅脑疾病患者:部分颅脑疾病患者存在共济运动失调、意识和精神障碍,在驱动轮椅时应有护理人员陪同。脑瘫等病残患者的体态各异,乘坐的轮椅要求配有适当的托板靠垫。这种托板靠垫可使用低温热塑性板材,根据患者体态要求进行配置,表面应包有软泡沫塑料等衬垫材料。配

置这种托板靠垫，一定要根据使用情况反复认真修整，否则患者容易出现压疮。

②脊髓损伤患者：损伤部位的高低，决定了患者肢体功能的恢复水平，因此不同损伤部位的患者对轮椅的要求不同。高位颈髓（颈4以上）损伤者，由于自主呼吸功能减弱或丧失，所乘用的轮椅必须配有小型呼吸机，这类患者上肢运动功能虽已基本丧失，但仍有可能残存微弱的动作能力，为使这仅有的残存功能充分发挥作用，以及克服上肢肌肉的痉挛性抽动，轮椅上应装有上肢悬吊架。对于脊髓损伤部位较低，上肢功能健全的患者，特别是年轻患者，为了增强康复后独立生活的能力，可使用标准轮椅并应努力训练好轮椅使用技能。

③下肢伤残者：下肢功能减退或丧失者和下肢截肢者身体的其他部分一般是健康的，轮椅常在较长距离活动时使用。下肢伤残者疾患伤残的情况各异，有些患者的膝关节强直，他们乘坐的轮椅应根据具体体位参数配以下肢托架；有些患者只是单腿残疾，乘坐轮椅时常以一条健康腿为动力行走，他们乘坐轮椅的坐垫与地面的距离非常重要，可通过调节大轮轴在轮椅架上的固定位置和坐垫厚度来解决。

④年老和体弱多病者：一般只需使用普通轮椅进行室内外活动，以增加身体的活动程度，改善代谢，达到延缓衰老的目的。同时，适当扩大活动范围，可丰富生活，调整心态。

6）轮椅的适应证

轮椅使用者通常是因功能障碍不能行走、行动不便或遵医嘱不能负重行走的患者，以下情况需要选用相应的轮椅。

①步行功能减退或丧失者：截肢、下肢骨折未愈合、截瘫、其他神经肌肉系统疾患引起双下肢无力、严重的下肢关节炎症或疾病等致患者步行功能减退，即使借助拐杖或其他助行器也无法步行，应考虑选用轮椅。

②非运动系统本身疾病，但步行对全身状态不利者：严重的心脏病或其他疾患引起全身性衰竭等疾病的患者，因双下肢不适宜负重，应遵医嘱使用轮椅代步。

③中枢神经疾患、独立步行有危险者：阿尔茨海默病、单侧空间失认等智能和认知能力障碍的脑卒中后遗症患者、颅脑损伤后有类似症状者、严重帕金森病或脑瘫难以步行者应选用轮椅。

④慢性病患者和体弱者：可借助轮椅重返工作岗位，甚至参加各种社会活动和体育运动。

2.技能操作

（1）沟通评估

在进行助行器、轮椅选择及使用训练前，需要先与患者或患者家属进行沟通，收集评估信息，见表3-1-8。

表3-1-8　助行器、轮椅选择及使用训练前的沟通评估

沟通评估内容	沟通要求	评估过程
患者基本情况	与患者/患者家属面对面，讲明评估目的及训练注意事项	

(2)操作准备

在进行助行器、轮椅选择及使用训练前，需要做好必要的准备，见表3-1-9。

表3-1-9　助行器、轮椅选择及使用训练前的准备

准备项目	具体要求	准备过程
测量工具	软尺	
PT床	临床中常用的PT床	
助行器、轮椅	合适的手杖、肘拐、腋拐、助行架、轮椅	

(3)操作记录

根据助行器、轮椅的适配方法进行操作，并将操作过程记录在表3-1-10中。

表3-1-10　助行器、轮椅适配操作记录表

序号	类别	操作过程
1	手杖	
2	肘拐	
3	腋拐	
4	助行架	
5	轮椅	

根据助行器、轮椅的使用训练方法进行相应操作，并将训练结果及完成情况记录在表3-1-11中。

表3-1-11　助行器、轮椅使用训练操作记录表

序号	助行器、轮椅的使用训练	具体内容	训练结果	是否完成
1	手杖的使用训练			是□　否□
2	肘拐的使用训练			是□　否□
3	腋拐的使用训练			是□　否□
4	助行架的使用训练			是□　否□
5	轮椅的使用训练			是□　否□

温馨提示

○我国古语有“孟轲敦素，史鱼秉直。”康复治疗师需要如实记录和评估患者每次训练的身体情况，这样在进行前后疗效对比时，才有足够的可信度。

检查评估

康复治疗师根据表3-1-12中的检查项目进行自我检查，并将检查结果和自我点评记录在表中。

表3-1-12 辅助器具的选择检查记录表(康复治疗师自查)

序号	检查项目	检查结果	自我点评
1	是否穿工作服并保持服装整洁	是□ 否□	
2	训练前是否洗净双手并消毒	是□ 否□	
3	是否按患者情况进行辅助器具参数的测量	是□ 否□	
4	使用设备、工具前是否进行安全检查	是□ 否□	
5	是否按照标准步骤进行操作	是□ 否□	
6	是否完成操作记录	是□ 否□	

介护对象根据表3-1-13中的检查项目对康复治疗师的服务情况进行检查，并将检查结果和结果点评记录在表中。

表3-1-13 辅助器具的选择检查记录表(介护对象点评)

序号	检查项目	检查结果	结果点评
1	是否询问有无排泄等特殊要求	是□ 否□	
2	是否清楚说明助行器、轮椅选用与训练的方法	是□ 否□	
3	态度是否和蔼，语言是否亲切	是□ 否□	
4	是否鼓励患者家属融入训练过程	是□ 否□	
5	是否告知患者参与训练的注意事项	是□ 否□	

教师根据表3-1-14中的检查项目对康复治疗师的任务完成情况进行检查，并将检查结果和结果点评记录在表中。

表3-1-14 辅助器具的选择检查记录表(教师点评)

序号	检查项目	检查结果	结果点评
1	是否按时完成任务	是□ 否□	
2	团队协作是否顺畅	是□ 否□	
3	实训设备、用具及物品是否整理恢复	是□ 否□	
4	实训用PT床是否整理干净	是□ 否□	
5	工作页填写是否准确、完整	是□ 否□	

任务小结

- 辅助器具的选择
  - 常用辅助器具认知
    - 辅助器具的定义
    - 辅助器具的分类
    - 常用的辅助器具
  - 助行器、轮椅认知
    - 助行器的定义
    - 助行器的分类
    - 常见助行器的使用
      - 手杖
      - 肘拐
      - 腋拐
      - 助行架
    - 轮椅

教学资源

任务二 辅助技术服务

任务导入

场景：某地三甲康复医院

人物：患者吴先生、康复治疗师小赵

情节：脊髓损伤患者吴先生，40岁，由于车祸导致颈段损伤，损伤平面为C7，现有部分日常生活活动能力受限，自身康复意愿强烈，如果你是小赵，你会为他提供哪些辅助技术服务？具体如何实施？

任务目标

- 能根据辅助技术服务基础知识，识别常用的辅助器具、助行器、矫行器。
- 能根据辅助技术服务的操作流程，提供辅助技术服务。

任务实施

（一）辅助技术服务评定

1.知识学习

（1）辅助技术服务定义

辅助技术服务（Assistive Technology Service，ATS）是指协助身心障碍者在选择、获得或使用辅助器具过程中的服务，包括研发、购买、使用和改造等。

（2）辅助技术服务分类

辅助技术服务包括六个项目：

①服务需求评估，对有功能障碍者提供辅助技术服务需求评估。

②辅助器具的取得，包括采购、租用或其他途径。

③与使用辅助器具有关的服务，如选择、设计、安装、定做、调整、维护、整理和替换等。

④整合医疗介入或服务的辅助器具资源。

⑤为使用者提供辅助器具使用的训练或技术协助。

⑥为相关人员提供辅助器具使用的训练或技术协助。

康复治疗师在提供辅助技术服务之前，应详细、系统地评定患者的功能情况。患者的功能障碍不同，需要的辅助技术服务不同，治疗师应了解患者目前的功能及预后情况，结合其生活环境和经济条件等因素，提供适合患者的辅助技术服务。针对偏瘫、截瘫、截肢患者和老年人的常用评估手段包括肌力检查和关节活动度检查、平衡功能评估。

(3)肌力检查

徒手肌力检查(Manual Muscle Test, MMT)是不借助任何器材，检查者用手对被检查者进行肌肉或肌群的力量和功能评定的方法。这种方法简单、实用、易行，因此在临床中得到广泛的应用。

1)检查方法及步骤

①检查前的准备：检查的环境要安静，室温合适，让被检查者感到舒适、不分心。被检查者穿轻便舒服且不妨碍关节活动的衣物。检查所用的床要足够稳定以帮助固定检查的部位。

②向被检查者简单说明检查的目的和步骤。

③确定关节的活动范围：检查者在检查前要测量被检查者可完成的最大关节活动范围，但当被检查者出现关节挛缩等限制关节活动的情况时，以被检查者此时可达到的范围为其最大关节活动范围，用于进行肌力检查。

④确定被检查者的体位：每一块肌肉都有其标准的检查体位，体位选取的原则是肢体运动方向的抗重力位或去除重力位。

⑤完成检查动作：向被检查者说明检查动作，检查者可以演示动作或让被检查者尝试做一次。

⑥肌力评级：采用Lovett分级法进行评定，具体内容见表3-2-1。

表3-2-1　Lovett分级法

级别	评级标准
0	未触及肌肉的收缩
1	能触及肌肉的收缩，但不能引起关节活动
2	解除重力下，能完成全关节活动范围的运动
3	能抗重力完成全关节活动范围的运动，但不能抗阻力
4	能抗重力及轻度阻力，完成全关节活动范围的运动
5	能抗重力及最大阻力，完成全关节活动范围的运动

温馨提示

○白居易有“病人之病，忧人之忧”的诗句，如果不能设身处地为患者着想，将自己代入患者身体的残疾情况，考虑患者的社会、家庭背景，就很难为患者选择最合适的康复辅助技术和器具。

检查先从抗重力位开始，即首先检查3级肌力。如果被检查者能完成3级的检查，继续进行4到5级的检查；相反的话，进行2级及以下的检查。

⑦记录检查结果。

2)关键肌力检查

偏瘫、截瘫、截肢患者和老年人主要进行关键肌力检查，包括肱二头肌、肱三头肌、髂腰肌、股四头肌、小腿三头肌等，以髋关节屈曲肌力检查为例，检查方法如下：

①主动肌：腰大肌、髂肌（神经支配：腰大肌L2-L4、髂肌L2-L3）。

②辅助肌：股直肌、缝匠肌、阔筋膜张肌、耻骨肌、臀中肌。

③屈曲：0~120°。

④体位：3~5级坐位：大腿完全由床面支撑，小腿悬出床沿。被检查者手抓床沿来提供躯干的稳定（图3-2-1）。

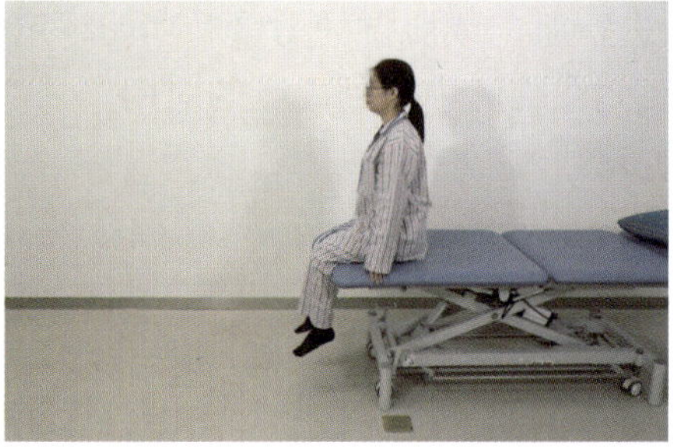

图3-2-1 髋关节屈曲3~5级肌力检查

2级侧卧位：被检查腿位于上方由检查者站在后方支撑（图3-2-2），也可用光滑的平板给予支撑。

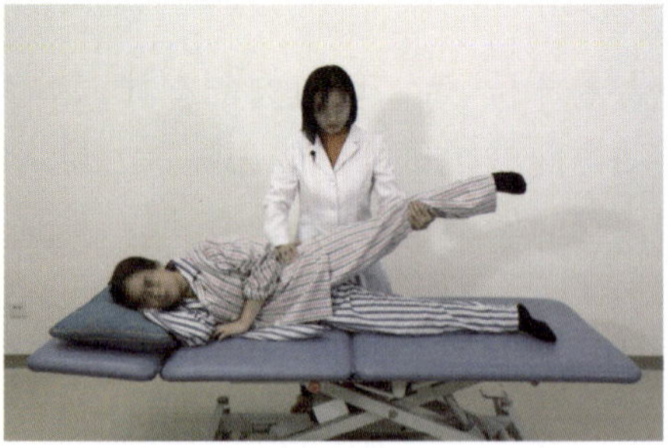

图3-2-2 髋关节屈曲2级肌力检查

0~1级仰卧位：检查者支撑被检查腿（图3-2-3）。

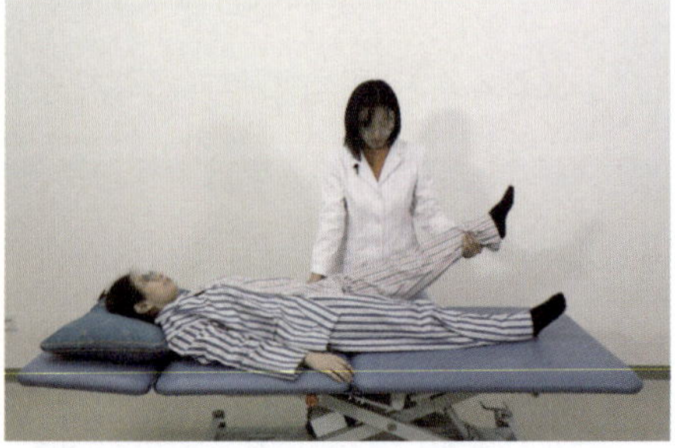

图3-2-3 髋关节屈曲0~1级肌力检查

⑤评分标准

5级：令被检查者屈曲髋关节即完成大腿离开床面，同时在膝关节上方施加阻力，能抗最大阻力，完成全关节活动范围的运动并维持体位为5级。

4级：能抗中度阻力，完成全关节活动范围的运动并维持体位为4级。

3级：能抗重力，但不能抗阻力，完成全关节活动范围的运动并维持体位为3级。

2级：侧卧位下，被检查腿于上方由检查者站在后方支撑，完成全关节活动范围的运动为2级。

0~1级：被检查者仰卧位，检查者一只手支撑检查腿并尝试屈曲髋关节，另一只手触诊腹股沟韧带略远端、缝匠肌内侧的腰大肌，有触及肌肉收缩为1级，没有触及肌肉收缩为0级。

⑥避免的代偿动作：缝匠肌收缩引起髋关节屈曲伴外展外旋；阔筋膜张肌收缩引起髋关节屈曲伴外展内旋。

3）注意事项

①应先检查健侧，与患侧进行比较。

②由于存在个体差异，施加的阻力大小由检查者视个体情况决定。

③检查动作要标准，施加阻力方向正确、大小合适，所施加的阻力为连续性，避免暴力手法。

④固定近端肢体，避免代偿动作。

⑤由于检查不同肌肉对应的体位不同，安排检查的顺序应避免被检查者的体位不断变化。

⑥中枢神经系统疾病所致痉挛性瘫痪的患者不宜进行MMT检查。

⑦运动后、饱餐和疲劳时的个体不宜进行MMT检查。

⑧有明显的高血压和心脏疾病的患者禁用MMT检查。

（4）关节活动度检查

关节活动度又称关节活动范围（Range of Motion，ROM），是指一个关节的运动弧度，分为主动关节活动度（Active Range of Motion，AROM）和被动关节活动度（Passive Range of Motion，PROM），测量也分为AROM测量和PROM测量。

1）测量工具

临床上通常采用量角器进行测量，量角器有两臂一轴心，一个是移动臂，一个是固定臂，两臂的交点以螺丝固定为轴心。

2）测量方法及步骤

①测量前的准备：测量的环境和室温合适，让被检查者感到舒适不分心。被检查者穿轻便、舒服且不妨碍关节活动的衣物。将所需的量角器准备好放在身边。

②向被检查者简要说明测量的目的和步骤。

③确定测量体位。

④演示测量动作：正式测量前向被检查者演示如何进行运动，测量时固定关节近端避免代偿。

⑤测量AROM。

⑥测量PROM。

3）主要ROM测量

上肢的ROM测量主要包括肩、肘、腕的ROM测量，下肢的ROM测量主要包括髋、膝、踝的ROM测量，以肘关节屈曲为例，具体测量方法如下。

①体位：坐位，上臂紧靠躯干，肘关节伸展，前臂解剖中立位（图3-2-4）。

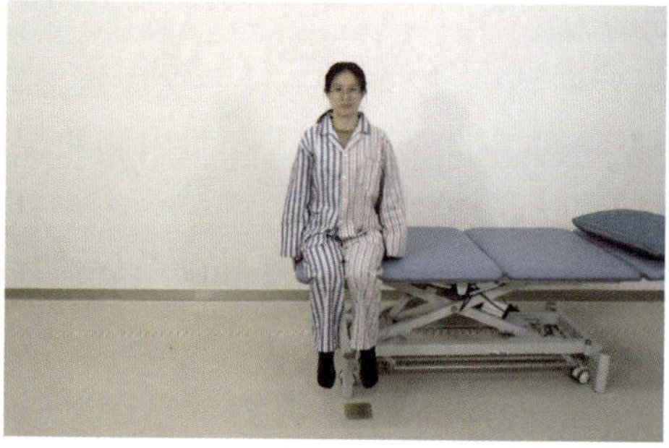

图3-2-4 肘关节ROM检查体位

②固定臂：与肱骨纵轴平行，指向肩峰。

③移动臂：与桡骨纵轴平行，指向桡骨茎突。

④轴心：肱骨外上髁。

⑤屈曲：0~150°。

⑥运动方式：前臂在矢状面上沿冠状轴从前方靠近肱骨方向运动。

⑦运动终末感：软组织抵抗即前臂肌腹与肱骨肌腹接触，或是结缔组织抵抗和骨抵抗。

⑧避免代偿运动：肩关节屈曲。

肘关节ROM检查示意图如图3-2-5所示。

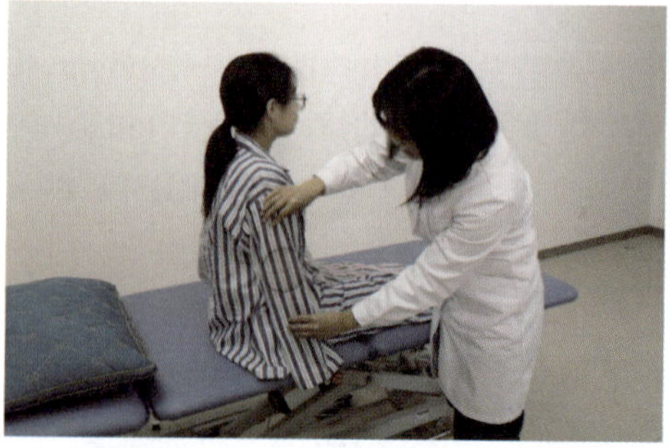

图3-2-5 肘关节ROM检查示意图

4）注意事项

①根据部位选择合适的量角器。

②再次测量的地点、时间、体位应与首次测量一致。

③充分暴露测量部位，采用舒适体位，防止测量中移动身体。

④应记录AROM和PROM，便于分析受限原因。

⑤由于个体差异,注意左右两侧的比较。

⑥关节存在炎症、血肿或半脱位、周围软组织损伤的情况下应谨慎进行测量。

⑦注意药物对测量结果的影响。

⑧不宜在关节锻炼后进行测量。

(5)平衡功能评估

平衡是指在不同的环境和情况下,当运动或受到外力时,个体能够自动调整并维持姿势的能力。中枢和外周神经系统、前庭系统、肌肉骨骼系统的病变等均会出现平衡功能的损伤。例如,偏瘫患者由于中枢神经受损,出现平衡失调。

康复治疗师可以通过对平衡功能的评定制订针对性的治疗计划。下面介绍一些常用的平衡功能测试方法:

1)Fugl-Meyer平衡反应测试

Fugl-Meyer平衡反应测试由瑞典医生Fugl-Meyer等人在Brunnstrom评定基础上发展而来,常用于测试上运动神经元损伤的偏瘫患者的平衡功能,见表3-2-2。

表3-2-2 Fugl-Meyer平衡反应测试

内容	评级标准
支持坐位	0分:不能保持平衡
	1分:能保持平衡,但时间短,不超过5 min
	2分:能保持平衡,时间超过5 min
健侧展翅反应	0分:被推动时,无肩外展及伸肘
	1分:健肢有不完全反应
	2分:健肢有正常反应
患侧展翅反应	0分:被推动时,患肢无外展及伸肘
	1分:患肢有不完全反应
	2分:患肢有正常反应
支持站立	0分:不能站立
	1分:完全在他人帮助下站立
	2分:1人帮助站立1 min
无支持站立	0分:不能站立
	1分:站立少于1 min或身体摇摆
	2分:站立多于1 min

续表

内容	评级标准
健肢站立	0分：维持平衡少于1~2 s
	1分：维持平衡4~9 s
	2分：维持平衡多于9 s
患肢站立	0分：维持平衡少于1~2 s
	1分：维持平衡4~9 s
	2分：维持平衡多于9 s

2)Lindmark平衡反应测试

Lindmark平衡反应测试由瑞典学者Birgitta Lindmark在Fugl-Meyer平衡反应测试的基础上修订而成，方法更为实用，见表3-2-3。

表3-2-3　Lindmark平衡反应测试

内容	评级标准
自己坐	0分：不能坐
	1分：稍许帮助(如一只手)即可坐
	2分：独自坐超过10 s
	3分：独自坐超过5 min
保护性反应—病人闭上眼睛，从左侧向右侧推；再从右侧向左侧推	0分：无反应
	1分：反应很小
	2分：反应缓慢，动作笨拙
	3分：正常反应
在帮助下站立	0分：不能站立
	1分：在2个人中度帮助下才能站立
	2分：在1个人中度帮助下能够站立
	3分：稍许帮助(如一只手)即可站立
独立站立	0分：不能站立
	1分：能站立10 s，或重心明显偏向一侧下肢
	2分：能站立1 min，或站立时稍不对称
	3分：能站立1 min以上，上肢能在肩水平以上活动

续表

内容	评级标准
单腿站立(左腿、右腿)	0分:不能站立
	1分:能站立,不超过5 s
	2分:能站立,超过5 s
	3分:能站立,超过10 s
总分(满分15分)	

3)Berg平衡量表

Berg平衡量表由加拿大的Berg等人设计,它通过观察多种功能活动来评价患者重心转移的能力,是评定脑卒中患者平衡功能最常用和最通用的评定量表。Berg平衡量表从易到难分为14项进行评定,见表3-2-4。

表3-2-4 Berg平衡量表

序号	评级内容
1	从坐位站起
2	无支持站立
3	无支持坐位
4	从站立位坐下
5	转移
6	闭目站立(图3-2-6)
7	双脚并拢站立(图3-2-7)
8	上肢向前伸展并向前移动
9	从地面拾起物品(图3-2-8)
10	转身向后看(图3-2-9)
11	转身360°
12	将一只脚放在凳子上(图3-2-10)
13	两脚一前一后站立(图3-2-11)
14	单脚站立(图3-2-12)

评分标准:将每项评定内容分为0、1、2、3、4五个功能等级,共56分。根据评分结果可分为四个等级,见表3-2-5。

表3-2-5 Berg结果分级

分值	预后分级
0~20分	平衡能力差，只能坐轮椅
21~40分	平衡能力一般，能辅助步行
41~56分	平衡能力好，能独立行走

注：分数<40分，预示有跌倒的危险。

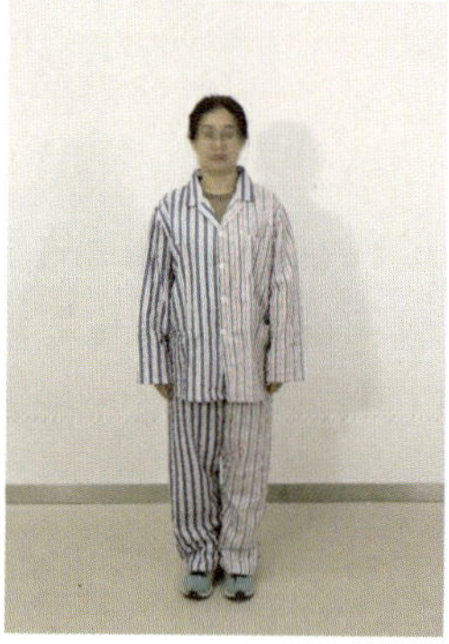

图3-2-6 闭目站立

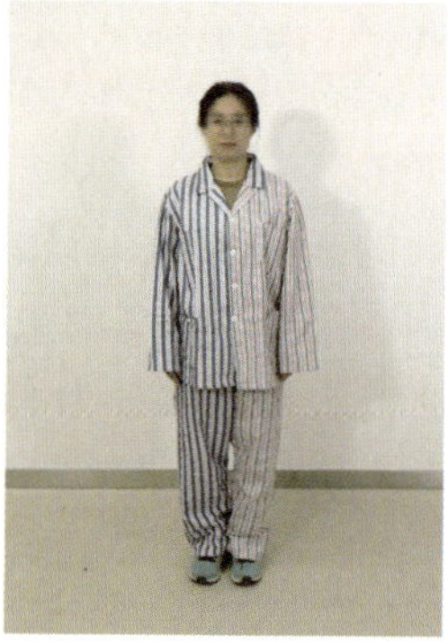

图3-2-7 双脚并拢站立

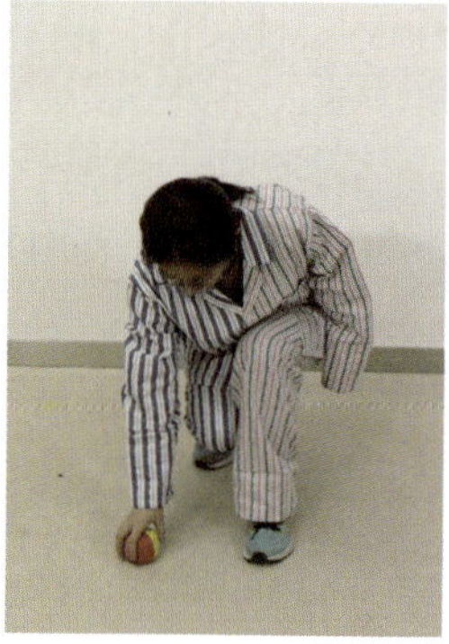

图3-2-8 从地面拾起物品

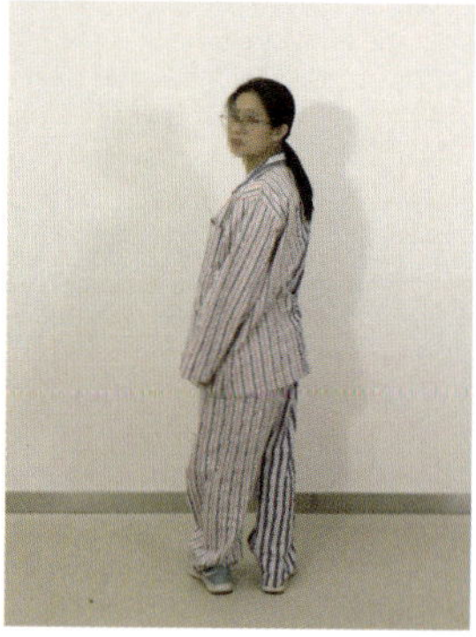

图3-2-9 转身向后看

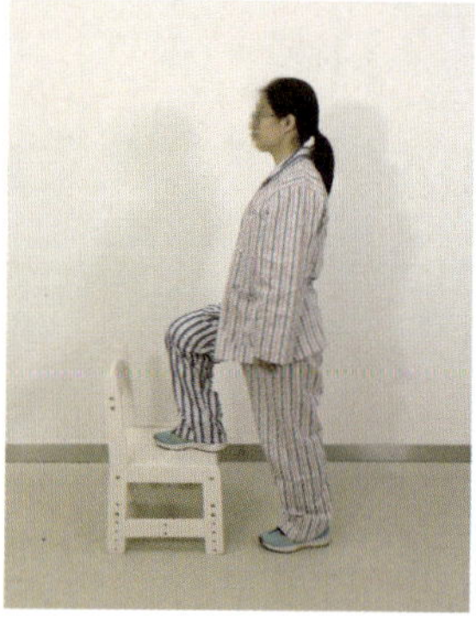

图3-2-10 将一只脚放在凳子上

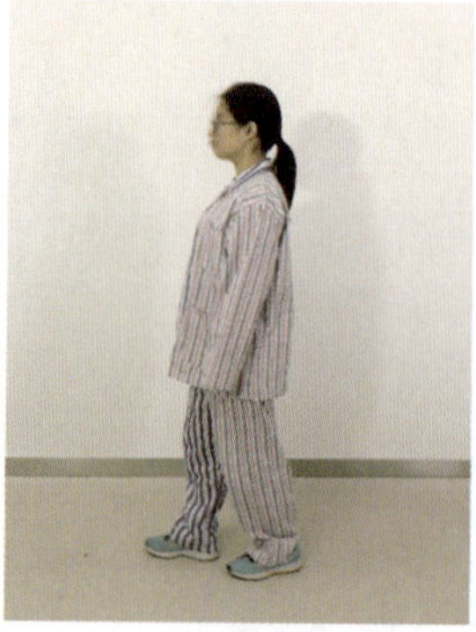

图3-2-11 两脚一前一后站立

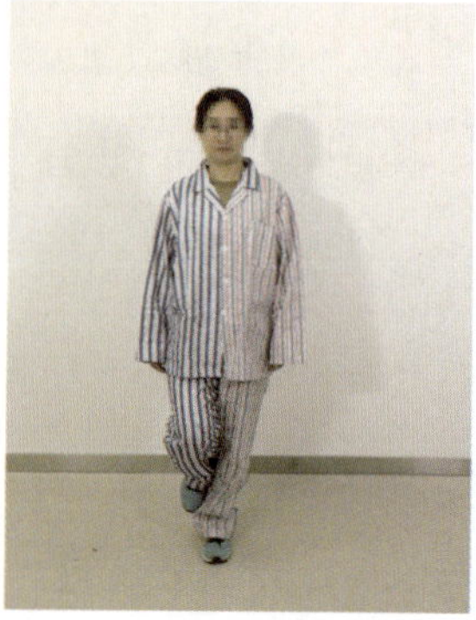

图3-2-12 单脚站立

4)Semans平衡障碍分级法

Semans平衡障碍分级法适用于偏瘫和小儿脑瘫患者，见表3-2-6。

表3-2-6　Semans平衡障碍分级法

分值	评级标准
V	能单腿站立
IV	能单膝跪立
III	双脚前后交叉站立时，身体重心能从后脚移向前脚
II-3	能双脚站立
II-2	能双膝跪立
II-1	能手膝位跪立
I	能在伸直下肢的情况下坐稳
0	伸直下肢时不能坐

温馨提示

○《论语·述而》里面有“必也临事而惧，好谋而成者也”的论述，提示我们要做好风险预判，而残疾人因为平衡功能障碍，摔倒成为日常生活中影响生活和健康的主要因素，因此在进行辅助器具适配之前一定要进行充分的平衡功能评定。

2.技能操作

(1)沟通评估

在进行辅助技术服务评定前，需要先与患者或患者家属进行沟通，收集评估信息，见表3-2-7。

表3-2-7　辅助技术服务评定前的沟通评估

沟通评估内容	沟通要求	评估过程
患者基本情况	与患者/患者家属面对面，讲明评估目的	

(2)操作准备

在进行辅助技术服务评定前，需要做好必要的准备，见表3-2-8。

表3-2-8　辅助技术服务评定前的操作准备

准备项目	具体要求	准备过程
测量用具	根据患者情况准备相应量表、关节活动度尺	
PT床	临床中常用的PT床	
治疗师准备	洗干净双手，穿规定的治疗师服装	
患者准备	患者穿宽松衣服、舒适鞋子	

(3)操作记录

根据辅助技术服务的评定方法进行评定操作，并将操作过程记录在表3-2-9中。

表3-2-9 辅助技术服务评定操作记录表

序号	操作步骤	操作过程
1	肌力检查	
2	关节活动度检查(主动)	
3	关节活动度检查(被动)	
4	平衡功能评估	

微课 辅助技术服务方案制订

(二)辅助技术服务方案制订

1.知识学习

(1)辅助技术的选配原则

辅助技术的选配以实用、可靠、经济为原则,最好是市场有售的用具,易清洗,易保存,易维修,安全可靠。如无市场售卖品可由康复治疗师或假肢矫形师制作,或在市场售卖品的基础上修改。辅助器具需满足如下特点:

1)符合功能需求:能改善患者生活自理能力。

2)操作简单、易调节:辅助技术应操作简单并可以调节,以适应患者体型上和功能上的变化。

3)美观、安全、耐用:多数患者需要长期使用辅助器具,外形美观可提高患者的使用积极性;安全性高可减少患者使用时的恐惧性;坚固耐用可以降低患者的使用成本。

4)易清洗:很多辅助器具(如矫形器)都是贴身穿戴,应保持清洁卫生,因此使用的材料应便于清洗。

5)轻便舒适:患者多数存在运动功能障碍,使用轻便舒适的辅助器具可以节省患者的体能。如有的轮椅具有良好功能性、稳定性、舒适性的同时,重量几乎只有普通轮椅的一半。

6)价格适中:经济实惠,易于购买,维修方便,满足不同层次患者的需求。

(2)辅助技术的使用原则

患者使用辅助技术的目的是提高日常生活活动能力及生产性活动能力,从而提高生活质量。在应用辅助技术服务时,应注意使用原则。

1)代偿与适应:通过代偿与适应的方法,利用辅助技术完成日常生活活动或生产性活动。

2)优化体能:通过合理地应用辅助技术服务,减少体能消耗,预防并发症。

3)科学应用:熟练掌握基本理论,学会正确应用辅助技术。

4)个性化:以人为本,综合考虑使用者的个人情况,最大限度地帮助患者克服日常生活中的困难。

(3)辅助技术对康复治疗师的要求

在康复治疗过程中,主要由康复治疗师或假肢矫形师为患者或残疾者提供辅助技术服务。因此,康复治疗师或假肢矫形师应熟悉辅助器具和辅助技术的相关知识。美国康复治疗师协会要求康复治疗师在辅助技术应用上遵循以下四项守则:

①了解市场上的辅助器具,分清普通产品与高科技产品的用途与价值。

②了解市场上专用辅助器具的使用方法,以便指导患者如何使用。

③了解辅助器具在各类层面的服务。

④了解在何种情况下需要或不需要使用辅助技术服务。

(4)辅助技术服务方案制订程序

辅助技术服务方案制订中的核心内容是辅助器具的选配。辅助器具的选配程序包括专业人员对患者进行严格的功能评定、使用训练、必要环境改造、安全指导和随访等程序。不适当的辅助器具或辅助器具使用不当,不仅会浪费资金,还可能会加重残疾甚至带来严重安全问题。因此,康复辅助器具需要严格管理,规范流程,以便最大限度地发挥辅助器具的功能和减少浪费,本任务重点讲解辅助技术服务中的辅助器具的选配程序。

1)功能评定

制作或购买辅助器具前,应详细、系统地评定患者的功能、功能障碍,了解使用者的目前功能及预后情况,结合其生活环境和经济条件等因素,设计适合患者的最为方便且实用的辅助器具。其评定内容包括:

①运动功能评定,如肌力、耐力、关节活动度、平衡协调能力和转移能力等。

②感觉功能评定,如深浅感觉、复合感觉、视觉及听觉等。

③认知功能评定,如注意力、记忆力、学习能力、理解力、沟通能力及应变力等。

④心理功能评定,如抑郁、焦虑等。

⑤情绪行为评定,如攻击行为、自伤行为及过激行为等。

⑥日常生活活动能力评定,如个人卫生、大小便管理、上下楼梯及使用交通工具等。

⑦环境评定,如家居环境、学习环境、工作环境及社区环境等。

2)开具辅助器具处方

辅助器具处方内容主要包括辅助器具的类型、尺寸、材料、使用范围等。如需购买辅助器具,处方内容需要包含辅助器具的名称、型号、尺寸、材料、颜色、承重、其他配件、特殊要求等。如需制作辅助器具,则需提供辅助器具的名称、尺寸、材料、承重、其他配件、特殊要求、图纸等。此外,开具处方还要考虑使用者的意愿、操作能力、安全性、重量、使用地点、外观、价格等。

温馨提示

○孙思邈的《千金要方》中提道:“古之善为医者,上医医国,中医医人,下医医病。”因此,治疗师在制定治疗内容、选择辅助器具时,需要充分考虑患者的社会背景、家庭背景,坚持以人为本的观念。

以轮椅处方为例，轮椅处方是指康复医师根据患者的评定结果开具的正确选择适当轮椅的处方单。康复工程技术人员应当根据轮椅处方，为患者配置适当轮椅，尽量满足处方要求。目前国内尚无统一的轮椅处方，具体处方表可参考表3-2-10。

表3-2-10 轮椅处方表

姓名：　　　　年龄：　　　　住址：
临床诊断：
残疾诊断：
使用者类型：成年人□　未成年人□
轮椅参数：座宽　　cm；座高　　cm；座长　　cm 使用者体型参数：坐位臀足平面距离　　cm；体重　　kg
驱动方式：手动（双轮□、单轮□：左□、右□） 电动（手控□、颊控□、颏控□、气控□） 其他________
大轮尺寸：
小轮尺寸：
轮胎：普通硬橡胶□　一般充气□　低压充气□　驱动环□
座位：硬□　软□　特殊要求：________
靠背：普通□　有靠头枕□　靠背可倾□
扶手：一般□　可折□　可装小型书桌□
脚踏板：普通固定□　趾圈式□　跟圈式□　跟带式□
特殊附件：手托或手臂支撑架□　多用托盘□　便桶□
医师：　　　　日期：

3）辅助器具选配前的训练

在配置不同的辅助器具前，应对患者基本情况进行康复评定。针对康复评定中的主要内容，制订康复治疗目标和康复治疗计划，然后根据康复治疗计划进行系统的康复训练，使患者能更好地应用辅助器具。康复训练的主要内容包括肌力训练、耐力训练、关节活动度训练、平衡训练、转移训练、感觉训练、认知训练和心理治疗等。

4）辅助器具的选购或制作

根据处方要求选择辅助器具，最好能给使用者提供样品并使用，以便其选择最喜欢且适合的产品。根据处方要求制作相应的自助具，制作过程应特别注意边缘是否光滑，关节处或骨突处是否容易受压迫或破损，连接处是否牢固，美观性如何等。

5）辅助器具的使用训练

使用制作或购买的辅助器具，应进行专门的训练，待患者掌握正确的方法后才能交付使用，并教会患者如何进行清洗和保养。训练内容应该包括穿戴或组装、保持平衡、转移、驱动、利用辅助器具进行日常生活活动等内容。

6）辅助器具的使用后评定

在配备辅助器具并进行适当训练后要再次对患者进行康复评定，了解其是否达到预期的目标，能否正常使用，能否独立使用，是否需要对辅助器具进行改良，有无安全方面的顾虑等。经过康复评定，如果患者可以安全、正常地使用辅助器具，而且适配良好，可以达到其目标即可交付使用，并给予详细的使用保养指导及告知注意事项。如果不能达到上述目标，则需要针对评定中存在的问题进行辅助器具的改良、环境改造，并进行环境适应训练，教会患者或护理者正确的使用及保养方法等。

7）辅助器具使用后的随访

辅助器具交付使用后，要根据产品情况定期进行随访，随访最好以上门服务的形式进行，也可委托社区康复人员进行，或通过电话、问卷等形式进行。随访能够了解到患者使用过程中存在的问题以及是否需要进行跟踪处理，了解患者是否在正常使用，有无安全隐患，是否需要对辅助器具进行调整，如需调整或更改应及时处理。

温馨提示

○“知微见著，臻于至善”，从每一项的评估中总结出患者身体的运动情况和参与社会活动情况，以此为依据就可以为患者提供适当的辅助器具和治疗计划。

2.技能操作

（1）沟通评估

在进行辅助器具适配前，需要先与患者或患者家属进行沟通，收集评估信息，见表3-2-11。

表3-2-11　辅助器具适配前的沟通评估

类别	具体内容	评估过程
患者基本情况	与患者/患者家属面对面，讲明评估目的	
运动功能	肌力、耐力、关节活动度、平衡协调能力、转移能力等	
感觉功能	深浅感觉、复合感觉、视觉、听觉等	
认知功能	注意力、记忆力、学习能力、理解力、沟通能力、应变力等	

续表

类别	具体内容	评估过程
心理功能	抑郁、焦虑等	
情绪行为	攻击行为、自伤行为、过激行为等	
日常生活活动能力	个人卫生、大小便管理、上下楼梯、使用交通公具等	
环境	家居环境、学习环境、工作环境、社区环境	

(2)操作准备

在进行辅助器具适配前,需要做好必要的准备,见表3-2-12。

表3-2-12 辅助器具适配前的操作准备

准备项目	具体要求	准备过程
评定量表	运动功能、感觉功能、认知功能、心理功能、情绪行为、日常生活活动能力、环境等评定量表	
桌椅	固定式木桌(1 500 mm × 600 mm × 750 mm)、有扶手的椅子	
治疗师准备	洗干净双手,穿工作服	
患者准备	患者穿宽松衣服和舒适鞋子	

(3)操作记录

根据辅助器具适配程序进行相应操作,并将评估结果及完成情况记录在表3-2-13中。

表3-2-13 辅助器具适配操作记录表

操作步骤	操作过程	评估结果	是否完成
功能评定			是□ 否□
开具辅助器具处方			是□ 否□
选配前训练			是□ 否□
选购或制作			是□ 否□
使用训练			是□ 否□
使用后评定			是□ 否□
使用后随访			是□ 否□

检查评估

康复治疗师根据表3-2-14中的检查项目进行自我检查，并将检查结果和自我点评记录在表中。

表3-2-14 辅助技术服务检查记录表（康复治疗师自查）

序号	检查项目	检查结果	自我点评
1	是否穿工作服并保持服装整洁	是□ 否□	
2	评估前是否洗净双手并消毒	是□ 否□	
3	是否根据患者情况进行辅助器具技术服务（辅助器具的适配）	是□ 否□	
4	使用设备、工具前是否进行安全检查	是□ 否□	
5	是否按照标准步骤进行操作	是□ 否□	
6	是否完成操作记录	是□ 否□	

患者根据表3-2-15中的检查项目对康复治疗师的服务情况进行检查，并将检查结果和结果点评记录在表中。

表3-2-15 辅助技术服务检查记录表（患者点评）

序号	检查项目	检查结果	结果点评
1	是否询问有无排泄等特殊要求	是□ 否□	
2	是否清楚说明辅助技术服务的流程和注意事项	是□ 否□	
3	评估及服务态度是否和蔼，语言是否亲切	是□ 否□	
4	是否鼓励患者家属融入技术服务过程	是□ 否□	
5	是否告知患者参与评定的注意事项	是□ 否□	

教师根据表3-2-16中的检查项目对康复治疗师的任务完成情况进行检查，并将检查结果和结果点评记录在表中。

表3-2-16 辅助技术服务检查记录表（教师点评）

序号	检查项目	检查结果	结果点评
1	是否按时完成任务	是□ 否□	
2	团队协作是否顺畅	是□ 否□	
3	实训设备、用具及物品是否整理恢复	是□ 否□	

续表

序号	检查项目	检查结果	结果点评
4	实训用PT床是否整理干净	是□ 否□	
5	工作页填写是否准确、完整	是□ 否□	

任务小结

- 辅助技术服务
  - 辅助技术服务评定
    - 辅助技术服务定义
    - 辅助技术服务分类
    - 肌力检查
    - 关节活动度检查
    - 平衡功能评估
  - 辅助技术服务方案制订
    - 辅助技术的选配原则
    - 辅助技术的使用原则
    - 辅助技术对康复治疗师的要求
    - 辅助技术服务方案制订程序

情境四
认知障碍作业治疗

情境介绍

本情境包括基础认知功能障碍康复和执行功能障碍康复两项任务。

基础认知功能障碍康复任务涵盖了定向力、注意力、记忆力认知，定向力、注意力、记忆力障碍评定，定向力、注意力、记忆力障碍作业治疗等知识；执行功能障碍康复任务涵盖了执行功能认知、执行功能评定、执行功能作业治疗等知识。

情境目标

- 能根据认知障碍的基础知识，完成患者认知障碍类型的识别。
- 能按照定向力障碍评定原则及训练方法，完成定向力障碍的评定与作业治疗。
- 能按照注意力障碍评定原则及训练方法，完成注意力障碍的评定与作业治疗。
- 能按照记忆力障碍评定原则及训练方法，完成记忆力障碍的评定与作业治疗。
- 能按照执行功能障碍评定原则及训练方法，完成执行功能障碍的评定与作业治疗。

任务一　基础认知功能障碍康复

任务二　执行功能障碍康复

教学资源

任务一 基础认知功能障碍康复

任务导入

场景：某地三甲康复医院

人物：患者张先生、康复治疗师小赵

情节：颅脑损伤患者张先生，45岁，由于车祸导致基础认知功能障碍，康复治疗师小赵需要对其进行评定与治疗。如果你是小赵，该如何进行评定与治疗呢？

任务目标

- 能根据基础认知功能障碍的基础知识，完成患者基础认知功能障碍类型的识别。
- 能按照基础认知功能障碍的评定方法与原则，完成患者基础认知功能障碍的评定。
- 能按照基础认知功能障碍的训练原则与方法，完成患者基础认知功能障碍的作业治疗。

任务实施

（一）基础认知功能障碍评定

1.知识学习

（1）定向力障碍康复评定

1）定向力障碍

定向力（Orientation）是个体对时间、地点、人等信息的自我察觉能力。定向力障碍表现为对时间和地点等方面的信息混淆不清，比如患者可能不知道自己身在康复科病房；早上醒来以为是一天的中午；将康复治疗师误以为是家人或朋友等。

2)定向力障碍的评估方法

①评定定向力最常见的方法是询问有关时间、地点、人及人物关系的问题。关于时间的问题包括“今年是哪一年？”“现在是什么季节？”“现在几点钟？”等。关于地点的问题包括“你住在哪个城市？”“你现在在哪个城市？在哪个医院？”“我们现在在医院的几楼？”“我们现在在病房还是在康复大厅？”等。关于人及人物关系的问题包括询问是否认识自己、和亲人之间的关系等，比如“你叫什么名字？”“你多大年纪？”“你家里都有哪些人？”“你的姐姐叫什么名字？”或者拿着照片，问“照片里面的人是谁？和你是什么关系？”等。当患者无法独立回答相关问题时，治疗师可以口头提示并给予引导，了解其定向力障碍的严重程度。

②标准化的定向力测验包括盖尔维斯顿定向力测验(Galveston Orientation and Amnesia Test, GOAT)和本顿时间定向力测验(Benton Temporal Orientation Test, BTOT)。此外一些标准化的认知评定量表也包括了对定向力的检测，比如简易智能精神状态检查量表(MMSE)、蒙特利尔认知评定量表(MoCA)、神经行为认知测试(NCSE)等。

3)定向力障碍评估操作实施

GOAT量表使用方法如下：

①告知患者、准备材料和用具

与患者进行沟通交流，并准备材料和用具，包括GOAT量表、纸、笔、桌子、有靠背的椅子(根据患者实际情况可以坐轮椅)。

②量表评估

GOAT量表见表4-1-1。

表4-1-1　GOAT量表

序号	问题	分值
1.1	你叫什么名字？(姓和名)	2分□　1分□　0分□
1.2	你什么时候出生？	4分□　0分□
1.3	你现在住在哪里？	4分□　0分□
2.1	你现在在什么地方？(城市名)	5分□　0分□
2.2	你现在在什么地方？(不必陈述医院名称)	5分□　0分□
3.1	你是哪一天来到这家医院的？	5分□　0分□
3.2	你是怎么被送到医院里的？	5分□　0分□
4.1	受伤后你记得的第一件事是什么？(如苏醒过来等)	5分□　0分□

续表

序号	问题	分值
4.2	你能详细描述一下你受伤后记得的第一件事吗?(如时间、地点、伴随人等)	5分□ 0分□
5.1	受伤前你记得的最后一件事是什么?	5分□ 0分□
5.2	你能详细描述一下你受伤前记得的最后一件事吗?(如时间、地点、伴随人等)	5分□ 0分□
6	现在是什么时间?(最高分5分,与当地时间相差半小时扣1分,依次类推,直至5分扣完)	5分□ 4分□ 3分□ 2分□ 1分□ 0分□
7	今天是星期几?(与正确的日期相差1天扣1分,直至5分扣完)	5分□ 4分□ 3分□ 2分□ 1分□ 0分□
8	今天是几号?(与正确的日期相差1天扣1分,直至5分扣完)	5分□ 4分□ 3分□ 2分□ 1分□ 0分□
9	现在是几月份?(与正确月份相差1月扣5分,最多可扣15分)	15分□ 10分□ 5分□ 0分□
10	今年是哪一年?(与正确年份相差1年扣10分,最多可扣30分)	30分□ 20分□ 10分□ 0分□

③评价标准及注意事项

GOAT量表为扣分制,满分100分,患者回答错误时按规定扣分,用100减去总扣分为实际得分。75~100分为正常;66~74分为边缘;低于66分为异常。

温馨提示

○定向力在认知功能中非常重要,它是个体识别时间、地点、人物的基础,定向力障碍者会存在走失的情况,治疗师在对患者家属进行宣教时,需要特别注意。

(2)注意力障碍康复评定

1)注意力障碍认识

注意力是最基础的认知功能之一,是其他认知功能(记忆力和执行功能)的基础。注意力(Attention)是指人们集中于某种特殊内、外环境刺激而不被其他刺激分散的能力,是一个主动过程,包括警觉、选择和持续等多个成分,按其障碍水平可分为五种类型:

微课 注意力障碍康复评定

①集中性注意力障碍:患者对简单的感觉刺激有反应,比如能注意到电话铃声或有人叫自己的名字,但是不能提供感觉的细节,比如无法描述特殊的面部特征,不能描述言谈举止的细节等。

②连续性注意力障碍:表现为患者进行一项活动时,注意持续时间短,容易分散和中断,比如不能在公路上开车,无法看一部完整的电影,不

能与人持续交谈等。

③选择性注意力障碍：指患者不能有目的地注意符合当前需要的特定刺激或信息，并排出不相干刺激或信息的干扰，比如患者不能在嘈杂环境中与他人交谈或看书，不能在地图上找到特定地点等。

④交替性注意力障碍：指患者不能把注意力从一件事转到另一件事上，比如患者在吃饭时接了个电话，挂断电话后不能再立即吃饭。

⑤分别性注意力障碍：指患者不能同时注意发生的两件事，比如不能边听歌曲边跳舞，不能开车时听歌曲等。

日常的大多数活动都需要以上五种注意力的共同参与，只是每种注意力的参与程度会依照活动的不同特性而有所不同。比如在安静环境中看书，更依赖连续性注意力；在嘈杂环境中看书，则更需要集中性注意力和选择性注意力。

2）功能行为观察

①视追踪：让患者看着一光源，测试者将光源向患者左、右、上、下移动，观察患者随之移动的能力。每个方向评1分，4分为正常。

②形状辨别（图4-1-1）：让患者复制一根垂线、一个圆圈、一个正方形和大写字母A，每项评1分，4分为正常。

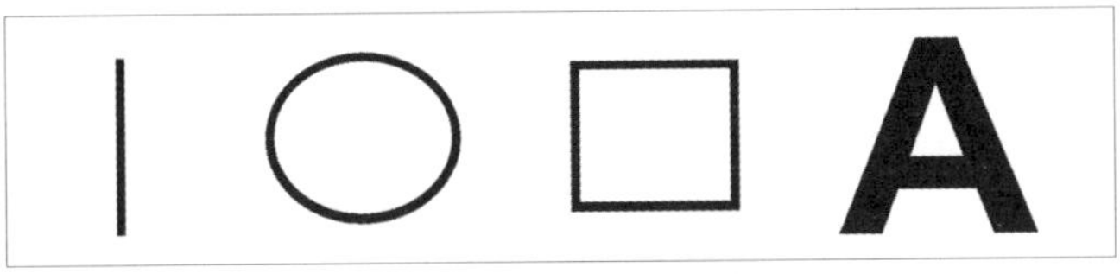

图4-1-1　形状辨别

③听追踪：让患者闭目倾听铃声，将摇铃在患者左、右、前、后和头上方摇动，让患者指出铃在的位置。每种位置评1分，少于5分为异常。

④声辨别：包括音辨别和词辨别。音辨别考查患者对单调声音的注意力，比如给患者播放一段录音，包含随机重复出现的电话铃声、钟表滴答声、门铃声和号角声等，要求患者每听到一次特定的声音就给出反应。词辨别考查患者对单词的注意力，比如向患者播放一段录音，其中有一定数量的指定词，如“红”字，让患者每听到一次“红”字就敲击一下桌子。如短文：“傍晚放学时，我穿着红外套骑着红色的自行车，看到晚霞将天空染得红彤彤的，我向红色的天空望了一眼，看到了几只飞翔的鸽子。回到家里，我的姐姐小红穿着一条红裙子，头上束着一条纹发带，在客厅的酒红色地板上跳舞。她告诉我，她要去红树林剧场表演，就骑上我的红自行车走了。”该文敲击次数少于8次为有注意力缺陷。

3）依赖视觉的标准化纸笔测验

①划消测验（Cancellation Test）：检查注意力的持久性。划消测验可分为字母删除：每行有52个英文字母，共有6行，让患者以最快的速度准确删除字母中的C和E，每行有18个需要删除的字母，随机分散在每行字母中，100 s内删错多于1个为注意力有缺陷（图4-1-2）；线条删除：让患者

用铅笔将线条做交叉状删除(图4-1-3);图形删除:让患者用铅笔删除指定图形,如五角星(图4-1-4)。划消测验要求患者迅速、准确地找到目标物并用笔划去。评定结果需要详细记录完成划消所需时间、划消个数、漏划个数、错划个数。

EUHNKCVAUYFEJCECEHXSFENUCENBEKVCIUXVXKEHAEQTFEPOZXEC

JCYEUFESALCEKNELKACYEUYENCYCVBEAOIEVMEVKCUHECHUIEHAN

SEJCOKEHXSEUHNKCVACYFENUCENEHCEQTFEPOZXECBEKVCIUEVXK

KCVAEYBEJCBCEUHNEHXSFENUCENXKEHGEQTFEPOZXECBEKVCIUGE

UYGEJCECEHXSFENEUHNKCVACIUCVXKEHGEQTFECPOZXECENBEKVC

JEUHCNKCVAUEYCMEHXESENUCENBEKVCIFUCXEHCVXKEHEQTFEPOZ

图4-1-2　字母删除

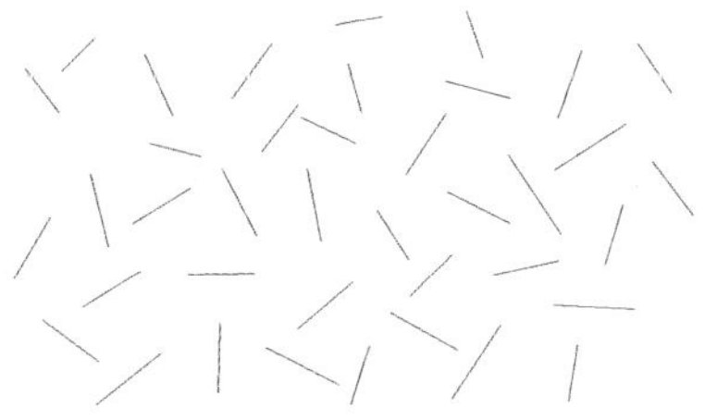

图4-1-3　线条删除

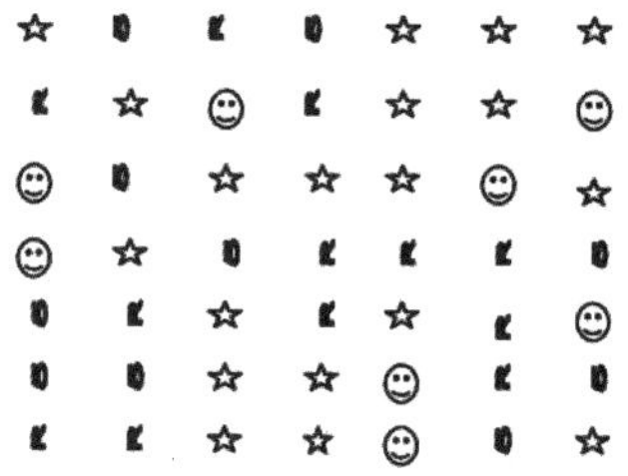

图4-1-4　图形删除

②符号—数字模式测验:要求患者在规定时间内将无意义的几何形状转化为书写或口述的数字,以操作速度和正确数进行评定。该测验对于评定成人和儿童的脑损伤极为灵敏。

③连线测验:检查注意力和运动速度。它包括两种类型:A型和B型。A型(图4-1-5),一张纸上印有25个小圆圈,并标上数字1~25,要求患者尽快地将25个圆圈按顺序用直线连接,即1→2→3→4→5……24→25。B型(图4-1-6),一张纸上印有13个数字(1~13),另外还有12个字母(A~L),要求患者尽快地将1→A→2→B→3→C……12→L→13连接起来,以完成的时间评分。A型主要反映大脑右半球的功能,即反映较为原始的知觉运动速率。B型则反映大脑左半球的功能,除了包括知觉运动速率,还包括了概念和注意转换等能力。

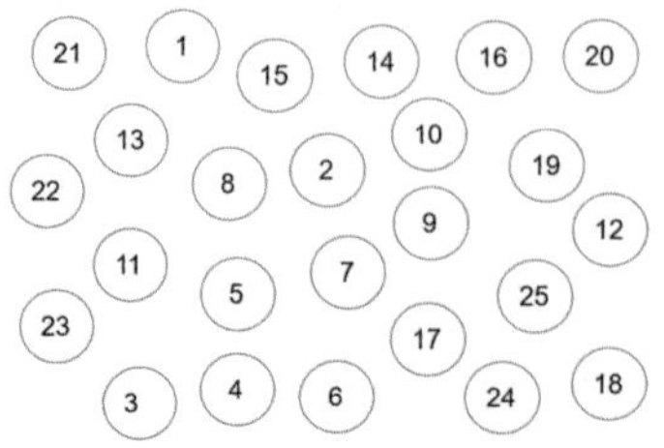

图4-1-5　连线测验(A型)

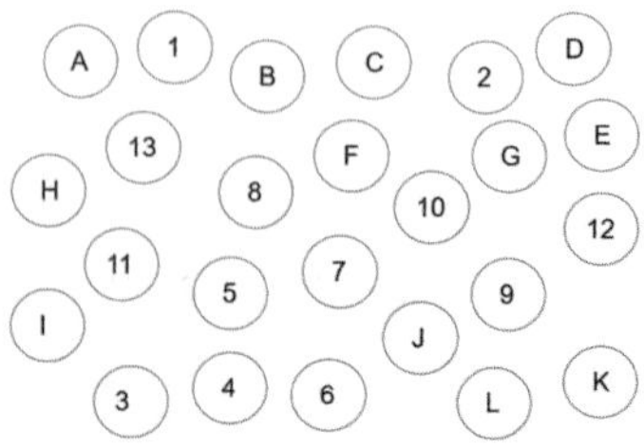

图4-1-6　连线测验(B型)

4)依赖听觉的标准化测验

①同步听觉系列加法测验(Paced Auditory Serial Addition Test,PASAT):检测听觉连续性注意力和分散性注意力。测试时将随机出现的数字做加法,即将后面一个数字加前面的一个数字,将答案用笔记录。比如,呈现“2、8、6、1、9……”正确的反应是“10、14、7、10……”数字由录音机呈现,数字呈现的速度可以是每1.2 s、1.6 s、2.0 s、2.4 s呈现一个数字。值得注意的是,完成此测验也依赖好的工作记忆和算术能力。

②数字顺背和倒背测验:采用韦氏智力测验中数字顺背和倒背测验。测试者读出随机排列的数字(速度为每秒1个数字),从第2个开始,每念完1组让患者重复1次,一直进行到患者不能重复为止。复述不到5个数字为异常。

5)斯特鲁普测验(Stroop Test)

斯特鲁普测验有英文单词、文字两种形式,一般有4页,第1页是用黑体字书写的文字,第2页是不同颜色的色块,第3页和第4页则是使用不同于字义颜色所书写的文字。第1页和第3页分别要求患者尽快读出该页的文字,第2页要求患者尽快读出色块的颜色,第4页则是要求患者尽快读出书写文字所用的颜色,分别记录读字或命名颜色所用的时间。这一测试中,第4页的测试测验患者的选择性注意力。

6)日常专注力测验(Test of Everyday Attention,TEA)

TEA是一个有正常参考值的专注力测验,由Ian H.Robertson、Tony Ward、Valerie Ridgeway和Ian Nimmo Smith于1994年制定。TEA将日常活动作为测验项目,只评定选择性及警觉性,如通过不同的声音或指示灯,在无和有背景噪声中分辨双向电梯的位置;在电话簿中查阅指定的一组电话号码;边数数边查阅电话;核对彩票等内容。本项测试可以预测右脑偏瘫的康复结果。

(3)记忆力障碍康复评定

1)记忆力障碍分型及表现

记忆(Memory)是既往经验在脑内贮存和再现的心理过程。根据信息存储时间的长短,记忆可分为瞬时记忆、短时记忆、长时记忆。

①瞬时记忆:又称为感觉记忆,是视听觉信息到达感官的暂时贮存,维持时间以毫秒计,一般短于250 ms。比如看漫画,将一页页静止的文字和图片联想成一个个鲜活的人物和故事情节,就依赖于感觉记忆。临床中常见的瞬时记忆障碍表现为空间关系辨认障碍、物体识别失调、主客体关系失调、深度感知失调等。

②短时记忆:又称为工作记忆,是对信息进行短暂存贮且容量有限的记忆系统,维持时间约几秒钟,短于1 min。比如默念一串电话号码,然后立即拨号或者看一段文字,然后立即复述出来,就依赖于工作记忆。工作记忆障碍表现为不能及时更新信息、不能思考或解决问题、思维迟钝、记不住电话号码等,常见于脑卒中、颅脑损伤、帕金森、阿尔茨海默病及多种

精神疾病患者等。

③长时记忆：能储存数分钟至数年，甚至终身，长时记忆的容量很大。根据存储信息的类型，可分为语义记忆、情景记忆和程序记忆。语义记忆是有关字词、知识、概念、规则及公式的记忆，如苹果的颜色是红色的。情景记忆是关于个人经历的某一情景所涉及的时间、地点、人物等细节信息，如记得自己遇到困难时朋友帮助的场景。程序记忆是有关技能或日常的记忆，比如游泳、开汽车等。根据存储信息的发生时间，可分为前瞻性记忆、回溯性记忆。前瞻性记忆是对将来计划或意图的记忆，比如明天是妈妈的生日，离家时要锁门。回溯性记忆是对过去的记忆，包括近期记忆和远期记忆。

以上各记忆系统之间是独立的，可以单独发生障碍，也可以同时发生障碍，与患者的疾病种类密切相关。

2)记忆力障碍的评定方法

①韦氏记忆量表（Wechsler Memory Scale，WMS）是评定记忆功能的神经心理学测验，需要专业人员进行测试，测试时间约需要90 min。目前临床中广泛使用的是学者龚耀先等修订的中国版韦氏记忆量表。

②简易评定记忆力法：方法简单，易于操作。简易评定记忆力法由基本信息、物件记忆、视觉保持、背数四方面组成。

③Rivermead 行为记忆试验（Rivermead Behavioural Memory Test，RBMT）：用于评定每日生活中的记忆能力，测试过程相对简单，测试项目包括记住姓名、记住藏起的物品、记住预约、记住一段短的路线、记住一项任务、学习一种新技能、定向力、辨认面容、认识图画等。测试结果可以预测记忆力障碍患者的生活独立性和受雇就业能力。

3)记忆力障碍评估操作实施

记忆力障碍的标准化测验Rivermead行为记忆试验的操作步骤如下：

①告知患者，准备材料和用具

与患者进行沟通交流，并准备材料和用具，包括Rivermead行为记忆试验量表、纸、笔、桌子、有靠背的椅子（根据患者实际情况可以坐轮椅）、人像照片及人物姓名、梳子、铅笔、手帕、水果、盒子、闹钟、信封、可设定时间的计时器/电子表、20张用线条图绘制的物体画两套、10张人物照片两套。

②量表评估

Rivermead行为记忆试验量表见表4-1-2。

表4-1-2 Rivermead行为记忆试验量表

序号	项目	具体操作	评分标准
1	记住姓和名	让患者看一张人像照片，告知患者照片上人的姓和名，延迟一段时间后让患者回忆姓名	不能回答或回答错误为0分；仅答对姓或名为1分；全部正确为2分

续表

序号	项目	具体操作	评分标准
2	记住藏起的物品	在患者面前将梳子、铅笔、手帕、水果藏在某一个地方，然后与患者游戏，结束之前，询问物品放在何处	正确指出所藏地点为1分，找不到为0分
3	记住预约	告诉患者，闹钟定在20 min后响铃，响铃时他需要提出一个预约，如向测试者询问“你能告诉我什么时候可以走吗？”	响铃时能记住预约为1分，不能记住为0分
4	记住一段短的路线	让患者观察测试者手拿信封在屋内走一条分5段的路线：椅子→门→窗前→书桌，并在书桌上放下信封→椅子→从书桌上拿信封放到患者前面	患者照做，如5段路全部记住记1分，否则为0分
5	延迟后记住一段路线	同4，延迟一段时间再让他重复	全记住为1分，否则为0分
6	记住一项任务	观察项目4和5中放置信封的地点是否正确	立即重复和延后重复均对记1分，否则为0分
7	学习一种新技能	取一个可以设定时间(如月、日、时、分)的计时器或电子表，让患者学习如何设定时间。测试者示范1次，然后让患者操作3次	3次内操作成功者记1分，否则为0分
8	定向提问	提问患者以下问题：①今年是哪一年？②本月是哪月？③今日是本月的第几日？④今日是星期几？⑤现在我们在哪？⑥我们在哪个城市？⑦您多大年纪？⑧您是哪年出生？⑨我国国歌的名字是什么？	7项正确记1分，否则为0分
9	患者回答问题	项目8中的③今日是本月的第几日？记下对、错	正确记1分，否则为0分
10	辨认面容	给患者出示5张人物照片，每张看5 s。逐张问其是男是女？是成年人还是未成年人？然后给患者看包括5张刚才看过在内的10张人物照片，让其挑出来	全部挑对记1分，否则为0分

续表

序号	项目	具体操作	评分标准
11	认识图画	让患者看10张用线条图绘制的物体画，每次看1张，每张看5 s。让患者说出每一幅图中的物品名称。延迟数分钟后，让患者从20幅图中挑出刚看过的10张	全部挑对记1分，否则为0分

③评价标准及注意事项

以上11题满分共12分，正常人总分为9~12分，脑部有损伤时至少有3项不能完成，总分为0~9分。

2. 技能操作

(1)沟通评估

在进行基础认知功能评估前，需要先与患者或患者家属进行沟通，收集评估信息，见表4-1-3。

表4-1-3　基础认知功能评估前的沟通评估

沟通评估内容	沟通要求	评估过程
患者基本情况	与患者/患者家属面对面，讲明评估目的	

(2)操作准备

在基础认知功能评估前，需要做好必要的准备，见表4-1-4。

表4-1-4　基础认知功能评估前的准备

准备项目	具体要求	准备过程
GOAT量表	GOAT量表1份	
桌椅	固定式木桌(1 500 mm × 600 mm × 750 mm)、有扶手的椅子	
视追踪	手电筒	
形状辨别	四种印有不同形状的卡片：垂线、圆圈、正方形、大写字母A	
连线测试	A型连线图、B型连线图	
声辨别	录音机、一段短文录音	
划消测验	五角星删除图、字母删除图、线条删除图	

续表

准备项目	具体要求	准备过程
Rivermead行为记忆试验	人像照片及人物姓名、梳子、铅笔、手帕、水果、盒子、闹钟、信封、可设定时间的计时器/电子表、20张用线条图绘制的物体画两套、10张人物照片两套	
简易评定记忆力法	人物信息(姓名、住址、年龄);10件日常生活常用物品(牙刷、牙膏、塑料碗、勺子、筷子、指甲钳、手表、手机、抽纸、梳子);不透明的布袋;5张几何图形(正方形、长方形、三角形、圆形、五角星形)	

(3)操作记录

对患者的基础认知功能进行评估,将评估过程记录在表4-1-5中。

表4-1-5 基础认知功能评估操作记录表

序号	操作项目	操作过程
1	GOAT量表	
2	视追踪	
3	形状辨别	
4	连线测试	
5	声辨别	
6	划消测验	
7	Rivermead行为记忆试验	
8	简易评定记忆力法	

将患者的基础认知功能评估结果记录在表4-1-6中。

表4-1-6 基础认知功能评估结果记录表

序号	操作项目	具体内容	评估结果
1	GOAT量表		
2	视追踪		
3	形状辨别		
4	连线测试		

续表

序号	操作项目	具体内容	评估结果
5	声辨别		
6	划消测验		
7	Rivermead 行为记忆试验		
8	简易评定记忆力法		

(二)基础认知功能障碍作业治疗

1.知识学习

(1)定向力障碍的作业治疗

1)现实定向疗法

①核心:为患者反复呈现有关现实定向力的信息,包括时间、地点、人物等。

②步骤:首先,应用访谈技巧与患者建立并维持良好的关系并对其始终保持友好的态度。其次,康复治疗师最好走进患者的日常生活环境中,在与患者的日常交往中不断提醒患者,他是谁,他现在在哪里等。同时,康复治疗师在患者接受康复治疗过程中引导患者关注环境中正在发生的事情并对其强调时间、地点、人物等。

2)团体现实定向力疗法

布置作业环境,在环境中增添有关现实信息的提醒物,比如时钟、日历、地图、报纸、电视、图片、现实定向板(记录有随时更新的地点、天气、节假日等信息)等。最佳现实定向力集体治疗包括3~6个患者,配备1~2名康复治疗师。通过患者与患者、患者与治疗师的交流互动,定向信息得到不断重复,比如讨论去医院的路线,设置游戏情景讨论解救被困者的路线,讨论即将到来的节日等。

3)认知刺激疗法(个体+团体)

认知刺激疗法(Cognitive Stimulation Therapy,CST)以小组团体形式展开,属于心理社会干预范畴,通常包括14次课程,每周2次,每次约45 min,共持续7周。每次课以10 min的“介绍阶段”开始,中间为25 min的“干预阶段”,最后以10 min的“巩固阶段”结束课程,在“巩固阶段”总结讨论和想法,并与患者道别。CST课程中使用现实定向板,板上注明小组名称、小组成员、时间、课程名称等定向信息。CST是由英国伦敦大学学院的Aimee Spector教授在理论和实践基础上研发,作为非药物干预纳入英国国家临床优化研究所(NICE)发布的临床指南用以治疗阿尔茨海默病。CST也被引入其他国家,中国学者研究发现CST能改善阿尔茨海默病患者的认知能力。考虑到资源有限、身体不便及个人喜好等因素，部分患者不能或不愿意接受团体形式的干预。经过对团体CST的个体化，形成了基于家庭的个体认知刺激疗法，干预由患者家属或朋友实施。

4）认知刺激疗法操作实施

①告知患者，认知筛查：利用简易智力状态检查量表（MMSE）评定患者的智力状态及认知功能障碍程度，MMSE得分超过9分，即听理解正常，能与人交流，才能实施此项训练。

②物品准备：根据课程内容安排认知刺激疗法训练所需物品。

③根据认知刺激疗法活动主题、指导原则和干预阶段，制订认知刺激疗法活动方案，见表4-1-7。

表4-1-7　认知刺激疗法活动方案

序号	活动内容	具体情况
1	欢迎患者参与此次认知刺激疗法活动	
2	相互自我介绍（首次），可进行暖场游戏	
3	回忆短期内发生的事情	
4	进行定向力、记忆力、注意力和计算力等相应的趣味性主题活动	
5	进行团队游戏，简单测验主题活动的掌握度	
6	总结每位患者的分享	
7	感谢患者的参与，并给予肯定	
8	提醒患者下次活动的时间，与患者道别	

5）作业治疗方法的选取

总体来说，上述作业治疗方法对改善定向力的效果比较明确，且有较好的成本效益。其中团体认知刺激疗法的效果最好，其操作简单且安全，对实施人员没有严格的资质要求，只需根据操作指南进行简单培训即可，对场地也没有限制，在医院、养老院、社区等都可以开展。

温馨提示

○自古有言"团结就是力量"，在应用认知刺激疗法时，如果条件允许，首选团体认知刺激疗法。

（2）注意力障碍的作业治疗

1）信息处理训练

①兴趣法：利用患者有兴趣的物品和熟悉的活动刺激注意力，如园艺、打麻将、电脑游戏、专门编制的软件、虚拟的应用程序等。

②示范法：治疗师应用语言提示结合示范动作，以多种感觉方式将要做的活动展现在患者面前，有助于患者集中注意力。如进行日常生活活动训练时，一边让患者看到示范者的示范动作，一边讲解多种要领，同时调动听觉、视觉参与，加强注意力。

③奖赏法：用词语称赞或其他强化刺激，增加所希望的注意行为出现的频率和持续的时间，出现希望的注意反应之后，立即给予奖励。治疗中常采取代币法：在30 min的治疗中，治疗师每2 min记录一次患者是否注意治疗任务，连记5 d作为行为基线。每当患者能注意时就给予代币，每次治疗中患者得到的代币数要达到给定值才能换取患者喜爱的物品。当注意力改善后，治疗师逐步提高上述的给定值。治疗师可准备一些毛绒玩具、糖果、水果、卡通贴纸、明信片等作为小奖品，奖励给注意持续时间达到一定长度的患者，激发患者的热情。

④电话交谈：由于电话只能提供听觉，电话交谈比面谈更容易集中患者的注意力。治疗师可采用电话分机与患者分处两室进行交谈，也可鼓励患者与不同住的家人、亲友打电话聊天。打电话之前指导患者将要交谈的内容列简要提纲，随时查看提纲以免跑题。

2）以技能为基础的训练

①时间感训练：给患者秒表，要求其按治疗师指令开启秒表，并于10 s内自动按下秒表；以后延长至1 min，当误差小于1~2 s时改为不让患者看表，开启后默数到10 s停止；然后时间可延长至2 min，当每10 s中误差不超过1.5 s时，增加训练难度，改为一边与患者讲话，一边让患者进行上述训练。

②猜测游戏：将物品（乒乓球、水果模型）放置在杯/盒子下面，让患者猜测哪个杯/盒子下面有物品，根据患者的情况增加或降低难度。

③删除游戏：参考划消测验，可以根据患者的具体情况，增加或降低游戏的难度。

④数字顺序训练：让患者按顺序说出或写出0~10的数字，或给患者11张写有0~10数字的卡片，让其按顺序排好，反复数次。能完成上述练习后，改为按奇数、偶数或逢5的规律说出或写出一系列数字，如“1→3→5→7……”“5→10→15→20……”数字可以从小到大或从大到小反复训练，还可以训练加减法、乘除法，增加难度。

3）分类训练

①连续性注意力障碍训练：删除作业、连线作业；数秒数：一边数一边看着手表的秒针走动，1 s数1下，在1 min结束的时候刚好数出“60”，也可以1 s数2~3下；数字顺背、倒背训练；连续减7训练；竞赛类的游戏：击鼓传花等。

②选择性注意力障碍训练：声、词辨别，可以根据患者的情况增加或降低难度。

③交替性注意力障碍训练：删除作业；扑克牌分类：要求患者将20张扑克牌按颜色、图形或大小分类，操作过程中随时改变命令；间隔游戏：如看电视时要求患者间隔一定时间切换一次频道；朗读报纸时要求患者每读完一段在纸上记录所用的时间。

④分别性注意力障碍训练：听写字母、汉字或短文；拼图或下棋作业时

与患者谈论时事；三种颜色的光源依次闪亮，治疗师同时随机说出黄色、红色或蓝色等，要求患者听到的颜色与灯光闪亮的颜色一致时，敲击桌面一次。

4）电脑辅助训练

电脑游戏等对注意力的改善有极大的帮助。通过丰富多彩的画面、声音提示及主动参与（使用特制的键盘与鼠标），吸引患者的注意。个性化软件程序将注意理论与患者的日常生活需求相结合。比如警觉性训练的任务是患者模拟驾驶者骑一辆摩托车穿越丛林，驾驶者随时观察周围环境，当遇到动物时尽快按下隐身键。

（3）记忆力障碍的作业治疗

1）环境调适

环境调适（Environmental Adaptations）适用于记忆力无法恢复的患者，通过环境的重建，满足患者日常生活的需求。

①减少环境的变化：使环境尽量保持一致。比如避免更换房间、治疗师、治疗时间、地点，白天有光亮，夜晚黑暗安静等。

②避免视觉过度输入：避免呈现分散注意力的视觉刺激，比如闪烁的灯光，明亮的色彩。

③家用电器安全化：为电水壶、电炊具、电灯等家用电器设计定时关闭的装置。

④避免常用物品丢失：将眼镜框系上绳挂在脖子上，手机钥匙挂在腰上，防止丢失。

⑤简化环境：生活中养成习惯，东西摆放位置固定有序。

2）无错性学习

无错性学习（Errorless Learning）指在提供患者学习反馈时，只给予正确的反馈，当患者发生错误时立即给予纠正，鼓励患者不要用猜测的策略。如果行为是错误的，患者在从事这种行为时会强化它，导致无法更改。中国学者窦祖林教授把无错性学习理念融入中国传统文化，开发了一套记忆力障碍训练课程。

3）言语记忆法

①首词记忆法：也称为关键词法，常用于无规律事物的记忆。将所罗列的各项事物的首字、词摘出，编成自己容易记忆的顺口溜。为了发挥联想记忆的作用，某些“首词”还可以用谐音字或“形象描述字词”替代。比如把“水星、金星、地球、火星、木星、土星、天王星、海王星”太阳系八大行星首字挑出来，排成一列，就成了“水金地火木土天海”。

②组块：指将要记忆的信息组成与患者记忆广度相适应的阶段。如果患者的记忆广度只能达到三项，就以三项为一节，称为组块。

A. 编故事法：让患者按照自己的习惯和喜好将要记住的信息编成一个自己熟悉的故事来记忆，所编故事包括所有要记住的情节。

B. 自身参照：让患者探讨要记住的信息与自己本身有何关系，并将两者联系起来。

温馨提示

○唐代韩愈《进学解》中有言“业精于勤，荒于嬉”，注意力障碍的恢复是一个漫长的过程，需要我们坚持不懈地勤奋训练。

温馨提示

○无错性学习应贯穿于记忆力障碍患者的整个康复训练过程中，这种方法会优化康复效果。

C.精细加工：让患者对要记住的信息进行详细分析，找出各种细节，并将之与已知的信息联系，是否互为因果、前后、上下关系。

言语记忆法适用于右脑损伤或形象记忆较差者。

4)视形象技术

①图像法：将要记忆或学习的内容想象成图像。这是记住姓名的好方法，将一个人的形象、独特的面容特征和他的名字结合起来，有助于记住其名字，此法适用于遗忘症患者。

②联想法：也称为关联法。将新学到的信息与已存在和熟悉的记忆相联系，在大脑里产生一个印象方便记忆。如别人介绍一位新朋友认识，这个新人与其以前熟悉的老友同名，一想到老友的风趣幽默，就记住了新朋友的姓名。

③层叠法：将要学习的内容演化成图像，然后层叠起来。如要记住红花、白鹅、船、项链这组单词，可以想象：在一艘船上，有一只脖子戴着项链，头戴红花的大白鹅，要求患者记住这幅图像，而不是单词。

④倒叙法：回溯事件的各个步骤，找到遗漏的物品或回忆一件事。例如不慎将讲稿留在家里，通过想象讲稿写在什么纸上，在纸上的具体位置，以及写讲稿时的情景等，有助于回忆起讲稿的具体内容，避免再次回家拿取讲稿。

视形象技术适用于左脑损伤或言语记忆差者。

5)外在记忆辅助工具

①日历本：如将来某日需做一件事，可在该日期的日历页上折起一角，到达当日时将会提醒患者。

②日记本：可帮助患者记录过去的事。教会患者给日记本编页码，在每页写好有关的细节，并在首页建立索引以便查找。日记本放置的地点要固定。

③备忘录：每周一个小本，训练患者养成每日翻看备忘录的习惯，查找需要做的事情。

④日程表：按时间顺序组织好活动日程表，包括治疗和休息，用铅笔将完成的事情划去，日程表应字体大而醒目。

⑤明显标志：用大的地图、大的数字、大的箭头和鲜明的标志指示患者常去的地点及路线。

⑥记忆提示工具：包括清单、标签、记号、录音机等。提示能在患者需要时立即提供；提示的内容对被提示的信息有特异性。

外在记忆辅助工具是利用外在的辅助物品帮助记忆力障碍患者记忆事物的方法，适用于年轻、记忆力障碍不太严重且其他认知障碍较少的患者，同时也适合于正常人。

6)高新技术

①智能屋：指计算机与摄像机连接在一起组成的装置，用来监控认知功能严重障碍患者的生活环境，目的是增强患者的生活独立性和活动性，

进而提高生活质量。具有跌倒倾向、定向力障碍、需要急救、家务管理受限者均可利用此装置。还可对一般家庭所拥有的设备进行改造，使智能屋更加完善。

②电话：把重要成员的照片贴在电话按键上，每个按键编上程序，要打电话给其中某人，按贴着照片的按键即可；患者家中和照顾中心或主要帮助者之间配备可视电话；一个大的红色帮助按键提供给患者，以便呼叫照顾中心或主要帮助者。

③环境控制系统：在门前安装一盏感应灯，当有人走进来时，灯会亮；在过道安装一个运动探测器并连接到词语信息器上，当某人走进来时可以显示信息；使用远红外线钥匙开门；在淋浴间安装一套能够控制淋浴设备和浴缸的系统，可以保证水温既不太冷也不太热；在室内安装中央控制系统，可以调节室内温度。

④报警系统：当炊具或其他电子设备放在那里并且一段时间没有使用时，可发出警告声音；为了防止迷路，当某人离开房间时，可发出警告声音；当着火或其他紧急情况下，报警系统会响，一个语音会转发给患者，告诉他此时危险，须尽快离开这所房子。

⑤远程康复训练：远程康复训练指应用计算机技术、互联网及多媒体信息技术，为患者提供康复训练服务。接受远程认知康复训练的患者不受时间、场所限制，并可一天内多次进行强化训练。研究表明远程康复训练可以显著改善患者的记忆功能。

温馨提示

○记忆力障碍的训练需要内外结合，赵抄翼《论诗》中有言“满眼生机转化钧，天工人巧日争新”，同学们需要在训练过程中创新训练方法，因人而异，找到最适合的方法。

2.技能操作

(1)沟通评估

在进行基础认知功能障碍训练前，需要先与患者或患者家属进行沟通，收集评估信息，见表4-1-8。

表4-1-8 基础认知功能障碍训练前的沟通评估

沟通评估内容	沟通要求	评估过程
认知情况	评估患者具备的认知能力	
语言交流能力	评估患者具备的语言交流能力	
注意事项	告知患者注意事项	
家属配合度	与患者家属面对面，告知重要性	

(2)操作准备

在进行基础认知功能障碍训练前，需要做好必要的准备，见表4-1-9。

表4-1-9 基础认知功能障碍训练前的准备

准备项目	具体要求	准备过程
体感游戏	适合团队合作的弹珠游戏、室内法式滚球游戏等	
声音	各种不同类型的声音,与声音匹配的图片	
食物	已经标价的小型杂货店复制品	
时事	报纸、图片杂志、提示卡	
面孔/场景	多张名人卡(加入现代场景)	
物品的使用	苹果、面粉、鸡蛋、青菜等食材(多人同时完成某件事情)	
物品的分类	现实定向板/白板	
钱的使用	背面标明价钱的常用物品目录	
定位	白板/现实定位板(构建当地或家庭的地图)	
外部记忆辅助工具	日历本、日记本、备忘录、日程表、明显标志、记忆提示工具	
言语记忆法	电话号码若干、词汇若干	
视形象技术	电话号码若干、一段文字、词汇若干	
环境调适	重建环境(根据患者的需求准备)	
无错性学习	记忆力障碍训练课程	
高新技术	智能屋、电话、环境控制系统、报警系统、远程康复训练	
时间感训练	秒表	
猜测训练	杯子、盒子、乒乓球若干(根据需求决定数量)	
连续性注意力障碍训练	数字顺背表、数字倒背表、字母删除表	
选择性注意力障碍训练	无规律排列的字母表、有门铃声、鼓声的背景嘈杂的录音	
交替性注意力障碍训练	扑克牌、报纸	
分别性注意力障碍训练	时事资料、拼图、能呈现不同颜色的光源	

(3)操作记录

1)认知刺激疗法训练

根据患者的参与主题及表现,将每次的训练情况填写在表4-1-10中。

表4-1-10　认知刺激疗法训练记录表

序号	日期	主题活动	完成情况	MMSE得分
1	年 月 日		是□ 否□	
2	年 月 日		是□ 否□	
3	年 月 日		是□ 否□	
4	年 月 日		是□ 否□	
5	年 月 日		是□ 否□	
6	年 月 日		是□ 否□	
7	年 月 日		是□ 否□	
8	年 月 日		是□ 否□	
9	年 月 日		是□ 否□	
10	年 月 日		是□ 否□	
11	年 月 日		是□ 否□	
12	年 月 日		是□ 否□	
13	年 月 日		是□ 否□	
14	年 月 日		是□ 否□	

2)连续性注意力障碍训练

按照连续性注意力障碍训练的方法实施训练,将患者的训练结果填写在表4-1-11中。

表4-1-11　连续性注意力障碍训练实施记录表

序号	训练项目	完成情况
1	数字顺背、倒背	数字串的长度:顺背　个;倒背　个
2	数秒数	秒数: s
3	字母删除	正确率:　　用时:

3)选择性注意力障碍训练

按照选择性注意力障碍训练的方法实施训练,将患者的训练结果填写在表4-1-12中。

表4-1-12 选择性注意力障碍训练实施记录表

序号	训练项目	完成情况
1	声辨别	辨认声音： 辨认数： 正确率：
2	词辨别	辨认词： 辨认数： 正确率：

4)交替性注意力障碍训练

按照交替性注意力障碍训练的方法实施训练，将患者的训练结果填写在表4-1-13中。

表4-1-13 交替性注意力障碍训练实施记录表

序号	训练项目	完成情况
1	删除作业(图形)	删除图形： 删除数： 正确率：
2	扑克牌游戏	正确率：
3	间隔游戏	正确率：

5)分别性注意力障碍训练

按照分别性注意力障碍训练的方法实施训练，将患者的训练结果填写在表4-1-14中。

表4-1-14 分别性注意力障碍训练实施记录表

训练项目	完成情况
声光刺激	正确率：

6)记忆力障碍训练

根据记忆力障碍性质、注意事项及患者的兴趣爱好，选取适合患者的方案并展开训练，将选取的训练方案及训练情况填写在表4-1-15中。

表4-1-15 记忆力障碍训练实施记录表

序号	训练方案	具体项目	执行情况	执行时间
1	环境调适		是□ 否□	
2	无错性学习		是□ 否□	
3	言语记忆法		是□ 否□	
4	视形象技术		是□ 否□	
5	外在记忆辅助工具		是□ 否□	
6	高新技术		是□ 否□	

检查评估

康复治疗师根据表4-1-16中的检查项目进行自我检查，并将检查结果和自我点评记录在表中。

表4-1-16　基础认知功能障碍康复检查记录表（康复治疗师自查）

序号	检查项目	检查结果	自我点评
1	是否穿工作服并保持服装整洁	是□ 否□	
2	训练前是否洗净双手并消毒	是□ 否□	
3	是否对患者基础认知功能进行评估	是□ 否□	
4	使用设备、工具前是否进行安全检查	是□ 否□	
5	是否按照标准步骤进行操作	是□ 否□	
6	是否完成操作记录	是□ 否□	

介护对象根据表4-1-17中的检查项目对康复治疗师的服务情况进行检查，并将检查结果和结果点评记录在表中。

表4-1-17　基础认知功能障碍康复检查记录表（介护对象点评）

序号	检查项目	检查结果	结果点评
1	是否询问有无排泄等特殊要求	是□ 否□	
2	是否清楚说明基础认知功能障碍评定与训练的目标	是□ 否□	
3	态度是否和蔼，语言是否亲切	是□ 否□	
4	是否鼓励患者家属融入训练过程	是□ 否□	
5	是否告知患者参与训练的注意事项	是□ 否□	
6	是否完成操作记录	是□ 否□	

教师根据表4-1-18中的检查项目对康复治疗师的任务完成情况进行检查，并将检查结果和结果点评记录在表中。

表4-1-18　基础认知功能障碍康复检查记录表（教师点评）

序号	检查项目	检查结果	结果点评
1	是否按时完成任务	是□ 否□	
2	团队协作是否顺畅	是□ 否□	

续表

序号	检查项目	检查结果	结果点评
3	设备、用具及物品是否整理恢复	是□ 否□	
4	实训床位是否整理干净	是□ 否□	
5	工作页填写是否准确、完整	是□ 否□	

任务小结

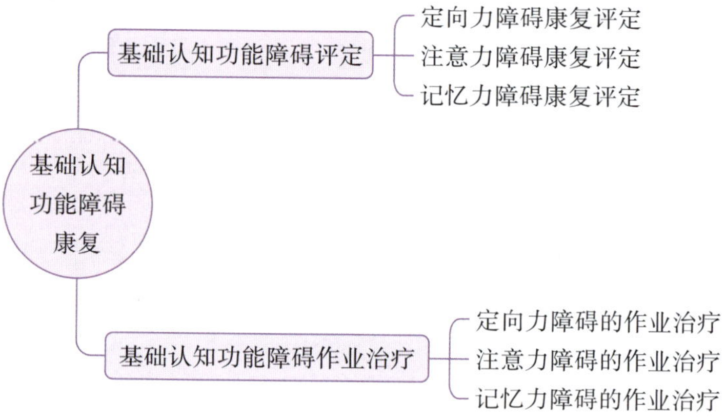

任务二　执行功能障碍康复

教学资源

任务导入

场景：某地三甲康复医院

人物：患者王先生、康复治疗师小李

情节：颅脑损伤患者王先生，48岁，由于车祸导致执行功能障碍，康复治疗师小李需要对其进行评定与治疗。如果你是小李，该如何进行评定与治疗呢？

任务目标

- 能根据执行功能障碍的基础知识，完成患者执行功能障碍类型的识别。
- 能按照执行功能障碍的评定方法与原则，完成执行功能障碍的评定。
- 能按照执行功能障碍的训练原则与方法，完成执行功能障碍的作业治疗。

任务实施

（一）执行功能障碍

1.知识学习

（1）执行功能

执行功能（Executive Function）是高级认知功能，指人独立完成有目的的活动，具体包括计划、词语流畅性、工作记忆、反应抑制及定势转移。

1）计划（Planning）：包括决策、问题解决、判断、对自己和他人的行为做出评价等过程。比如张先生出门买菜，在去商店的路上发现自己的钱包忘记拿了，他该如何做？就属于计划的一种。

2）词语流畅性（Verbal Fluency）：指能够回忆并说出或写出某一类别的词语。比如说出尽可能多的水果，能够说出苹果、梨、桃子、香蕉、葡萄、芒果、火龙果、山竹、榴莲、小番茄、杨桃、橙子、橘子、猕猴桃等。

3）工作记忆（Working Memory）：指暂时储存和加工信息的系统。工作记忆常涉及一些复杂的认知任务，比如语言理解、学习、推理等。

4）反应抑制（Response Inhibition）：指在陌生或不明确的情境下拒绝习惯性、趋近性行为的能力，包括运动抑制、认知抑制、动机抑制、注意抑制等。

5）定势转移（Set Shifting）：指在不同任务或不同操作之间灵活转换的能力。如可以完成积木的组装、完成折纸、做一顿大餐。

（2）执行功能障碍表现

1）启动障碍：不能在需要时开始动作，表现为行为被动、丧失主动性或主观努力，表情淡漠，对周围事物漠不关心并毫无兴趣，反应迟钝，“懒惰”。

2）不恰当反应失抑制：患者不能花费一定时间利用现有信息做出一个恰当反应，常表现为过度反应和冲动。脑卒中患者在不存在影响其操纵轮椅手闸的知觉障碍的情况下从轮椅上站起来之前不刹手闸，或在明确需要辅助时却急于独立行走等都是不能抑制不恰当反应的临床表现。

3）思维或行为转换困难：患者由于反应抑制和反应转移或变换障碍不能根据刺激变化而改换应答，表现出持续状态，即在进行功能性活动时不断重复同一种运动或动作。例如，洗脸时反复洗一个部位。

4）思维具体：患者对于事物的观察仅停留在表面的认识，缺乏深入的洞察力。表现为缺乏计划能力，缺乏远见，行为与目标不一致，使用和形成抽象概念的能力受到损害，不能根据抽象思维解决问题的患者只能在熟悉的环境中活动。

（3）执行功能障碍评定

1）计划功能评定：包括评定问题解决能力的河内塔测试、伦敦塔测试。河内塔测试由一个特殊装置组成，包括3个大小相同的底座，n个盘子从大到小、由下往上放置在其中一个底座，要求患者遵守一定的规则，即每次只能移动一个盘子且移动过程中始终保持大盘在下、小盘在上，将n个盘子从起始座借助中间座移到目标座（图4-2-1）。伦敦塔测试将河内塔任务中的盘子换成了彩球，要求患者描述怎样改变彩球的最初排列才能将它们按要求移到目标座上（图4-2-2）。

微课 执行功能障碍评定

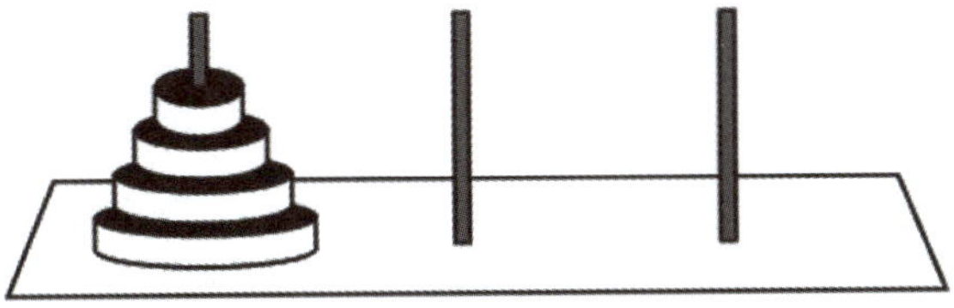

图4-2-1 河内塔测试

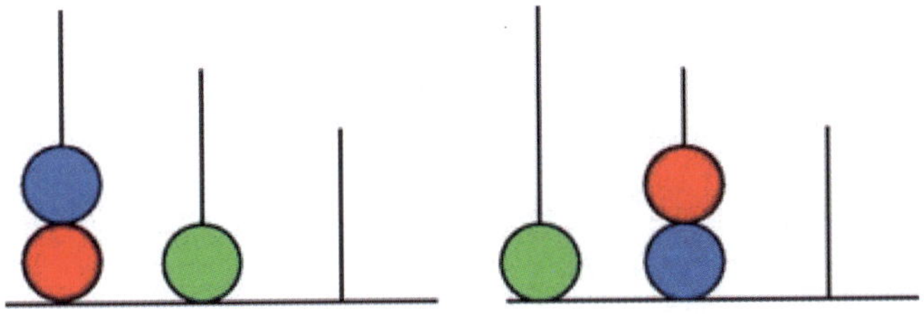

图4-2-2 伦敦塔测试

2)词语流畅性评定：包括语义流畅性测验、语音流畅性测验。语义流畅性测验要求患者在一定时间内，尽可能多地说出某一范畴的词语，比如"家具""电器""蔬菜"等。语音流畅性测验要求患者在一定时间内尽可能多地说出以某个发音开头的词语，比如"sheng"可以是"生日""生命""生活"等。

3)工作记忆评定：一般采用瑞文推理测验，主要测试推理能力。它是一种图形的智力测验，共有60道题，每道题由一幅缺少一小部分的大图案和供选择的6~8个小图案组成，要求患者判断哪一个小图案匹配大图案中缺失的部分，使整个图案形成一个合理完整的整体。

4)反应抑制评定：包括Stroop测验、停止信号任务等。

①Stroop测验是评定执行功能的经典测验之一。具体操作步骤可参考情境四任务一。

②停止信号任务：患者在对某一视觉刺激，即Go信号，做反应的过程中，如果听到一个声音刺激，即Stop信号，就必须立刻停止反应。Go与Stop信号之间的时间间隔则是停止信号延迟时间(Stop-Signal Delay，SSD)，把SSD从Go反应时间中减去即是停止信号反应时间(Stop-Signal Reaction Time，SSRT)。SSRT越长，抑制能力越低。

5)定势转移评定：包括威斯康星卡片分类测验(Wsiconsin Card Sorting Test ，WCST)、连线测验。WCST测查的是根据以往经验进行分类、概括、工作记忆和认知转移的能力。其反映的认知功能包括抽象概括、认知转移、注意、工作记忆、信息提取、分类维持、分类转换、刺激再识和加工、感觉输入和运动输出等。其病理生理学意义：能够较敏感地检测有无额叶局部脑损害，尤其是对额叶背外侧部病变较为敏感。WCST共有4张刺激卡片和128张反应卡片，每张卡片的大小为8 cm × 8 cm，卡片上分别以红、绿、蓝、黄4种颜色画有1~4个三角形、星形、十字形或圆形。其中4张刺激卡分别画有1个红三角形、2个绿五角星、3个黄十字形、4个蓝圆的图片，按上述顺序放于卡片盒上方。

6）全面评定：包括执行功能行为评定量表、额叶功能评定量表、执行功能操作测验等。

（4）执行功能评估操作实施

1）WCST

WCST是一种单项神经心理测定，Berg于1948年首次用于检测正常人的抽象思维能力，目前也用于检测认知功能中的执行功能障碍，具体操作步骤如下：

①患者将刺激卡置于前方。

②患者将反应卡依次放在刺激卡下方。

③检查者掌握分类原则（颜色→形状 →数量）并告诉患者“正确”或者“错误 ”。

④每个原则10张正确卡片。

⑤完成正确分类6次或用完128张反应卡则结束测验。

该项检查中总应答数正常值为60~128，提示认知功能；错误应答数正常值不超过45，提示认知转移能力；正确应答百分比反映抽象概括能力；完成第一个分类所需应答数正常值为10~20，高分提示抽象概括能力差，特别是最初概念形成能力差；概念化水平百分数正常值应不低于60%，低分提示概念形成的洞察力较差；持续性应答数是提示有无脑损害及是否有额叶局灶性损害的一项最好指标，正常值应不超过27，反映认知转移能力；持续性错误数提示脑额叶功能损伤；持续性错误百分数正常值应不超过19%，高分提示脑额叶功能损伤；非持续性错误数的正常值不应超过24，高分提示注意力不集中或思维混乱；不能维持完整分类数正常值应不超过2，高分提示有一定的概念形成能力，但不能成功运用已经形成的概念进行操作；学习到学会正常值应不低于-10，低分表示不能有效应用以往经验，提示学习能力有一定障碍。

2）额叶功能评定量表（FAB）

额叶功能评定量表是全面评价患者执行功能的量表，具体评价内容见表4-2-1。

表4-2-1　额叶功能评定量表

项目	具体操作	结果
类似性 （概念化）	“下面两个或三个物体有什么类似之处？” A.香蕉和橘子 B.桌子和椅子 C.郁金香、玫瑰和月季	

续表

项目	具体操作	结果
词语流畅性（心理灵活性）	在60 s内尽可能多地说出以“一”字或“大”字开头的词	
运动序列测试（程序性控制）	检查者坐在患者前面，说“仔细看我如何做”，用左手做3次“拳—刀—掌”动作，接着对患者说“现在用你的右手先跟我做同样序列的动作，然后再自己做”，3次同时做后，让患者自己做	
不一致性指令（对干扰的敏感性）	当检查者拍1下时患者拍2下，试行3次，即1—1—1；当检查者拍2下时患者拍1下，试行2—2—2，正式开始：1—2—1—2—2—2—1—1—2	
Go/No-Go试验（抑制性控制）	当检查者拍1下时患者拍1下，试行1—1—1；当检查者拍2下时患者不用拍，试行2—2—2，正式开始：1—1—2—1—2—2—2—1—1—2	
抓握行为（环境自主性）	坐在患者前，使其双手掌向上放在膝盖上，检查者不说任何话或看着患者，用双手触摸患者手掌，观察患者是否自动抓握，如果有则重新试一次，说“现在请别抓我的手”	

2. 技能操作

（1）沟通评估

在执行功能评估前，需要先与患者或患者家属进行沟通，收集评估信息，见表4-2-2。

表4-2-2　执行功能评估前的沟通评估

沟通评估内容	沟通要求	评估过程
患者基本情况	与患者/患者家属面对面，讲明目的	

（2）操作准备

在执行功能评估前，需要做好必要的准备，见表4-2-3。

表4-2-3 执行功能评估前的准备

准备项目	具体要求	准备过程
河内塔测试	3个大小相同的底座，若干大小不一的盘子	
瑞文推理测验	推理测试题(成套)	
威斯康星卡片分类测验	4张刺激卡(1个红三角形，2个绿五角星，3个黄十字形，4个蓝圆)；128张反应卡(不同颜色、数量、形状随机组合)(8 cm × 8 cm)	
桌椅	固定式木桌(1 500 mm × 600 mm × 750 mm)、有扶手的椅子	

(3)操作记录

根据河内塔测试对患者进行评估，并将评估结果记录在表4-2-4中。

表4-2-4 河内塔测试记录表

序号	圆盘数	移动次数	所用时间/s
1	3		
2	4		
3	5		
4	6		
5	7		
6	8		

根据瑞文推理测验对患者进行评估，并将评估结果记录在表4-2-5中。

表4-2-5 瑞文推理测验记录表

序号	项目	得分/级别
1	A组	
2	B组	
3	C组	
4	D组	
5	E组	
6	百分等级	
7	智力等级	

根据威斯康星卡片分类测验对患者进行评估，并将评估结果记录在表4-2-6中。

表4-2-6 威斯康星卡片分类测验记录表

序号	项目	结果
1	总应答数：128或是完成6个分类所用的应答数	
2	错误应答数：测查过程中，错误的应答数目	
3	正确应答百分比	
4	完成第一个分类所需应答数	
5	概念化水平百分数：整个测查过程中，连续完成3~10个正确应答的总数占总应答数的百分比	
6	持续性应答数：明知根据某一属性来分类是错误的，但仍继续用这一属性来分类	
7	持续性错误数：分类原则改变后，患者不能放弃旧的分类原则，固执地继续按原来的分类原则进行分类	
8	持续性错误百分数：持续性错误占总应答数的百分比	
9	非持续性错误数：总错误数与持续性错误数之差	
10	不能维持完整分类数：测试过程中，连续完成5~9个正确应答的次数	
11	学习到学会：相邻两个分类阶段错误应答百分数差值的平均数	

根据额叶功能评定量表对患者进行评估，并将评估结果记录在表4-2-7中。

表4-2-7 额叶功能评定量表记录表

序号	项目	结果
1	类似性（概念化）	
2	词语流畅性（心理灵活性）	
3	运动序列测试（程序性控制）	
4	不一致性指令（对干扰的敏感性）	
5	Go/No-Go试验（抑制性控制）	
6	抓握行为（环境自主性）	

温馨提示

○唐代杜甫《望岳》中有言“会当凌绝顶，一览众山小”，告诉我们目标的重要性，有了目标就会有方向，在目标管理训练中我们需要为患者制定大目标，“不积跬步无以至千里”，通过一个个小目标的积累，最终实现大目标。

温馨提示

○《学记》中有言“不陵节而施”，教导我们要根据接收者的水平施教，在训练执行和解决问题能力时，需要康复治疗师根据患者的具体水平进行训练，切忌“揠苗助长”。

温馨提示

○镜像疗法训练过程中，需要复杂动作简单化，环境合理搭配，从多角度寻找问题点，从而实现训练最优化。

根据停止信号任务对患者进行评估，并将评估结果记录在表4-2-8中。

表4-2-8　停止信号任务结果记录表

序号	项目	结果
1	停止信号延迟时间	
2	停止信号反应时间	

（二）执行功能障碍作业治疗

1.知识学习

（1）目标管理训练

目标管理训练是一种以任务为中心的自我管理策略训练，可以改善额叶损伤患者的执行功能。它将大目标任务分解为若干层次的小任务，提高患者的注意力。

（2）执行和解决问题能力训练

执行和解决问题能力训练包括手部动作转换训练、物品分类训练、数字排列训练、手动迷宫游戏及日常生活相关活动训练。手部动作转换训练，可锻炼定势转移，如切水果、做馍花等；物品分类训练，要求患者将恐龙图片放进三角形盒子，将鸟类图片放进圆形盒子；数字排列训练，要求患者对随机排列的数字1~30连线；手动迷宫游戏，要求患者通过双手控制方向盘的倾斜度，使一颗钢珠沿设置好的路线滚入目标点；日常生活相关活动训练包括穿衣、吃饭、刷牙、洗漱等。

（3）镜像疗法

镜像疗法指将日常活动动作分解，搭配合理虚拟环境，从正前方和正侧方两个角度拍摄制作成视频。要求患者仔细观察动作视频，尽可能记住视频中各活动任务的动作步骤，并让患者用运动想象模仿完成视频中的动作任务。

（4）虚拟现实训练

虚拟现实训练指利用电脑程序构建一个虚拟的三维空间，提供视、听、触等多感官刺激，使患者产生身临其境的感觉。Rand等设计了虚拟超市训练，患者在虚拟超市里按照要求采购商品，可提高患者的执行功能。

2.技能操作

（1）沟通评估

在执行功能障碍康复训练前，需要先与患者或患者家属沟通，获取患者的信任，见表4-2-9。

表4-2-9　执行功能障碍康复训练前的沟通评估

沟通评估内容	沟通要求	评估过程
患者基本情况	与患者/患者家属面对面，讲明目的	

(2)操作准备

在执行功能障碍康复训练前，需要做好必要的准备，见表4-2-10。

表4-2-10　执行功能障碍康复训练前的准备

准备项目	具体要求	准备过程
手部动作转换训练	面粉、水果（可根据患者的喜好选择相应的水果）	
物品分类训练	盒子（三角形、圆形）、卡片（恐龙、鸟类、鱼类等）若干 （可根据患者的兴趣准备相应的卡片）	
手动迷宫训练	手动迷宫装置	
数字排列训练	数字连线游戏图	
镜像疗法	日常活动动作分解视频	
虚拟现实训练	电脑、虚拟购物程序、VR眼镜	
目标管理训练	日常生活活动训练任务（根据患者的情况设定）	

(3)操作记录

根据执行功能障碍性质、注意事项及患者的兴趣爱好，选取适合患者的方案并展开训练，将选取的训练方案及训练情况填写在表4-2-11中。

表4-2-11　执行功能障碍训练实施记录表

序号	训练方案	执行情况	执行时间
1	手部动作转换训练	是□ 否□	
2	物品分类训练	是□ 否□	
3	数字排列训练	是□ 否□	
4	手动迷宫训练	是□ 否□	
5	虚拟现实训练	是□ 否□	
6	目标管理训练	是□ 否□	
7	镜像疗法	是□ 否□	

检查评估

康复治疗师根据表4-2-12中的检查项目进行自我检查，并将检查结果和自我点评记录在表中。

表4-2-12 执行功能障碍康复检查记录表（康复治疗师自查）

序号	检查项目	检查结果	自我点评
1	是否穿工作服并保持服装整洁	是□ 否□	
2	训练前是否洗净双手并消毒	是□ 否□	
3	是否对患者执行功能进行评估	是□ 否□	
4	使用设备、工具前是否进行安全检查	是□ 否□	
5	是否按照标准步骤进行操作	是□ 否□	
6	是否完成操作记录	是□ 否□	

患者根据表4-2-13中的检查项目对康复治疗师的服务情况进行检查，并将检查结果和结果点评记录在表中。

表4-2-13 执行功能障碍康复检查记录表（患者点评）

序号	检查项目	检查结果	结果点评
1	是否询问有无排泄等特殊要求	是□ 否□	
2	是否清楚说明执行功能障碍评定与训练的目标	是□ 否□	
3	态度是否和蔼，语言是否亲切	是□ 否□	
4	是否鼓励患者家属融入训练过程	是□ 否□	
5	是否告知患者参与训练的注意事项	是□ 否□	

教师根据表4-2-14中的检查项目对康复治疗师的任务完成情况进行检查，并将检查结果和结果点评记录在表中。

表4-2-14 执行功能障碍康复检查记录表（教师点评）

序号	检查项目	检查结果	结果点评
1	是否按时完成任务	是□ 否□	
2	团队协作是否顺畅	是□ 否□	
3	设备、用具及物品是否整理恢复	是□ 否□	
4	实训床位是否整理干净	是□ 否□	
5	工作页填写是否准确、完整	是□ 否□	

任务小结

- 执行功能障碍康复
  - 执行功能障碍
    - 执行功能
      - 计划
      - 词语流畅性
      - 工作记忆
      - 反应抑制
      - 定势转移
    - 执行功能障碍表现
      - 启动障碍
      - 不恰当反应失抑制
      - 思维或行为转换困难
      - 思维具体
    - 执行功能障碍评定
      - 计划功能评定
      - 词语流畅性评定
      - 工作记忆评定
      - 反应抑制评定
      - 定势转移评定
      - 全面评定
    - 执行功能评估操作实施
  - 执行功能障碍作业治疗
    - 目标管理训练
    - 执行和解决问题能力训练
    - 镜像疗法
    - 虚拟现实训练

情境五
感觉统合作业治疗

情境介绍

本情境包括感觉统合的评定和感觉统合的治疗两个任务。

感觉统合的评定任务涵盖了行为观察、器具评估、量表的评估等知识；感觉统合的治疗任务涵盖了触觉与身体协调活动、增强前庭固有感觉活动、前庭平衡活动、跳跃平衡活动、动作计划活动和综合性活动等知识。

情境目标

- 能根据所学的内容诊断感觉统合障碍，完成感觉统合障碍类型的判断。
- 能根据所学的评定的内容和技能操作方法，完成感觉统合评定工作。
- 能根据所学的治疗的内容和技能操作方法，完成感觉统合作业治疗工作。

任务一　感觉统合的评定

任务二　感觉统合的治疗

教学资源

任务一 感觉统合的评定

任务导入

场景：某儿童康复机构

人物：患儿小五、康复治疗师、家长

情节：感觉失调儿童小五，8岁，胆小，不喜欢洗头洗澡，学习成绩差，注意力无法集中，上课不敢回答问题，不怎么和同学玩耍。学校老师怀疑小五有感觉统合失调，建议家长去相关机构咨询。请问我们能够为小五提供怎样的评估和治疗？

任务目标

- 能根据异常行为观察，完成儿童异常行为的评估。
- 能根据器具评估知识，完成儿童感觉统合器具评估。
- 能根据儿童感觉统合能力发展评估量表的使用方法，完成感觉统合障碍患儿量表的评估。

任务实施

（一）感觉统合的认知及异常行为观察

1.知识学习

（1）感觉统合概述

1）感觉统合的概念

感觉统合（Sensory Integration，SI）是一个信息加工过程，指大脑将从各种感觉器官输入的信息进行多次组织分析、综合处理，作出适当的反应，使机体和谐有效生活、学习的过程。感觉统合的发育关键期是7岁以

微课 感觉统合认知

前。感觉统合是儿童发育的重要基础。

感觉统合障碍（Sensory Integration Dysfunction，SID）是指大脑不能有效组织处理从身体各感觉器官输入的信息，导致机体不能产生有效的适应性行为，出现一系列行为障碍、功能障碍，致使身心健康受到影响。各种感觉系统均可发生感觉统合障碍，主要表现形式有三种：调节障碍、辨别障碍和运用能力障碍。

2）感觉统合障碍的原因

①生物学因素

发育中的大脑容易受多方面生物学因素的影响，进而导致不同程度的脑功能障碍，这些生物学因素源于遗传、胎儿、孕妇、环境等不同方面，可发生于产前、产时、产后不同阶段。产前的生物学因素包括妊娠高血压、TORCH感染、高龄妊娠、有吸烟嗜酒等不良生活习惯、情绪低落、抑郁、长期生活在污染的环境中等；孕中的生物学因素包括胎位不正、胎盘前置、宫内感染、胎盘老化、脐带绕颈、发育迟缓等；产时的生物学因素包括窒息、早产、脐带脱垂、助产不当（如产钳、胎头吸引）、剖宫产等；产后的生物学因素包括各种疾病（如核黄疸）、各种原因的脑损伤、营养不良、小头畸形等；遗传因素包括唐氏综合征、脆性X染色体综合征、各种遗传代谢病等。

②社会心理因素

过度保护、抱得过多（缺少运动、爬行）、不与同伴玩耍等不良养育习惯，使孩子缺乏环境刺激与主动探索环境等促进感知觉发育的机会。特殊家庭的子女容易被忽视，甚至被虐待，圈养使之与社会严重隔离，缺乏教育和良性环境刺激的机会。

3）感觉统合障碍的类型

①感觉调节障碍（Sensory Modulation Dysfunction，SMD）

感觉调节障碍是指机体不能对所接收的感觉信息正确地调节整合，不能将警觉状态调整到活动所需的层次，故而不能对感觉刺激作出适应性反应，常表现出害怕、焦虑、负面固执行为、自我刺激、自伤等不恰当行为反应。各个感觉系统都可发生感觉调节障碍，主要有两种类型：

感觉反应过高（Sensory Over Responsibility，SOR）即感觉防御，是指机体对同一感觉刺激的反应较一般人快速、强烈或持久，表现出惊吓、逃跑、抗拒等逃避刺激的行为。除本体觉，所有感觉均可发生感觉防御，其中触觉防御最容易被发现。感觉防御可表现在衣着、饮食、情绪、人际交往等多个方面。

感觉反应低下（Sensory Under Responsibility，SUR）即感觉迟钝，是指机体对同一感觉刺激的反应较一般人低下、缓慢，需要更强、更长时间的刺激才能发生适当行为反应。所有感觉系统均可发生感觉迟钝。个体常表现出对环境刺激迟钝故而寻求更多的刺激、动作迟缓、表情淡漠、嗜睡等。

温馨提示

○良好的感觉统合能力能让我们不断探索，创造无限可能。路漫漫其修远兮，吾将上下而求索。这是屈原的至理名言，它属于屈原，也属于我们，因为它也是我们年轻一代人追求的人生目标。

②感觉辨别障碍(Sensory Discrimination Disorder,SDD)

感觉辨别障碍是指大脑不能正确诠释所接收的感觉信息,或信息处理时间过长,进而影响机体对环境的适当反应。各个感觉系统都可发生感觉辨别障碍。躯体感觉辨别障碍(触觉、本体觉、前庭觉分辨障碍)的个体无法完成分级、平滑、协调的运动,如下楼梯时靠重力作用往下跳。视觉、听觉辨别障碍的个体看不懂、听不懂。触觉辨别障碍的个体在依据触觉辨认物体特征时有困难。

③感觉基础性运动障碍(Sensory-Based Dyspraxis,SBD)

感觉基础性运动障碍是指个体不能正确处理与运动计划相关的感觉信息,在动作计划和安排上存在缺陷,包括动作运用障碍和姿势控制障碍两种类型。个体不能形成动作概念(缺乏活动动机),不能计划动作(不知道怎么做),或者不能有效执行动作指令(适应性反应),会导致个体学习技巧性活动困难、动作笨拙、动作不连贯、不会新游戏和新的手工活动、手眼协调差、球类技能差、进食技能发育不完善、言语障碍、正确使用表情困难等。

温馨提示

○ 立志用功如种树然,方其根芽,犹未有干;及其有干,尚未有枝;枝而后叶,叶而后花。——王守仁

4)感觉统合的循环过程

感觉统合是一个从感觉输入到行为输出反复循环的信息加工过程。大脑在同一时间内接受来自身体及环境的多种感觉信息后(感觉输入),首先在脑干等部位进行信息筛选、调整及封闭等处理(感觉调节),继之丘脑等边缘系统结构对所输入的感觉信息进行辨别(感觉分辨),大脑皮层进行行动的计划和安排,形成动作指令(动作运用),最后输出行为,完成指令(适应性反应)。大脑将接受的新信息与储存于记忆中的以往经验信息进行比较,而行为输出所产生的信息又反馈给大脑,进一步调整身体对环境做出的反应,因此,大脑能正确地指挥身体做出适应性反应。感觉输入是大脑功能的原动力,行为输出是大脑接收感觉刺激作用的结果。

5)感觉统合与儿童发育

感觉统合是一种与生俱来的神经功能,是儿童发育的重要基础。在感觉统合从原始到成熟、从低级到高级的逐步发展和演变的过程中,儿童各方面的功能也随之同步发展。

依据感觉统合与儿童发育过程,大脑学习的发展历程可以分为四个阶段:

第一阶段:感觉通路的建立。个体能正确接受(Registration)、筛选(Screen)、调整(Adjust)及封闭(Shut down)感觉刺激。

第二阶段:感觉动作的发展。触觉、本体觉、前庭觉的整合直接影响感觉动作,比如影响身体形象感觉、双侧协调、动作计划和动作执行、肌张力、重力安全感、母子感情依恋、眼动控制、姿势控制、平衡等感觉动作的发展。感觉动作是个体对外界刺激做出适应性反应的必备要素,是儿童发育的基石。

第三阶段:知觉动作技能的发展。三大主干感觉加上视觉或听觉信

息的整合，对所见、所闻的事情赋予了意义，并将所获得的经验信息储存、累积于大脑，个体才能感知环境中物体的物理属性，才能促进视感知、空间概念、手眼协调、有目的的惊喜活动、身体协调活动以及听说、模仿、完成指令等知觉技能的发展。

第四阶段：认知学习的产生。所有感觉系统的信息统合形成了脑的整体功能，产生了认知学习。视、听觉之间相互赋予意义，促进抽象思维和认知能力的发展。专注力和组织能力使个体可以接受入学教育。自尊、自制、自信的性格有利于个体建立良好的人际关系。身体双侧分离和左右大脑半球功能的专责化，可使大脑功能最大化。

感觉统合失调常表现为行为障碍，但有行为障碍不一定有感觉统合失调。行为与很多因素有关，比如神经运动功能、认知、气质等，因此感觉统合评估必须与神经运动功能评估、智力测验、气质问卷、既往诊断等结果相结合，从异常行为表现、器具评估及量表评估多方面进行全面综合分析。

(2)异常行为观察

1)日常生活活动中的行为表现

由个体照顾者描述个体在日常生活、游戏及学习等作业活动中的行为表现，或者由专业人员亲自观察个体在作业活动中的行为表现，由医生、治疗师等专业人员进行分析，初步判断个体是否存在感觉统合问题、个体感觉统合优势、兴趣及感觉统合治疗的愿望。行为观察只是初筛判断，准确的评估需要借助标准化的评估量表进行。

①穿衣：穿脱衣服、扣纽扣、戴手套、坐位穿脱鞋子、系鞋带、不同体位下穿脱裤子等动作过慢或笨拙。不肯穿袜，拒绝穿衣，拒绝接触某些衣服或坚持穿长袖长裤以免暴露皮肤等。

②进食：喂养困难，拒绝橡胶乳头甚至母亲乳头，添加辅食困难，咽反射易引出，易诱发恶心、呕吐；筷子用得不好，饭粒洒漏明显，将水倒入杯中困难，打翻杯和碗，整理餐具困难等；严重偏食、挑食，不愿吃某些特定质地的食物等，经常口含食物不咽下，喜欢刺激性强的食物。

③个人卫生：不喜欢洗头、洗脸；拒绝触摸脸颊、口周，特别是口腔内；洗手、上厕所等动作缓慢。

④转移和移动：拒乘电梯，上下车、上下斜坡及楼梯等非常缓慢；上下楼梯困难，或用足击打台阶；方向感差，容易迷路；闭上眼睛易摔倒。

⑤社会行为：过分依赖家长，喜欢或抵触被搂抱，躲避亲吻；逃避陌生环境，常惹事，怕黑。

2)游戏时的行为表现

①协调活动能力差，动作僵硬，不会抛接球、跳绳、跳格子、拍球、跑动中踢球等快速连续动作的活动。

②不喜欢翻跟头、过山车等头部倒置游戏和各种移动的游乐设施，比如荡秋千、旋转木马、碰碰车等。

温馨提示

○在寻求真理的长河中，唯有学习，不断地学习，勤奋地学习，有创造性地学习才能越重山，跨峻岭。——华罗庚

温馨提示

○人可以忍受不幸，也可以战胜不幸，因为人有着惊人的潜力，只要立志发挥它，就一定能渡过难关。——卡耐基

③与同龄儿童一起玩游戏时，易撞击、跌倒，易激惹，出现焦虑紧张等情绪问题；不喜欢参加团体游戏。

3）学习困难

①书写困难，书写时身体动作幅度大，力度控制不良，执笔忽重忽轻，容易折断铅笔，字迹浓淡不均；写字偏旁部首颠倒，字体大小不等；字体混乱，不能整齐地写在格子里；抄书时漏字、漏行或错行。

②阅读异常，视物易疲劳，感觉字体模糊或有重影；厌恶阅读，经常跳读漏读。

③计算困难，数字排列异常。

④入学后完成作业困难。

2.技能操作

（1）沟通评估

在行为观察前，需要先与家长沟通，收集评估信息，见表5-1-1。

表5-1-1 行为观察前的沟通评估

沟通评估内容	沟通要求	评估过程
基本信息	儿童的年龄、性别、兴趣爱好、母亲孕育史、感觉统合发育史、高危因素、家庭或者儿童的感觉统合治疗期待	
告知和宣教	告知即将进行的评估以及注意事项	
询问儿童或者家庭存在的问题	了解儿童在感觉统合中的优势与挑战，找出影响日常生活活动的感觉统合问题	
询问儿童参与环境中存在的问题	日常活动环境中影响感觉统合的环境因素	

（2）操作准备

在行为观察前，需要做好必要的准备，见表5-1-2。

表5-1-2 行为观察前的准备

准备项目	具体要求	准备过程
环境准备	1.非正式观察：在自然环境中进行，比如学校、游乐场、家中，或者初到临床治疗室、评估室时，观察儿童的活动表现 2.临床观察：根据儿童的个性化感觉统合问题准备检测环境及用具	
评估量表或记录准备	评估量表或者评估记录表的制定和准备	

(3)操作记录

根据行为观察要求，将行为观察结果记录在表5-1-3中。

表5-1-3 行为观察记录表

序号	操作步骤	操作过程	评估结果
1	选择观察环境	根据儿童以及治疗师等的实际情况，选择观察环境	
2	儿童自主活动	观察儿童所面临的感觉统合困难如何影响日常生活	
3	记录	将观察所见的儿童的客观表现记录下来	
4	整理和分析	将不同环境中观察所得的儿童的客观表现进行感觉统合分析，整理得出儿童的感觉统合问题及环境存在的问题	

(二)器具评估

1.知识学习

器具评估是感觉统合评定常用方法之一，由医师、治疗师操作或者在相关专业人员指导下进行。器具评估是借助所选器具，设定有针对性的活动，观察儿童做出的最初反应，进而发现感觉统合障碍并予以分析。常用的感觉统合评估器具有小滑板、大笼球、袋鼠跳袋、旋转浴盆(图5-1-1)等。

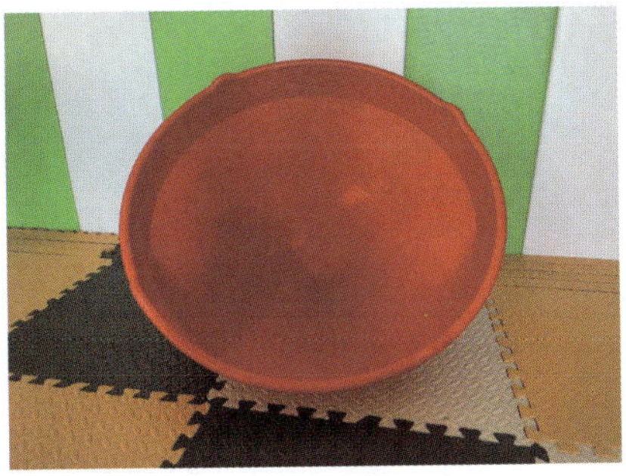

图5-1-1 旋转浴盆

小滑板是Ayres博士经过数十年临床实践与研究设计的感觉运动训练器具，观察儿童对小滑板滑行方向的控制、操作滑板时手的灵活性以及在滑板上的情绪表现等，有助于判断儿童是否存在感觉统合问题。

大笼球是儿童前庭平衡能力和重力安全感评估的重要器具。俯卧大笼球，如果儿童不能抬起头，全身紧张僵硬，双手紧紧抱住大笼球或不知所措，常提示儿童身体和地心引力协调不良。仰卧大笼球，如果儿童头部不能保持在正中位，发生左侧或者右侧倾斜，身体便会向头部倾斜方向滑落，提示儿童的前庭平衡能力不佳。

袋鼠跳指直立位双脚装在袋子里向前跳动，身体平衡能力差、手脚协调不良的儿童常出现身体向前倾、双脚跟不上等不协调表现，因此儿童容易摔倒。

旋转浴盆用来测试儿童的平衡能力以及运动计划能力的成熟程度。

2. 技能操作

(1) 沟通评估

在器具评估前，需要先与家长沟通，收集评估信息，见表5-1-4。

表5-1-4　器具评估前的沟通评估

沟通评估内容	沟通要求	评估过程
基本信息	儿童的年龄、性别、兴趣爱好、母亲孕育史、感觉统合发育史、高危因素、家庭或者儿童的感觉统合治疗期待	
告知和宣教	告知即将进行的评估和治疗以及注意事项	

(2) 操作准备

在器具评估前，需要做好必要的准备，见表5-1-5。

表5-1-5　器具评估前的准备

准备项目	具体要求	准备过程
环境准备	安全、安静，有器具评估所需的用具	
小滑板、大笼球等	根据问诊和观察结果，设计有针对性的活动并进行场景布置	

(3) 操作记录

根据器具评估要求和步骤进行评估，并将评估结果记录在表5-1-6中。

表5-1-6　器具评估操作记录表

序号	类别	操作过程	评估结果
1	小滑板滑行	协助儿童滑行小滑板，观察滑行方向的控制以及滑行过程中手的灵活性	
2	俯卧大笼球	协助儿童俯卧于大笼球上，观察儿童的姿势和运动表现	

续表

序号	类别	操作过程	评估结果
3	仰卧大笼球	协助儿童仰卧于大笼球上，观察儿童的姿势和运动表现	
4	袋鼠跳	协助儿童将双脚装于袋鼠跳袋内，双手提手环跳跃前行，观察儿童的姿势和运动表现，评估平衡能力和手脚协调性	

（三）量表评估

1.知识学习

（1）儿童感觉统合能力发展评估量表

儿童感觉统合能力发展评估量表是目前国内常用的标准化评估量表，适用于3~12岁儿童。量表由父母填写，按“从不、很少、有时候、常常、总是如此”5级评分，“从不”为最高分，“总是如此”为最低分，个别项目与评估者经验关系较大。通过量表评估，可以准确判断个体有无感觉统合障碍以及障碍程度和类型，并根据评估结果制订感觉统合训练方案。量表由58个问题组成，分为前庭失衡、触觉功能不良、本体感失调、学习能力发展不足、大年龄儿童的问题5个项目。

1）前庭失衡：主要针对身体的粗大运动和前庭平衡能力进行评估，包括“手脚笨拙”等14个问题。

2）触觉功能不良：主要针对情绪的稳定性及感觉过分防御行为进行评估，包括“害羞、不安、喜欢孤独、不爱和别人玩”等21个问题。

3）本体觉失调：主要针对身体的本体感及平衡协调能力进行评估，包括“穿脱衣服、系鞋带动作缓慢”等12个问题。

4）学习能力发展不足：主要是针对学习能力的评估，包括“阅读常跳字，抄写常漏字或漏行，写字笔画常颠倒”等8个问题。评估用于6岁以上儿童。

5）大龄儿童的问题：主要针对使用工具及做家务进行评估，评估用于10岁以上儿童，有3个问题。

评估得到各项的原始分值后，根据儿童的年龄查表，得出标准T分，低于40分说明存在感觉统合障碍，30~40分为轻度感觉统合障碍，20~30分为中度感觉统合障碍，低于20分为重度感觉统合障碍。

（2）婴幼儿感觉功能测试量表

婴幼儿感觉功能测试（Test of Sensory Function in Infants，TSFI）量表由DeGangi于1989年设计出版，适用于4~18个月的婴幼儿，有较好的信度和效度，但个别项目与评估者经验关系较大。

温馨提示

○有能进行客观思考的能力就是理智，以理智为基础的感情是谦恭。我们只有摆脱了幼年时代全知全能的幻想，才能有客观性和运用自己的理智。

——弗洛姆

(3)感觉问卷

感觉问卷(Sensory Profile，SP)由Dunn于2002年设计出版，适用于各年龄段人群，用于评估感觉调节功能。

还有其他的评估量表，比如感觉统合及运用测验(SIPT)、感觉加工评估量表(ESP)、感觉加工测试量表(SPM)、感觉统合临床观察记录表、Peabody动作发育评估(PDMS-2)等。

注意：由家长填写的量表，记录结果可能与儿童实际表现有出入，需进一步对儿童进行观察，并结合其他测试结果做出客观的评估。

2. 技能操作

以儿童感觉统合能力发展评估量表为例进行技能操作的讲解。

(1)沟通评估

在使用儿童感觉统合能力发展评估量表进行评估前，需要先与家长沟通，收集评估信息，见表5-1-7。

表5-1-7 使用量表进行评估前的沟通评估

沟通评估内容	沟通要求	评估过程
基本信息	儿童的年龄、性别、兴趣爱好、母亲孕育史、感觉统合发育史、高危因素、家庭或者儿童的感觉统合治疗期待	
告知和宣教	告知即将进行的评估以及注意事项	

(2)操作准备

在使用量表进行评估前，需要做好必要的准备，见表5-1-8。

表5-1-8 使用量表进行评估前的准备

准备项目	具体要求	准备过程
环境准备	安静、独立的空间，评估所需的环境布置	
所需工具的准备	评估工具箱，或者根据评估量表项目所需用具进行整套用具的准备	

(3)操作实施

使用儿童感觉统合能力发展评估量表(表5-1-9)进行标准化评估，将评估结果填写在表中。

表5-1-9 儿童感觉统合能力发展评估量表

序号	评估内容	分值
1	特别爱玩旋转的凳椅或游乐设施而不会晕	5分□ 4分□ 3分□ 2分□ 1分□ 0分□

续表

序号	评估内容	分值
2	喜欢旋转或绕圈子跑而不晕不累	5分□ 4分□ 3分□ 2分□ 1分□ 0分□
3	虽看到了桌椅、旁人、柱子、门墙，但仍常碰撞	5分□ 4分□ 3分□ 2分□ 1分□ 0分□
4	行动、吃饭、敲鼓、画画时双手协调不良，常忘了另一边	5分□ 4分□ 3分□ 2分□ 1分□ 0分□
5	手脚笨拙，容易跌倒，被拉起时仍显得笨重	5分□ 4分□ 3分□ 2分□ 1分□ 0分□
6	俯卧地板和床上，头、颈、胸无法抬高	5分□ 4分□ 3分□ 2分□ 1分□ 0分□
7	爬上爬下，跑进跑出，不听劝阻	5分□ 4分□ 3分□ 2分□ 1分□ 0分□
8	不安地乱动，东摸西扯，不听劝阻，处罚无效	5分□ 4分□ 3分□ 2分□ 1分□ 0分□
9	喜欢招惹他人，捣蛋，恶作剧	5分□ 4分□ 3分□ 2分□ 1分□ 0分□
10	经常自言自语，重复别人的话，并且喜欢背诵广告语言	5分□ 4分□ 3分□ 2分□ 1分□ 0分□
11	表面左撇子，其实左右手都用，无固定使用哪只手	5分□ 4分□ 3分□ 2分□ 1分□ 0分□
12	分不清左右方向，鞋子、衣服常穿反	5分□ 4分□ 3分□ 2分□ 1分□ 0分□
13	不敢在陌生的地方乘坐电梯或走楼梯，或动作缓慢	5分□ 4分□ 3分□ 2分□ 1分□ 0分□
14	组织力不佳，经常弄乱东西，不喜欢整理自己的环境	5分□ 4分□ 3分□ 2分□ 1分□ 0分□
15	对亲人特别暴躁，强词夺理，到陌生环境则害怕	5分□ 4分□ 3分□ 2分□ 1分□ 0分□
16	害怕到新场合，常常待不久就要求离开	5分□ 4分□ 3分□ 2分□ 1分□ 0分□

续表

序号	评估内容	分值
17	偏食，挑食，不吃青菜或软皮	5分□ 4分□ 3分□ 2分□ 1分□ 0分□
18	害羞不安，喜欢孤独，不爱和别人玩	5分□ 4分□ 3分□ 2分□ 1分□ 0分□
19	容易黏妈妈或固定某个人，不喜欢陌生环境，喜欢恐怖镜头	5分□ 4分□ 3分□ 2分□ 1分□ 0分□
20	看电视或听故事，容易大受感动，大叫或大笑	5分□ 4分□ 3分□ 2分□ 1分□ 0分□
21	严重怕黑，不喜欢在空房，到处要人陪	5分□ 4分□ 3分□ 2分□ 1分□ 0分□
22	早上赖床，晚上不睡，上学前常拒绝到校，放学后又不想回家	5分□ 4分□ 3分□ 2分□ 1分□ 0分□
23	容易生小病，生病后常不想上学，常常没有原因拒绝上学	5分□ 4分□ 3分□ 2分□ 1分□ 0分□
24	常吮吸手指或咬指甲，不喜欢别人帮助剪指甲	5分□ 4分□ 3分□ 2分□ 1分□ 0分□
25	换床睡不着，不能换被或睡衣，外出常担心睡眠问题	5分□ 4分□ 3分□ 2分□ 1分□ 0分□
26	独占性强，不让别人碰自己的东西，常会无缘无故发脾气	5分□ 4分□ 3分□ 2分□ 1分□ 0分□
27	不喜欢同别人聊天和玩碰触游戏，视洗脸和洗澡为痛苦	5分□ 4分□ 3分□ 2分□ 1分□ 0分□
28	过分保护自己的东西，尤其讨厌别人由后面接近他	5分□ 4分□ 3分□ 2分□ 1分□ 0分□
29	怕玩沙土、水，有洁癖倾向	5分□ 4分□ 3分□ 2分□ 1分□ 0分□
30	不喜欢直接视觉接触，常需用手来表达需要	5分□ 4分□ 3分□ 2分□ 1分□ 0分□

续表

序号	评估内容	分值
31	对危险和疼痛反应迟钝或反应过于激烈	5分□ 4分□ 3分□ 2分□ 1分□ 0分□
32	听而不见，过分安静，表情冷漠又无故嬉笑	5分□ 4分□ 3分□ 2分□ 1分□ 0分□
33	过分安静或坚持奇怪玩法	5分□ 4分□ 3分□ 2分□ 1分□ 0分□
34	喜欢咬人，并且常咬固定的友伴，并无故碰坏东西	5分□ 4分□ 3分□ 2分□ 1分□ 0分□
35	内向，软弱，爱哭，又常会触摸生殖器	5分□ 4分□ 3分□ 2分□ 1分□ 0分□
36	穿脱衣裤、扣钮扣、拉拉链、系鞋带等动作缓慢、笨拙	5分□ 4分□ 3分□ 2分□ 1分□ 0分□
37	顽固，偏执，不合群，孤僻	5分□ 4分□ 3分□ 2分□ 1分□ 0分□
38	吃饭时常掉饭粒，口水控制不住	5分□ 4分□ 3分□ 2分□ 1分□ 0分□
39	语言不清，发音不佳，语言能力发展缓慢	5分□ 4分□ 3分□ 2分□ 1分□ 0分□
40	懒惰，动作慢，做事没有效率	5分□ 4分□ 3分□ 2分□ 1分□ 0分□
41	不喜欢翻跟头、打滚和爬高	5分□ 4分□ 3分□ 2分□ 1分□ 0分□
42	上幼儿园仍不会洗手、擦脸、剪纸，以及自己擦屁股	5分□ 4分□ 3分□ 2分□ 1分□ 0分□
43	上幼儿园（大、中班）仍不会用筷子、拿笔、攀爬或荡秋千	5分□ 4分□ 3分□ 2分□ 1分□ 0分□
44	对小伤特别敏感，依赖他人过度照料	5分□ 4分□ 3分□ 2分□ 1分□ 0分□
45	不善于玩积木、组合东西、排队、投球	5分□ 4分□ 3分□ 2分□ 1分□ 0分□

续表

序号	评估内容	分值
46	怕爬高，拒走平衡木	5分□ 4分□ 3分□ 2分□ 1分□ 0分□
47	到新的环境很容易迷失方向	5分□ 4分□ 3分□ 2分□ 1分□ 0分□
48	看起来有正常智慧，但学习阅读或做算术特别困难	5分□ 4分□ 3分□ 2分□ 1分□ 0分□
49	阅读常跳字，抄写常漏字、漏行，写字笔画常颠倒	5分□ 4分□ 3分□ 2分□ 1分□ 0分□
50	不专心，坐不住，上课常左右看	5分□ 4分□ 3分□ 2分□ 1分□ 0分□
51	用蜡笔着色或用笔写字写不好，写字慢且常超出格子外	5分□ 4分□ 3分□ 2分□ 1分□ 0分□
52	看书容易眼酸，特别害怕数学	5分□ 4分□ 3分□ 2分□ 1分□ 0分□
53	认字能力虽好，却不知其意义，而且无法组成较长的语句	5分□ 4分□ 3分□ 2分□ 1分□ 0分□
54	混淆背景中的特殊图形，不易看出或认出	5分□ 4分□ 3分□ 2分□ 1分□ 0分□
55	对老师的要求及作业无法有效完成，常有严重挫折	5分□ 4分□ 3分□ 2分□ 1分□ 0分□
56	使用工具能力差，劳作或家务事均做不好	5分□ 4分□ 3分□ 2分□ 1分□ 0分□
57	自己的桌子或四周没法保持洁净，整理困难	5分□ 4分□ 3分□ 2分□ 1分□ 0分□
58	对事情反应过强，没法控制情绪，简单悲观	5分□ 4分□ 3分□ 2分□ 1分□ 0分□

检查评估

康复治疗师根据表5-1-10中的检查项目进行自我检查，并将检查结果和自我点评记录在表中。

表 5-1-10　感觉统合评定检查记录表(康复治疗师自查)

序号	检查项目	检查结果	自我点评
1	基本信息收集	是□　否□	
2	评估宣教和注意事项的告知	是□　否□	
3	评估环境的准备	是□　否□	
4	使用设备、工具前是否进行安全检查	是□　否□	
5	是否按照标准步骤进行操作	是□　否□	
6	是否完成操作记录	是□　否□	

家长根据表 5-1-11 中的检查项目对康复治疗师的服务情况进行检查，并将检查结果和结果点评记录在表中。

表 5-1-11　感觉统合评定检查记录表(家长点评)

序号	检查项目	检查结果	结果点评
1	是否告知家长游戏的目的和意义	是□　否□	
2	是否告知家长注意事项	是□　否□	
3	态度是否和蔼，语言是否亲切	是□　否□	
4	是否鼓励家长融入训练过程	是□　否□	
5	是否告知家长参与训练的注意事项	是□　否□	

教师根据表 5-1-12 中的检查项目对康复治疗师的任务完成情况进行检查，并将检查结果和结果点评记录在表中。

表 5-1-12　感觉统合评定检查记录表(教师点评)

序号	检查项目	检查结果	结果点评
1	是否按时完成任务	是□　否□	
2	团队协作是否顺畅	是□　否□	
3	设备、用具及物品是否整理恢复	是□　否□	
4	实训过程操作是否规范	是□　否□	
5	评估记录表填写是否准确、完整	是□　否□	

任务小结

- 感觉统合的评定
  - 感觉统合的认知及异常行为观察
    - 感觉统合概述
    - 异常行为观察
  - 器具评估
  - 量表评估
    - 儿童感觉统合能力发展评估量表
    - 婴幼儿感觉功能测试量表
    - 感觉问卷

教学资源

任务二 感觉统合的治疗

任务导入

场景：某儿童康复机构

人物：患儿小五、康复治疗师、家长

情节：感觉失调儿童小五，8岁，胆小，不喜欢洗头洗澡，学习成绩差，注意力无法集中。上课不敢回答问题，不怎么和同学玩耍。学校老师怀疑小五有感觉统合失调，建议家长去相关机构咨询。请问我们能够为小五提供怎样的评估和治疗？

任务目标

- 能根据感觉统合的基础知识，完成感觉统合功能障碍的识别。
- 能按照感觉统合功能障碍的特点，完成感觉统合训练方法的选择和感觉统合游戏的针对性设计。
- 能按照感觉训练原则与方法，完成感觉统合游戏训练。

任务实施

（一）触觉与身体协调活动

1.知识学习

（1）球池活动

1）作用：改善触觉防御或迟钝，提高本体觉辨别能力，提高注意力。

2）适应证：触觉防御或迟钝、孤独症、身体协调不良、多动症。

3）器具：海洋球。

温馨提示

○一叶落而知天下秋，一果熟而知万物硕。——《淮南子·说山训》

一叶知秋，看见一片落叶，就知道秋天就要来临。看见一个果实成熟了，就知道所有的果实都快要成熟了。比喻由细微的迹象就能推知事物发展变化的趋势。

4)指导重点：儿童在海洋球池活动嬉戏(图5-2-1)时，需注意儿童对各种感觉的喜爱、固执和排斥情况。

5)时间：每次约30 min，每周2~3次。

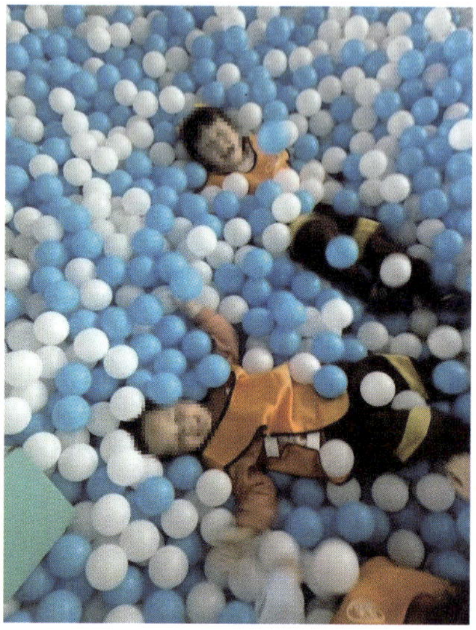

图5-2-1　球池活动

(2)大笼球压滚活动

1)作用：提高身体触觉的辨别能力和调节能力。

2)适应证：触觉防御或迟钝、身体协调不良。

3)器具：大笼球。

4)指导重点：对于触觉较敏感的儿童，可从其背部开始，也可在儿童身上加毛巾，大笼球只装一半气体，使其体会重力感的变化，或用花生球、触觉球代替大笼球进行此项活动。

5)时间：每次20~30 min，每周2~4次。

微课 大笼球训练

(3)俯卧、仰卧或坐上大笼球

1)作用：增强前庭觉辨别能力，丰富本体觉输入，提高平衡反应能力，改善前庭觉调节不佳。

2)适应证：多动症、身体协调不良。

3)器具：大笼球。

4)指导重点：俯卧、仰卧或坐在大笼球上(图5-2-2)。先帮助儿童做好俯卧活动，使其熟悉大笼球的重力感，再进行仰卧活动。不要过快，让儿童努力保持平衡；提醒儿童留意全身关节和肌肉的感觉，协助儿童控制平衡。

5)时间：俯卧、仰卧大笼球活动每次约20 min，每周3~4次。坐上大笼球从摇晃20次开始，慢慢加至摇晃50次，每周进行2~3次。

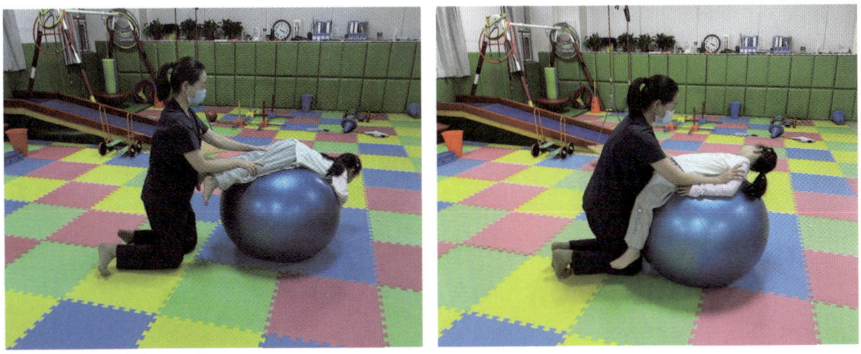

图5-2-2 俯卧、仰卧大笼球

(4)俯卧大笼球抓物

1)作用：强化手眼协调、运动计划、语言及自我控制能力。

2)适应证：身体协调不良、孤独症。

3)器具：大笼球、便于抓放的小玩具(积木、球类等)。

4)指导重点：协助儿童俯卧于大笼球上，保持身体平衡；将目标物置于儿童向前滚动时用手可以拿到的位置；协助儿童前后滚动，用快慢、距离判断，使儿童触摸到目标物。

5)时间：每次20~30 min，每周3~4次。

(5)倾斜垫上滚动

1)作用：提高前庭觉处理能力，增加本体觉辨别及双侧协调能力。

2)适应证：触觉防御或迟钝、身体协调不良。

3)器具：软体积木、软垫、枕头或填充玩具等。

4)指导重点：软体积木或软垫铺呈约20°斜面；让儿童自己沿斜面滚下。提醒其滚下时手、脚与头要相互配合；注意观察滚下时的姿势及身体各部位协调情况。延伸活动：滚下时也可抱着枕头或填充玩具，体会头、手、脚同时收缩的感觉。

5)时间：每次约20 min，每周2次。

(6)彩虹筒加蹦蹦床

1)作用：增加前庭重力刺激感、触觉刺激、本体觉刺激。

2)适应证：触觉防御或迟钝、身体协调不良、多动症、语言发育迟缓。

3)器具：彩虹筒、蹦蹦床。

4)指导重点：将彩虹筒放在蹦蹦床上，让儿童正爬或倒爬进入彩虹筒，保护头部，治疗师跳动蹦蹦床，增加前庭重力刺激感。也可在彩虹筒内摇动，以增加触觉和重力刺激感。

5)时间：每次约20 min，每周2次。

2.技能操作

(1)沟通评估

在触觉与身体协调活动实施前，需要先与家长沟通，收集评估信息，见表5-2-1。

表5-2-1 触觉与身体协调活动实施前的沟通评估

沟通评估内容	沟通要求	评估过程
告知	即将要进行的治疗，以及进行治疗的原因和目标	
宣教	儿童在治疗过程中可能的异常表现、原因及注意事项	

(2)操作准备

在触觉与身体协调活动实施前，需要做好必要的准备，见表5-2-2。

表5-2-2 触觉与身体协调活动实施前的准备

准备项目	具体要求	准备过程
环境准备	感觉统合安全环境，以及活动所需的环境布置	
用具准备	根据设计的感觉统合游戏准备用具	

(3)操作记录

根据儿童的特点设计针对性的游戏，将游戏实施过程和儿童的表现记录在表5-2-3中。

表5-2-3 游戏实施和反馈(触觉与身体协调活动)

序号	操作项目	操作过程	游戏表现和反馈
1	场景的布置		
2	球池活动		
3	大笼球压滚活动		
4	俯卧、仰卧或坐上大笼球		
5	俯卧大笼球抓物		
6	倾斜垫上滚动		
7	彩虹筒加蹦蹦床		

(二)增强前庭固有感觉活动

1.知识学习

(1)跪坐或静坐摇晃平衡台

1)作用：增强本体觉和前庭觉辨别能力。

2）适应证：多动症、身体协调不良。

3）器具：平衡台。

4）指导重点：协助儿童跪坐或静坐在平衡台上，然后以适当的力度摇晃平衡台，观察儿童双手的姿势和头部倾斜的状况，以了解其在倾斜时如何处理不安感。延伸活动：儿童可睁眼练习10 min，再闭眼练习10 min，以体会两种平衡感的不同。

5）时间：每次10~20 min，每周3~4次。

（2）双人扶持摇晃平衡台

1）作用：增强双侧统合能力和平衡反应能力。

2）适应证：多动症、孤独症、身体协调不良。

3）器具：平衡台或太极平衡板。

4）指导重点：使用方法同前。观察儿童活动时的适应反应。摇晃时可先由治疗师带动儿童，再由两人以同一速度彼此配合摇动。

5）时间：从左右摇晃20~30次开始，再慢慢增加到50~60次，熟练后可达120次，每周进行3~4次。

（3）晃动平衡台投球

1）作用：提高本体觉辨别能力、手眼协调能力、双侧统合能力及动作计划能力。

2）适应证：多动症、手眼协调不佳。

3）器具：平衡台或太极平衡板、球、纸箱或竹篮。

4）指导重点：将纸箱（或竹篮）置于儿童前方2 m（或延伸至3~5 m）处，让儿童站在平衡台上晃动，同时手拿球，瞄准纸箱（或竹篮）扔入，计数。延伸活动：治疗师站在2~3 m距离外，将球扔给晃动中的儿童，让其接住球并投出。

5）时间：每次持续进行20 min，每周2~3次。

（4）旋转浴盆加投球

1）作用：提高视动整合能力，改善前庭觉调节能力和动作计划能力。

2）适应证：多动症、身体协调不良、孤独症。

3）器具：旋转浴盆、盒子或篮子、球。

4）指导重点：让儿童坐在旋转浴盆中，治疗师协助旋转，让儿童将手中的球投向固定的盒子（或篮子）内。活动中，可变换旋转的速度及投球目标的位置。旋转速度不宜过快。注意儿童在追寻注视目标时有无过多的眼球运动。延伸活动：可同时在周围放置多个盒子（或篮子），观察其依指令将球投入不同盒子（或篮子）的效率和准确率。

5）时间：每次进行30 min，每周进行2~3次。

（5）独脚椅踢腿运动

1）作用：增加前庭觉、本体觉刺激，改善平衡能力和专注力，提高动作计划能力。

2)适应证:多动症、身体平衡不良。

3)器具:独脚椅、球(大、小各一)、大积木、木门、纸箱、篮子。

4)指导重点:协助儿童坐独脚椅,让其进行独脚椅踢腿活动,也可将球放在脚前,用单脚踢球至墙壁弹回来。在儿童面前1~3 m处,用大积木搭成一个小洞或放置纸箱(篮子、木门),让儿童用单脚踢球入门或用单手(小球)、双手(大球)投球入门。延伸活动:治疗师在旁边拿一个大彩球连续扔高并接住,让儿童随着球移动而移动视线。

5)时间:每次进行20~30 min,每周进行2~3次。

(6)悬吊类器材活动

1)作用:俯卧网缆可改善身体协调不良,调节触觉;网缆站立可改善触觉防御或迟钝,增加前庭觉刺激。

2)适应证:俯卧网缆可用于多动症、身体协调不良、触觉防御;网缆站立可用于触觉防御或迟钝、多动症。方板秋千可用于多动症、身体协调不良;方板秋千抓物可用于多动症、身体协调不良及孤独症。

3)器具:网缆、方板秋千、小玩具、球、积木。

4)指导重点:以不同的姿势(如卧、坐、站)在器材上摇晃。网缆下放蹦蹦床或软垫以保证安全。可配合音乐或唱数以增加趣味性。

5)时间:每次进行20~30 min,每周进行2~3次。

网缆训练如图5-2-3所示。

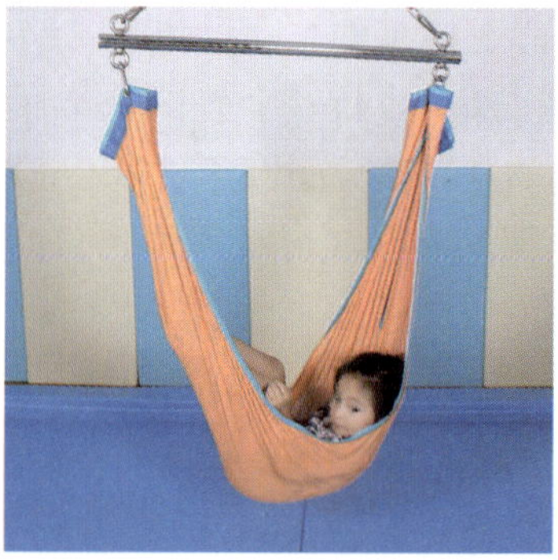

图5-2-3　网缆训练

2.技能操作

(1)沟通评估

在增强前庭固有感觉活动实施前,需要先与家长沟通,收集评估信息,见表5-2-4。

表5-2-4　增强前庭固有感觉活动实施前的沟通评估

沟通评估内容	沟通要求	评估过程
告知	即将要进行的治疗,以及进行治疗的原因和目标	

续表

沟通评估内容	沟通要求	评估过程
宣教	儿童在治疗过程中可能的异常表现、原因及注意事项	

(2)操作准备

在增强前庭固有感觉活动实施前，需要做好必要的准备，见表5-2-5。

表5-2-5　增强前庭固有感觉活动实施前的准备

准备项目	具体要求	准备过程
环境准备	感觉统合安全环境，以及活动所需的环境布置	
用具准备	根据设计的感觉统合游戏准备用具	

(3)操作记录

根据儿童的特点设计针对性的游戏，将游戏实施过程和儿童的表现记录在表5-2-6中。

表5-2-6　游戏实施和反馈(增强前庭固有感觉活动)

序号	操作项目	操作过程	游戏表现和反馈
1	场景的布置		
2	跪坐或静坐摇晃平衡台		
3	双人扶持摇晃平衡台		
4	晃动平衡台投球		
5	旋转浴盆加投球		
6	独脚椅踢腿运动		
7	悬吊类器材活动		

(三)前庭平衡活动

1.知识学习

(1)圆筒吊缆

1)作用：提高视动整合能力，增强前庭觉、本体觉辨别能力及动作计划能力。

2)适应证：触觉防御、多动症、孤独症、身体协调不良。

3)器具：圆筒吊缆。

4)指导重点：使用方法同前。可以让儿童在活动时与治疗师相互注

温馨提示

○观察对于儿童之必不可少，正如阳光、空气、水分对于植物之必不可少一样。在这里，观察是智慧的最重要的能源。

——苏霍姆林斯基

视，训练眼球控制能力或相互投接球，强化身体操作。

5）时间：每次持续30 min，每周进行2~3次。

(2)横抱筒吊缆加手眼协调活动

1）作用：提高视动整合能力，增强前庭觉、本体觉辨别能力及动作计划能力。

2）适应证：多动症、身体协调不良。

3）器具：横抱筒吊缆、套圈。

4）指导重点：活动中进行套圈，可一次给10个圈，观察其投掷的方向与准确度。

5）时间：每次进行20~30 min，每周进行2~3次。也可进行横抱筒吊缆取物、横抱筒吊缆击打目标、横抱筒吊缆上做姿势变化等活动。

2. 技能操作

(1)沟通评估

在前庭平衡活动实施前，需要先与家长沟通，收集评估信息，见表5-2-7。

表5-2-7 前庭平衡活动实施前的沟通评估

沟通评估内容	沟通要求	评估过程
告知	即将要进行的治疗，以及进行治疗的原因和目标	
宣教	儿童在治疗过程中可能的异常表现、原因及注意事项	

(2)操作准备

在前庭平衡活动实施前，需要做好必要的准备，见表5-2-8。

表5-2-8 前庭平衡活动实施前的准备

准备项目	具体要求	准备过程
环境准备	感觉统合安全环境，以及活动所需的环境布置	
用具准备	根据设计的感觉统合游戏准备用具	

(3)操作记录

根据儿童的特点设计针对性的游戏，将游戏实施过程和儿童的表现记录在表5-2-9中。

表 5-2-9　游戏实施和反馈(前庭平衡活动)

序号	操作项目	操作过程	游戏表现和反馈
1	场景的布置		
2	圆筒吊缆		
3	横抱筒吊缆加手眼协调活动		

(四)跳跃平衡活动

1.知识学习

(1)蹦床

1)作用:增加本体觉输入和足底触觉刺激,提高前庭觉辨别能力。

2)适应证:多动症、孤独症、触觉防御、身体协调不良。

3)器具:蹦床。

4)指导重点:指导儿童在蹦床上双脚并拢跳起,跳起时屈膝用足跟踢屁股。熟练后可做 90°回转和 180°回转,可配合音乐做动作,也可鼓励儿童弹向空中时唱歌。

5)时间:每次进行 20~30 min(跳 80~100 次),每周进行 2~3 次。

蹦床活动如图 5-2-4 所示。

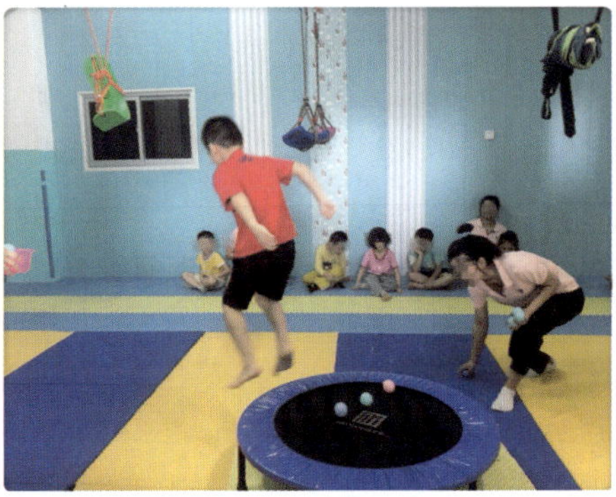

图 5-2-4　蹦床活动

(2)蹦床加手眼协调活动

1)作用:改善前庭觉迟钝,提高注意力及动作计划能力。

2)适应证:多动症、孤独症、身体协调不良。

3)器具:蹦床 2 个、跳绳、网。

4)指导重点:治疗师与儿童各站在一个蹦床上,边跳边进行抛接球;让儿童在蹦床上跳跃时加上跳绳活动,跳绳的次数可不断增加;可在蹦床上空吊一个网,让儿童在起跳时投球入网,记录入网的球数。延伸活动:在空中多放置几个网,让儿童在跳起时将球投入指定的网。也可让两个儿童同时进行,提高趣味性。

5)时间:每次持续进行30 min,每周进行2~3次。

(3)袋鼠跳

1)作用:提高前庭双侧统合能力、本体觉辨别能力和前庭觉处理能力。

2)适应证:多动症、触觉防御或迟钝、重力不安。

3)器具:袋鼠跳袋。

4)指导重点:指导儿童站在袋中,双手提起袋边,双脚同时向前跳,也可让儿童闭上眼睛感受其对身体的控制感。

5)时间:每次持续跳跃20~30次,每周进行2~3次。

2.技能操作

(1)沟通评估

在跳跃平衡活动实施前,需要先与家长沟通,收集评估信息,见表5-2-10。

表5-2-10 跳跃平衡活动实施前的沟通评估

沟通评估内容	沟通要求	评估过程
告知	即将要进行的治疗,以及进行治疗的原因和目标	
宣教	儿童在治疗过程中可能的异常表现、原因及注意事项	

(2)操作准备

在跳跃平衡活动实施前,需要做好必要的准备,见表5-2-11。

表5-2-11 跳跃平衡活动实施前的准备

准备项目	具体要求	准备过程
环境准备	感觉统合安全环境,以及活动所需的环境布置	
用具准备	根据设计的感觉统合游戏准备用具	

(3)操作记录

根据儿童的特点设计针对性的游戏,将游戏实施过程和儿童的表现记录在表5-2-12中。

表5-2-12 游戏实施和反馈(跳跃平衡活动)

序号	操作项目	操作过程	游戏表现和反馈
1	场景的布置		
2	蹦床		

续表

序号	操作项目	操作过程	游戏表现和反馈
3	蹦床加手眼协调活动		
4	袋鼠跳		

(五)动作计划活动

1.知识学习

(1)滑板

1)作用:感受重力变化,强化触觉输入,提高前庭觉辨别能力、视动整合能力和前庭调节能力。

2)适应证:多动症、孤独症、触觉防御、身体协调不良。

3)器具:滑板、绳子、呼啦圈。

4)指导重点:可按静态飞机式、乌龟爬行法、单人牵引滑行法、双人牵引滑行法进行。

5)时间:每次持续进行30 min,每周进行3~4次。

滑板活动如图5-2-5所示。

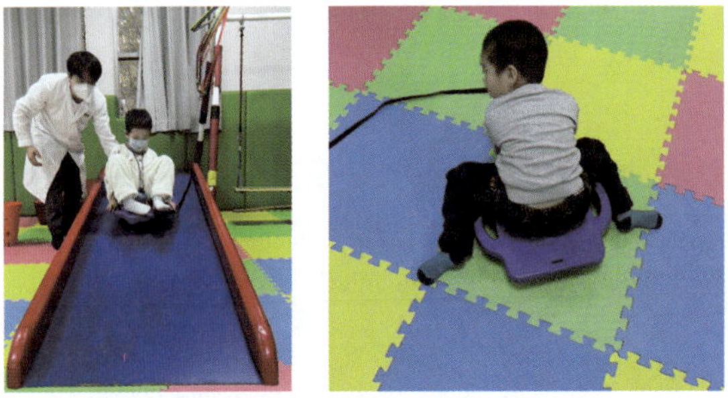

图5-2-5　滑板活动

(2)滑梯

1)作用:增加本体觉输入,提高前庭觉处理能力及双侧统合能力。

2)适应证:多动症、孤独症、身体协调不良。

3)器具:滑梯、滑板、呼啦圈或木棒、长绳索。

4)指导重点:可按俯卧滑滑梯法进行;也可让儿童俯卧在小滑板上,由治疗师用呼啦圈或木棒从下向上将其拉上滑梯;还可让儿童与治疗师共坐小滑板,从上向下滑下来。延伸活动:采用倒滑的方式,头上足下向下滑;或治疗师站在滑梯上,儿童靠自己的力量顺着一根长绳索爬行上来。

5)时间:每次滑行20~30 min,爬行约10次,每周进行3~4次。

(3)滑梯加手眼协调活动

1)作用:提高手眼协调能力、感觉辨别能力和动作计划能力。

2)适应证:手眼协调不良、前庭觉不佳。

3）器具：滑梯、滑板、积木、木箱或纸箱、小球、木棒或纸棒、玩具。

4）指导重点：让儿童俯卧在滑板上，由滑梯上滑下来时身体穿过由积木组成的小隧道；滑下时伸手拿放在旁边的小球，将手中的小球投入固定的木箱或纸箱；滑下时还可用手中的木棒或纸棒击打旁边的目标物或玩具（最好是打不坏的）。

5）时间：每次滑行30~40次，爬行约10次，每周进行3~4次。

2. 技能操作

（1）沟通评估

在动作计划活动实施前，需要先与家长沟通，收集评估信息，见表5-2-13。

表5-2-13　动作计划活动实施前的沟通评估

沟通评估内容	沟通要求	评估过程
告知	即将要进行的治疗，以及进行治疗的原因和目标	
宣教	儿童在治疗过程中可能的异常表现、原因及注意事项	

（2）操作准备

在动作计划活动实施前，需要做好必要的准备，见表5-2-14。

表5-2-14　动作计划活动实施前的准备

准备项目	具体要求	准备过程
环境准备	感觉统合安全环境，以及活动所需的环境布置	
用具准备	根据设计的感觉统合游戏准备用具	

（3）操作记录

根据儿童的特点设计针对性的游戏，将游戏实施过程和儿童的表现记录在表5-2-15中。

表5-2-15　游戏实施和反馈（动作计划活动）

序号	操作项目	操作过程	游戏表现和反馈
1	场景的布置		
2	滑板		
3	滑梯		
4	滑梯加手眼协调活动		

(六)综合性活动

1.知识学习

(1)球池综合活动

1)作用:丰富触觉输入,强化前庭觉处理能力和动作计划能力。

2)适应证:多动症、孤独症、触觉防御或迟钝、身体协调不良。

3)器具:海洋球、吊缆、皮球、软垫。

4)指导重点:儿童从高台上跳下,先用手击打半空中的皮球再跃入球池;从吊缆上跳到球池中;爬上软垫,再拉住悬吊在天花板上的绳索,跃入球池中。

5)时间:每次持续进行20~30min,每周约进行2次。

(2)仰首投球

1)作用:强化前庭觉辨别能力,提高手眼协调能力及眼球移动控制能力。

2)适应证:手眼协调不良、眼球移动控制不佳、多动症。

3)器具:球、竹篮或纸箱。

4)指导重点:在儿童面前1~3 m处放置一个竹篮或纸箱,让其趴在地上,抬高头颈,眼睛向前看,用双手将球投入箱中。

5)时间:每次连续投接球40~50次,每周进行2~3次。

温馨提示

○对微小事物的仔细观察,就是事业、艺术、科学及生命各方面的成功秘诀。——史迈尔

2.技能操作

(1)沟通评估

在综合性活动实施前,需要先与家长沟通,收集评估信息,见表5-2-16。

表5-2-16　综合性活动实施前的沟通评估

沟通评估内容	沟通要求	评估过程
告知	即将要进行的治疗,以及进行治疗的原因和目标	
宣教	儿童在治疗过程中可能的异常表现、原因及注意事项	

(2)操作准备

在综合性活动实施前,需要做好必要的准备,见表5-2-17。

表5-2-17　综合性活动实施前的准备

准备项目	具体要求	准备过程
环境准备	感觉统合安全环境,以及活动所需的环境布置	
用具准备	根据设计的感觉统合游戏准备用具	

(3)操作记录

根据儿童的特点设计针对性的游戏,将游戏实施过程和儿童的表现记录在表5-2-18中。

表5-2-18 游戏实施和反馈(综合性活动)

序号	操作项目	操作过程	游戏表现和反馈
1	场景的布置		
2	球池综合活动		
3	仰首投球		

检查评估

康复治疗师根据表5-2-19中的检查项目进行自我检查,并将检查结果和自我点评记录在表中。

表5-2-19 感觉统合治疗检查记录表(康复治疗师自查)

序号	检查项目	检查结果	自我点评
1	是否穿工作服并保持服装整洁	是□ 否□	
2	是否对活动环境进行安全检查	是□ 否□	
3	是否对儿童活动状态进行评估	是□ 否□	
4	使用设备、工具前是否进行安全检查	是□ 否□	
5	是否按照标准步骤进行操作	是□ 否□	
6	是否完成操作记录	是□ 否□	

家长根据表5-2-20中的检查项目对康复治疗师的服务情况进行检查,并将检查结果和结果点评记录在表中。

表5-2-20 感觉统合治疗检查记录表(家长点评)

序号	检查项目	检查结果	结果点评
1	是否告知家长游戏的目的和意义	是□ 否□	
2	是否告知家长注意事项	是□ 否□	
3	态度是否和蔼,语言是否亲切	是□ 否□	
4	是否鼓励家长融入训练过程	是□ 否□	
5	是否告知家长参与训练的注意事项	是□ 否□	

教师根据表5-2-21中的检查项目对康复治疗师的任务完成情况进行检查，并将检查结果和结果点评记录在表中。

表5-2-21　感觉统合治疗检查记录表（教师点评）

序号	检查项目	检查结果	结果点评
1	是否按时完成任务	是□　否□	
2	团队协作是否顺畅	是□　否□	
3	设备、用具及物品是否整理恢复	是□　否□	
4	实训床位是否整理干净	是□　否□	
5	工作页填写是否准确、完整	是□　否□	

任务小结

- 感觉统合的治疗
  - 触觉与身体协调活动
    - 球池活动
    - 大笼球压滚活动
    - 俯卧、仰卧或坐上大笼球
    - 俯卧大笼球抓物
    - 倾斜垫上滚动
    - 彩虹筒加蹦蹦床
  - 增强前庭固有感觉活动
    - 跪坐或静坐摇晃平衡台
    - 双人扶持摇晃平衡台
    - 晃动平衡台投球
    - 旋转浴盆加投球
    - 独脚椅踢腿运动
    - 悬吊类器材活动
  - 前庭平衡活动
    - 圆筒吊缆
    - 横抱筒吊缆加手眼协调活动
  - 跳跃平衡活动
    - 蹦床
    - 蹦床加手眼协调活动
    - 袋鼠跳
  - 动作计划活动
    - 滑板
    - 滑梯
    - 滑梯加手眼协调活动
  - 综合性活动
    - 球池综合活动
    - 仰首投球

情境六
社区环境评定与改造

情境介绍

本情境包括社区环境评定和社区环境改造两项任务。

社区环境评定任务涵盖了环境改造的概念、无障碍环境的通用标准、环境评定的方法、内容、程序、注意事项、标准化的环境评定方法等知识；社区环境改造任务涵盖了建筑与市政工程无障碍通用规范等知识。

情境目标

- 能根据环境改造和国际通用的无障碍设计标准的基础知识，完成日常生活中的环境无障碍设施的识别。
- 能按照社区环境评定原则，完成社区环境的评定。
- 能按照《建筑与市政工程无障碍通用规范》，完成通行设施、服务设施、信息交流设施的无障碍改造。

任务一 社区环境评定

任务二 社区环境改造

教学资源

任务一 社区环境评定

任务导入

场景：某地某小区

人物：患者张先生、康复治疗师小赵

情节：颅脑损伤患者张先生，45岁，由于车祸导致肢体功能障碍，进行康复后，需要康复治疗师小赵对其居住环境进行无障碍环境识别。如果你是小赵，该如何进行识别呢？

任务目标

- 能根据环境改造的基础知识，完成日常生活中的环境无障碍设施的识别。
- 能根据国际通用的无障碍设计标准，完成日常生活中的环境无障碍设施的识别。
- 能按照社区环境评定原则，完成社区环境的评定。

任务实施

（一）环境改造认识

微课 环境改造认识

1.知识学习

（1）环境改造定义

环境（Environment）是指围绕着人类的生存空间，是人类赖以生存和发展的外部条件的综合体，是可以直接、间接影响人类生存和发展的各种自然因素和社会因素的总体。ICF对环境因素的定义为“构成个体生活背景的外部或外在世界的所有方面，并对个体的功能产生影响”。环境因素包括自然界及其特征、人造自然界、与个体有不同关系和作用的其他人员、态度和价值、社会体制和服务以及政策、规律和法律。

环境改造（Environmental Adaptation）指通过对环境的适当调整，使环境能够适应残疾人的生活、学习、玩耍、工作、休闲娱乐等需求。环境改造的目的就是通过建立无障碍设施（Barrierfree Accessibilities），消除环境对功能障碍者造成的各种限制，为功能障碍者创造机会适应环境，最大程度提升功能障碍者的作业表现能力。

环境改造的基本要求是建立无障碍环境，无障碍环境指能够进去、可以接近、可以获得、易到达的环境。

理想的无障碍环境是指为实现残疾人平等参与社会活动，使残疾人在任何环境下进行任何活动均无障碍，包括物质环境、信息交流和人文环境的无障碍。物质环境无障碍要求：城市道路、公共建筑物和居住区的规划、设计、建设应方便残疾人通行和使用，如城市道路应满足坐轮椅者、拄拐杖者通行和方便视力残疾者通行，建筑物应考虑在出入口、地面、电梯、扶手、厕所、房间、柜台等设置残疾人可使用的相应设施和方便残疾人通行等。信息交流无障碍要求：公共传媒应使听力、言语和视力残疾者能够无障碍地获得信息，进行交流，如影视作品、电视节目的字幕和解说、电视手语、盲人有声读物等。人文环境无障碍要求：通过制定法规保障无障碍环境建设的实施；通过加大宣传、教育力度，使每一个社会成员了解、熟悉相关知识，自觉遵守法规并能主动帮助残障者；通过政府组织和民间团体共同努力，使社会的每个成员能够真正平等地享用社会资源。

> **温馨提示**
>
> ○环境改造能体现出对功能障碍者的关怀，希望同学们能承担起相应的责任与担当，培养应有的社会责任和家国情怀。

（2）环境无障碍的通用标准

1）国际通用的无障碍设计标准大致有六个方面

①在一切公共建筑的入口处设置取代台阶的坡道，其坡度应不大于1/12。

②在盲人经常出入处设置盲道，在十字路口设置利于盲人辨向的音响设施。

③门的净空廊宽度应在0.8 m以上，采用旋转门需另设残疾人入口。

④所有建筑物走廊的净空宽度应在1.3 m以上。

⑤ 公厕应设有带扶手的座式便器，门隔断应做成外开式或推拉式，以保证内部空间便于轮椅进入。

⑥电梯的入口净宽均应在0.8 m以上。

2）信息无障碍国际标准

《信息无障碍 身体机能差异人群 网站设计无障碍技术要求》由我国工信部发布，主要包括以下4项设计原则：

①网页内容必须是可感知的。

②网页内容中的界面组件必须是可操作的。

③网页内容和控件必须是可理解的。

④兼容性要求。

2.技能操作

(1)沟通评估

在进行无障碍环境评估前,需要先与患者或患者家属进行沟通,收集评估信息,见表6-1-1。

表6-1-1 无障碍环境评估前的沟通评估

沟通评估内容	评估过程	备注
环境	公共建筑的入口处、盲道、十字路口、门的净空廊宽度、走廊的净空宽度、公厕、门隔断、电梯的入口净宽	
信息交流	网页内容、内容中的界面组件、内容和控件、兼容性	

(2)操作准备

在无障碍环境评估前,需要做好必要的准备,见表6-1-2。

表6-1-2 无障碍环境评估前的准备

准备项目	具体要求	准备过程
环境场景	患者所住小区	
桌椅	固定式木桌(1 500 mm × 600 mm × 750 mm)、有扶手的椅子	根据患者实际情况可坐轮椅

(3)操作记录

对环境进行评估,并将评估结果记录在表6-1-3中。

表6-1-3 无障碍环境评估和结果

序号	问题	结果
1.1	公共建筑的入口处是否设置取代台阶的坡道,其坡度是多少?	
1.2	在盲人经常出入处是否设置盲道?在十字路口是否设置利于盲人辨向的音响设施?	
1.3	门的净空廊宽度是多少米?	
1.4	所有建筑物走廊的净空宽度是多少米?	
1.5	公厕是否设有带扶手的座式便器,门隔断是否做成外开式或推拉式?	
1.6	电梯的入口净宽是多少米?	

续表

序号	问题	结果
2.1	网页内容是否可感知?	
2.2	网页内容中的界面组件是否可操作?	
2.3	网页内容和控件是否可理解?	
2.4	是否兼容?	

(二)社区环境评定概述

1.知识学习

社区环境的评定是指根据患者的功能障碍情况,对其回归家庭和社区的环境,进行安全性和适应性的实地考察、分析,找出各种不利于患者的环境因素,提出整改意见或方案,并进行适当的改造,以提高患者独立生活的能力,使患者在尽可能舒适的环境中生活和工作。

(1)常用方法

1)观察评定法:通过对实际环境及周围环境的观察和综合分析,发现环境对患者作业活动的限制或障碍,尽可能制订合理的环境改造方案。此法具有真实、具体、有针对性的优点,但缺点是时间和人力方面投入较大。

2)询问评定法:指直接询问患者及患者家属或通过问卷形式进行调查,对调查数据进行全面综合的分析,以发现家庭和社会环境存在的障碍因素,更好地了解实际情况及可能遇到的问题,从而提出具体合理的建议和改造方案,帮助患者更好地融入社区环境,提高自理能力。此法具有简单、直接、针对性强等优点,但缺点是不能全面反映患者在实际生活中的作业活动情况。

3)实践评定法:指在环境评定过程中,让患者在所要评定的实际环境中进行具体的作业活动,以便实地考察患者与环境的关系,消除环境中影响患者作业活动的限制因素。这种评定的结果,较为客观和实际,具有现实指导意义。

如果只是单方面对环境进行评估或只单纯向患者或家属了解信息,而没有考虑到人与环境的相互作用,没有考虑到患者的特殊性,这样做出的评定结果是不够全面的。

(2)评定内容

1)安全性:这是对环境进行评估的首要内容。作为一名康复工作者或作业治疗师,应该知道跌倒或其他身体的伤害,对患者或残疾者的影响是很大的,这些伤害有可能导致患者的病情进一步加重或使活动更为受限。因此,要全面考虑环境的安全性,防止意外伤害的发生。在进行环境

温馨提示

○家庭、学校、社会是儿童成长的三大环境，而社区环境在其中起着重要的连接作用，承载着户外游戏、出行、社交等诸多儿童日常行为活动。

评估时，要将环境的安全性放在重要位置上。

2)无障碍性：治疗师要评估患者所处环境通道是否没有障碍。对于残疾患者进出的环境，需要考虑有无障碍性措施，至少患者可以在环境中自由地活动，进出方便，或者顺利地进行某些作业活动。如在楼梯、走廊、过道是否装有扶手，门或通道是否有足够的宽度以便轮椅通过，患者自己是否可以顺利地进行洗漱及如厕等。

3)可使用性：一般残疾患者多少都具有某些方面的功能障碍，例如有些是行走障碍，有些是手部功能活动障碍。所以，作业治疗师在检查环境时，要尽可能合理地安排环境的布局，并且要能够使患者单独在环境中进行部分作业活动或治疗，所要借助的许多物品都需要进行改造，以方便患者取用。如：调节桌椅的高度、改变杯子把手、勺子柄改为粗柄、改变门的把手（如将旋转的门把手改成既长又宽并向下按的压把门锁，这样即使患者手部功能较差也可以开门）。

(3)评定程序

1)前期准备：治疗师首先需要确定患者及其环境，了解患者的基本情况和资料，带齐相关评估工具（如尺、笔、相机等），并做好测量和记录的准备工作。

2)现场评定：评定时需要充分考虑患者的实际情况，尽可能考虑到室内外环境和设施等要素。例如：要注意出入口地面的光滑度、采光亮度、斜坡、台阶和楼梯是否合适患者，有无必要的辅助装置，如扶手等；注意建筑物室内过道是否有足够的宽度，有无障碍物的存在；室内物件及家具使用的方便性；厕所、浴室是否能满足或适应患者的特殊需要等。

3)完成评定报告：评定完成后，应书写评定报告，并进行草图绘制。对建筑物的位置、存在的弊端和影响因素等内容进行描述。记录患者所需的辅助设施，提出对环境、结构、生活设施和日常物品的改造或调整建议。对患者所处环境的安全性、适应性等做出客观、正确的评价。

(4)注意事项

环境评定时要重点关注环境的安全性，避免不必要的人身伤害及损失。

在环境评定的过程中，要注重患者的社会、文化背景、当地风俗及尊重患者个人的生活习惯等，充分与患者进行沟通，取得患者的配合。

注意根据患者特点及其功能障碍类型，对其周围生活环境及患者的适应性进行评估。如对于认知功能障碍的患者，要着重对影响其思维定向能力的因素进行评定；对于活动功能障碍的患者，要着重对日常使用物件及建筑物内外无障碍环境等进行评定；对于同时具有认知与活动功能障碍的患者，要全面、综合地考虑上述两方面因素。

人与环境之间的相互关系是进行环境评定的重点。我们应该充分考虑患者在实际环境中的作业表现，使其在医院康复治疗过程中所掌握的作业活动能力，能在实际环境中最大限度地发挥出来，以提高患者生活自理能力或独立能力，让患者更好地适应环境，进一步提高其生存质量，融入社会。

(5)非标准化的评定方法

非标准化的环境评定方法包括直接观察环境、与病人面谈和检查病人在实际环境中的表现。主要考虑以下方面：

1)环境的安全性：包括导致绊倒的危险因素，如光线、电线和插座、家具、楼梯等。

2)物件的可获得性和环境的可进出性：包括作业活动所必需的物件是否容易获得，环境空间的安排等。

3)患者在实际环境中的作业活动表现：包括自理活动、家务活动、风险行为。如是否有绊倒身体功能障碍患者的危险因素？进出的地方有斜坡和扶手吗？通道是否畅通无阻？认知功能障碍患者是否能定时、定量服药？物件摆放的地方有标记吗？通道有定向提示吗？

4)与患者或家属进行面谈的情况：包括物理环境、发病前的居住状况、发病前是否使用辅助器具及使用的情况、社会环境等。

(6)标准化的评定方法

标准化的评定是指将评定的项目进行筛选，对评定的结果进行量化，并按统一标准进行评分和计算结果。然而，环境评定因受患者个体情况和社会背景等各方面因素的影响，目前还没有一个公认的、适合于世界各地的标准化评定方法。但各地可根据实际情况，考虑环境评定中所需关注的各种因素，设计符合本地实际情况的标准化的评定量表，以便进行研究、比较和交流。常用的环境评估方法包括以下几种：

1)环境障碍分析

环境障碍分析(Environmental Barrier Analysis，EBA)又称环境评估，因每个国家的城市道路和建筑物设计规范标准不同而各有差异。国内最早于1988年颁布了《方便残疾人使用的城市道路和建筑设计规范》，目前最新的版本为2012年印刷的《城市道路和建筑物无障碍设计规范》，在临床进行环境评估中可以参考实施。

2)环境质量评估

环境质量评估(Measure of Quality the Environment，MQE)由Boschen和Noreay于1998年提出，主要包含活动、参与和环境因素三个方面，是首个对影响社会参与及日常生活的有利或不利环境因素进行评估的工具，适用于有身体功能障碍的患者。通过与患者访谈的形式完成，访谈内容包括家庭、社区和工作。该评估方法用时约30 min，有效性好，可靠性高，但缺乏总结分数及解释分数的方法。

3)家庭环境评估

家庭环境评估(Home Environment，HE)由Iwarsson于1996年提出，主要用于描述、评估和预测个体使用移动装置及家庭环境之间的适应性，可用于个人评估或群体的调查。评估内容包含个人功能状况、对移动装置的依赖程度、室外状况、入口、室内状况、交流等。该评估方法用时60 min以上，有效性好，可靠性高，细致且切实可行，但评估者需要进行专业的培训。

4）家庭环境观察法

家庭环境观察法（Home Observation for Measurement of the Environment，HOME）由Caldwell和Bradley于1984年提出，包含婴儿、幼儿、童年和青少年四个版本，适用于0~15岁的孩子，主要评估孩子的活动、环境因素和社会环境三个方面，从而了解孩子从家庭中获得的认知、社会化、情感发展的激励与支持的数量和质量。可通过访谈和实地观察的方式完成评估，但需要孩子和照顾者的积极配合。该评估方法用时90~120 min，有效性好，可靠性高，但只考虑了家庭环境因素，没有考虑更广泛的邻居或社区环境等因素。

5）家庭和社区环境评估

家庭和社区环境评估（Home and Community Environments，HCE）由King于1995年提出，主要包含三方面的内容：能力与残疾、环境因素、人与人之间的关系，适用于长期有健康问题或生长发育有问题的孩子，评估场所包含家庭、社区机构、康复中心。评估采用调查问卷或实地观察的形式，用时15~20 min，有效性好，可靠性高，可快速简单记录，但目前只适用于儿童。

6）社区融合问卷

社区融合问卷（Community Integration Questionnaire，CIQ）由Willer于1993年提出，早期主要用于大脑损伤患者社区融合的障碍评估，经发展后也用于其他类型的损伤患者。该方法包含家庭融入、社会融入及生产活动三方面内容，共15个问题，用时约10 min，有效性好，可靠性高，但问卷内容是基于假说展开的。

7）康复环境和功能安全检查

加拿大的康复环境和功能安全检查（Safety Assessment of Function & the Environment for Rehabilitation-Health Outcome Measurement and Evaluation，SAFE-R-HOME）由Letts等于1995年提出，主要评估人的活动或参与和环境因素两方面内容。多采用实地环境评估法，也可以与患者或照顾者进行访谈的形式完成，用时45~60 min。按照评估地点和项目的不同，量表可分为12个项目74个问题，评分采用4等级评分：无问题、有轻度问题、有中度问题、有重度问题。

2.技能操作

（1）沟通评估

在进行社区环境评估前，需要先与患者或患者家属进行沟通，收集评估信息，见表6-1-4。

表6-1-4　社区环境评估前的沟通评估

沟通评估内容	评估过程	备注
患者基本情况	患者的基本信息，如姓名、年龄、病史、诊断等	
住房的类型	公寓/独立的房子/其他	
环境	公共建筑的入口处、盲道、十字路口、门的净空廊宽度、走廊的净空宽度、公厕、门隔断、电梯的入口净宽	

(2)操作准备

在社区环境评估前，需要做好必要的准备，见表6-1-5。

表6-1-5　社区环境评估前的准备

准备项目	具体要求	准备过程
康复环境和功能安全检查表	标准化的测验量表1份	
桌椅	固定式木桌(1 500 mm × 600 mm × 50 mm)、有扶手的椅子	

(3)操作记录

对患者进行康复环境和功能安全检查，并将结果记录在表6-1-6、表6-1-7中。

表6-1-6　康复环境和功能安全检查表

序号	评估内容	没有	轻度	中度	重度	建议
1	居住状况(3)					
1.1	保安和荧屏/容许探访					
1.2	居住条件/占有者					
1.3	支持的质量/可获得性					
总计						
2	行走交通(10)					
2.1	步行/助行器					
2.2	轮椅/滑行车/转移					
2.3	椅/床转移					

续表

序号	评估内容	没有	轻度	中度	重度	建议
2.4	体位/体位调整					
2.5	门口的可进出性					
2.6	室内楼梯/斜坡/扶手					
2.7	室外楼梯/斜坡/扶手					
2.8	室外的风险					
2.9	公共/可获得的交通工具					
2.10	汽车/驾驶/转移					
总计						
3	环境的风险(13)					
3.1	杂乱					
3.2	电热毯/发热垫					
3.3	电线/插座/插排					
3.4	消防出口					
3.5	炉子/取暖器/壁炉					
3.6	鼠虫患/不卫生的情况					
3.7	光线/夜间照明					
3.8	宠物					
3.9	小块地毯/室内地面					
3.10	烟/一氧化碳感应器					
3.11	吸烟/点蜡烛/火烧的痕迹					
3.12	危险物品的存放					
3.13	悬垂的电线/绳					
总计						
4	厨房(8)					
4.1	开水壶手动/电动/自动					
4.2	烤面包炉/小用具					

续表

序号	评估内容	没有	轻度	中度	重度	建议
4.3	微波炉					
4.4	煤气炉/电炉					
4.5	橱柜可及性/安全性					
4.6	刀具/剪刀的存放/使用					
4.7	食物供给/储存					
4.8	垃圾存放/处置					
总计						
5	家务(9)					
5.1	准备热饮					
5.2	做饭					
5.3	端茶水/饭菜					
5.4	整理床铺					
5.5	清洁					
5.6	洗衣/熨衣					
5.7	室内/室外的维护					
5.8	购物					
5.9	钱财的管理					
总计						
6	饮食(2)					
6.1	进食/吞咽					
6.2	营养					
总计						
7	自我照顾(8)					
7.1	穿衣/脱衣					
7.2	选择适当的衣服					
7.3	选择适当的鞋袜					

续表

序号	评估内容	没有	轻度	中度	重度	建议
7.4	头发护理					
7.5	指甲护理					
7.6	口腔卫生					
7.7	剃须					
7.8	女性卫生					
总计						
8	浴室和厕所(11)					
8.1	泡澡/淋浴的方法					
8.2	泡澡/淋浴的转移					
8.3	座椅设施					
8.4	泡澡/淋浴的扶手					
8.5	防滑的辅助用具					
8.6	大/小便的控制					
8.7	如厕的方法					
8.8	厕所的转移					
8.9	加高的坐厕					
8.10	厕所的扶手/安全栏					
8.11	锁门/开门					
总计						
9	服药、成瘾和滥用(3)					
9.1	处方药/非处方药					
9.2	成瘾的行为					
9.3	顾客/自我/他人滥用					
总计						
10	休闲(1)					
10.1	爱好安全/工具/方法					
总计						

续表

序号	评估内容	没有	轻度	中度	重度	建议
11	交流与作息(3)					
11.1	电话使用/紧急电话号码					
11.2	能知道时间					
11.3	能安排作息时间					
总计						
12	游走徘徊(3)					
12.1	监护					
12.2	环境					
12.3	游走记录/回来的计划					
总计						

评定标准：

没有发现问题：经过观察、面谈和（或）实际环境作业活动检查，没有发现安全问题，没有不适用的项目。

轻度问题：检查时发现隐患，将来有发展成问题的趋势（1%~33% 的机会有不良后果）。

中度问题：一个要引起注意的安全问题，但不是立即就会对患者和（或）所处的环境造成危险（34%~66% 的机会有不良后果）。

重度问题：要立即引起注意的安全问题，或对患者、其他人或他们所处的环境会造成即时的危险（67%~100% 的机会有不良后果）。

表 6-1-7　评定结果汇总表

序号	评估内容（问题数量）	安全问题的数量			
		没有	轻度	中度	重度
1	居住状况(3)				
2	行走交通(10)				
3	环境的风险(13)				
4	厨房(8)				
5	家务(9)				
6	饮食(2)				

续表

序号	评估内容(问题数量)	安全问题的数量			
		没有	轻度	中度	重度
7	自我照顾(8)				
8	浴室和厕所(11)				
9	服药、成瘾和滥用(3)				
10	休闲(1)				
11	交流与作息(3)				
12	游走徘徊(3)				
总计					
加权分数					
SAFE-R-HOME总得分					
总结: 康复治疗师签名: 日期(年/月/日):					

检查评估

康复治疗师根据表6-1-8中的检查项目进行自我检查,并将检查结果和自我点评记录在表中。

表6-1-8 社区环境评定检查记录表(康复治疗师自查)

序号	检查项目	检查结果	自我点评
1	是否能根据患者表现判断信息交流障碍	是□ 否□	
2	是否能根据患者所住小区判断社区环境障碍	是□ 否□	
3	是否能根据康复环境和功能安全检查表评定社区环境障碍	是□ 否□	

评估对象根据表6-1-9中的检查项目对康复治疗师的服务情况进行检查,并将检查结果和结果点评记录在表中。

表 6-1-9　社区环境评定检查记录表(评估对象点评)

序号	检查项目	检查结果	结果点评
1	是否清楚说明信息交流评估、环境评估的目的	是□　否□	
2	是否清楚说明环境评估的程序	是□　否□	
3	是否清楚说明环境评估的注意事项	是□　否□	
4	服务态度是否和蔼,语言是否亲切	是□　否□	

教师根据表 6-1-10 中的检查项目对康复治疗师的任务完成情况进行检查,并将检查结果和结果点评记录在表中。

表 6-1-10　社区环境评定检查记录表(教师点评)

序号	检查项目	检查结果	结果点评
1	是否按要求完成任务	是□　否□	
2	团队协作是否顺畅	是□　否□	
3	设备、用具及物品是否整理恢复	是□　否□	
4	工作页填写是否准确、完整	是□　否□	

任务小结

- 社区环境评定
  - 环境改造认识
    - 环境改造定义
    - 环境无障碍的通用标准
  - 社区环境评定概述
    - 常用方法
      - 观察评定法
      - 询问评定法
      - 实践评定法
    - 评定内容
      - 安全性
      - 无障碍性
      - 可使用性
    - 评定程序
      - 前期准备
      - 现场评定
      - 完成评定报告
    - 注意事项
    - 非标准化的评定方法
    - 标准化的评定方法

教学资源

任务二 社区环境改造

任务导入

场景:某地某小区

人物:患者赵先生、康复治疗师小刘

情节:颅脑损伤患者赵先生,49岁,由于车祸导致肢体功能障碍,进行康复后,需要康复治疗师小刘对其进行社区环境改造。如果你是小刘,该如何进行改造呢?

任务目标

- 能根据住房条件的评定,完成住房改造。
- 能按照《建筑与市政工程无障碍通用规范》,完成通行设施、服务设施、信息交流设施的无障碍改造。

任务实施

(一)住房改造

1.知识学习

住房改造是一个复杂的系统工程,涉及许多方面的社会问题,难以在短时间内完成。住房改造之前应认真做好评定工作,为住房改造的顺利完成创造条件。

(1)评定时间

住房改造应争取在患者出院前完成,否则就会延长患者的住院时间。由于住房改造所需时间较长,应尽量提前做好准备工作。住院患者一般要安排初期、中期和末期评定,在这三次评定中应包含住房评定的内容。

另外，患者外宿时也是进行住房评定的好机会。有条件时，最好安排一次家庭访问，进行实地的住房评定，并在患者回归家庭后进行随访。由于住房问题的特殊复杂性，住房评定需要反复多次进行。

1)初期评定

初期评定时可以从病历收集患者的住房资料，亦可通过直接询问患者或其家属来收集住房资料。患者及家属对住房评定的意义可能不了解，为取得他们的配合，需要做一定的解释工作。收集的主要内容包括：自有住房还是租房，独门独院还是集体住宅，使用垫子还是使用床，厕所是蹲式还是坐式，有无浴缸及其类型等。一般采用简单提问的方式来收集住房资料。最后，让家属画出房屋平面图。

2)中期评定

得到平面图以后，综合考虑患者的治疗进度，预测患者出院后是使用轮椅还是在屋内步行，设计与平面图相关部位的入口的有效宽度和台阶的高度。参考以上数据，在医院内设计类似的场地，进行ADL练习，评定房屋的情况是否适应患者身体机能状况。

根据上述资料，提出住房改造的初步建议。

3)外宿试验

当患者的症状稳定，并且ADL能力有明显提高以后，可以安排患者进行外宿试验。外宿时让患者填写外宿调查表，调查表将ADL的每个动作进行分类，要求患者在外宿期间如实填写调查表的有关内容。根据调查表的填写结果可以掌握患者本人实际的ADL自理程度和家属能提供的帮助程度，据此进一步评定患者生活环境中存在的问题，初步确定住房改造的实施方案。

4)家庭访问

家庭访问是指康复医师、社会康复工作者及其他有关人员一起，到患者家中进行生活环境评定。家庭访问也可以与外宿试验同时进行。家庭访问的目的是观察患者本人在家庭中实际能进行的各种ADL动作及障碍情况，同时结合患者出院后可能担任的家庭成员角色，在充分征求患者及其家属意见的基础上，最终确定住房改造的实施方案。随后，社会康复工作者安排实施住房改造。

5)末期评定

末期评定重点是分析住房改造的落实情况，听取患者本人及其家庭成员的意见，解决住房改造过程中存在的问题，争取在患者出院前完成住房改造。社会康复工作者应注意掌握住房改造的阶段性进展情况，做好组织协调工作。

(2)评定内容

1)基本事项

①姓名、年龄、性别、身高、体重。

②诊断、障碍、发病时间、愈后。

③运动疗法(PT)、作业疗法(OT)开始时间。

④评定时间、评定者、记录者。

⑤有无矫形器、矫形器名称、使用时的宽度和高度。

⑥保险的种类,有无记录和等级。

⑦职业。

⑧在家庭中的作用(以前,今后)。

⑨家庭成员。

⑩主要帮助者:年龄、性别、身高、体重、既往情况。

⑪经济情况。

⑫交通工具。

⑬房屋性质:房屋情况(自有、租房、其他);楼层(楼房的第几层);有无电梯;构造(木制、砖制、钢筋混凝土、其他);房间数。

⑭住房平面图(另外附纸)。

2)日常生活能力(发病前、发病后、治疗后)

①基本动作(功能障碍的评定另外附纸):起居动作,坐位→椅子(轮椅)的移动,椅子(轮椅)→立位,立位平衡,室内移动(主要的移动方法及使用的矫形器),轮椅的操作(闸的操作、脚踏板的操作)。

②身边的应用动作:进食动作,排泄动作(穿脱裤子、清理),洗漱动作(洗脸、刷牙、梳头),更衣动作(穿脱上衣、穿脱裤子、穿脱鞋、穿脱袜子、穿脱矫形器),洗澡动作(洗身、拧毛巾),家务劳动,散步。

③交流能力。

④精神机能(有无半侧空间失认、性格异常等)。

3)生活环境

①每天的作息习惯,今后的生活安排。

②改善生活环境的欲望。

③发病前有无自己的房间。

④回归家庭后有无自己的房间。

⑤家庭环境:房屋内的设施、经济收入、家庭成员提供帮助的可能性、患者的配合程度。

⑥与近邻、社区的关系:有无亲密朋友、外出购物的次数(每周)、利用交通工具的次数(每周)、利用公用设施的次数(每周)。

⑦社区有无下列资源:入浴服务、护理员、保健员、家庭医生或护士、老人短期照顾、志愿者、社会工作者、出租矫形器、提供住宅改造贷款等。

4)住房结构

调查内容包括卧室、起居室、厕所、浴室、化妆室、厨房的面积、出入口的宽度、台阶数及高度、门的种类、有无冷暖设备、有无扶手、家具的数量和大小、屋外有无坡道、有多少台阶、有无扶手和停车场、道路的状态(平坦、坡道、其他)等。

温馨提示

○研究发现社区环境中的交通便利水平和娱乐活动水平两个指标与认知功能水平显著相关,老年人在社区邻里间的互动以及社区的娱乐活动为其提供了重要的应用场景和机会,进而有助于保持认知功能。社区便利的交通也有助于扩展老年人的社交网络,增进社会交往的功能水平和复杂程度。

(3)评定结果

评定结果一般从下列四个方面进行考虑：

1)患者本人的要求

患者对本人依赖轮椅或拐杖生活的现实能否接受，有无独立生活的要求，有无对环境改造的愿望，对环境改造的方案以及实施进展情况是否满意，有何特殊要求等。

2)家庭成员的意见

患者本人与家属及其他家庭成员的关系如何，家属及其他家庭成员是否愿意提供帮助以及帮助的程度。

3)房屋结构

房屋结构特点，改造的难易程度，改造过程是否牵涉法律问题。

4)经济方面的问题

改造住房所需资金和以后维护所需费用有无可靠来源。

(4)住房改造的要求

无障碍通行和安全疏散是残疾者居住多层建筑首先要满足的要求。建筑出入口修建轮椅通行坡道，门厅和通道应明亮，楼梯要方便残障人士使用，楼梯的形状、坡度、宽度要适宜，不能太陡或太窄，楼梯两侧都要设扶手。

室内与室外地面高度差在15 mm以内，一般不需要特别改造。如果高度差大于15 mm，对于轮椅使用者则需要在门口改建坡道。

轮椅进入的房间至少要有1 500 mm × 1 500 mm的空间供轮椅做各个方向的转动，餐桌或工作桌的高度保证可供轮椅进入的前提下不能高于800 mm。

通过一辆轮椅的过道净宽度应不少于1 200 mm。

电源开关、插座、固定电话应该安装在方便、安全的位置，插座不应低于500 mm，开关高度不应高于1 200 mm，柜子和电视机的高度建议在900~1 200 mm。

门手柄的高度要合适，手柄式的门把手较为舒适。室内活动空间足够时，开门方向朝内；室内活动空间少及考虑安全问题时，门把手最好使用向外延伸的按压式把手以利于开关，最好不使用旋转把手；建议使用滑动门或折叠门，条件允许建议安装电动感应门。

室内外的照明要好，室内温度应能够调节，对于存在体温调节障碍者，如烧伤患者和脊髓损伤患者，室温的调节十分重要。

1)卧室

①床应固定不动，床周边至少要有1 500 mm × 1 500 mm的空间供轮椅转动；最好没有门槛，或者门槛的高度小于15 mm。

②床的高度应与轮椅的座位高度接近。对于非轮椅使用者，床的高度应以患者坐在床边，髋和膝关节保持约90°时，双脚能平放在地面为宜。患者睡在床上时，可以用手触及电灯开关。床边应放置台灯、电话以

微课 住房改造要求

及必要的药物。

③必要时还可以在床边适当位置安装扶手，供患者起床或转移时使用。

2)卫生间

①对于轮椅使用者，卫生间面积不应少于1 500 mm × 1 750 mm；最好没有门槛，或者门槛的高度小于15 mm。

②供功能障碍者使用的卫生间门应该向外打开，以保证室内有足够的空间；更重要的是，一旦功能障碍者发生意外，外面的家属容易打开门施救，而不会因轮椅或其他辅助器具挡在门前，影响门的正常打开。

③一般采用马桶，马桶与轮椅同高(400~480 mm)，两侧安装扶手，扶手间距离为800 mm左右；扶手可采用固定式或折叠式，方便轮椅使用者的转移。

④杂物架、毛巾架和水龙头的高度应在900~1 200 mm；建议在浴室中安装镜子，镜子中心应离地900 mm，以便轮椅使用者使用方便。

⑤洗手盆的高度应在750 mm以下；同时，洗手盆下方至少应有高度为550 mm的空间可供轮椅使用者的双脚进入，便于接近水池洗手和洗脸。水池不必太深，100 mm左右即可，水龙头最好采用长手柄式，便于操作；排水口应位于患者可达处。

⑥淋浴处应有淋浴椅或浴缸上有淋浴板；浴缸的高度与轮椅的座位高度相仿；淋浴处应安装扶手，高度在750 mm以下；热水器的高度应在900~1 200 mm；应使用手握式的淋浴头，淋浴头固定架的高度应低于1 200 mm。

3)厨房

①对于轮椅使用者，厨房面积不应少于1 500 mm × 1 500 mm；最好没有门槛，或者门槛的高度小于15 mm。

②操作台面的高度不应高于800 mm，深度不应大于600 mm，操作台下方净宽和高度都不应小于650 mm，深度不应小于250 mm，方便轮椅使用者使用。

③橱柜的高度应在1 200 mm以下，方便轮椅使用者拿取物品。

④水龙头开关建议改造为长柄或感应开关，容易够着。

⑤操作台面应有利于将重物从一个地方移到另一个地方。如有必要，可配置一个带轮子的推车，以方便转移物品。

4)地面

①室内的地面应平整，宜选用不滑及不易松脱的材料。

②地面不应打蜡和放置地毯，房间之间的通道要畅通，所有的物品要保证安全。

③供视力障碍者使用的出入口、地面，宜铺设有触觉提示的地面材料或涂刷色彩艳丽的地面提示图标。

5)扶手

①在厕所和浴室安装扶手时要考虑以下因素:使用扶手的目的、患者的能力、安装的可能性、安装的部位、扶手的类型、长度和直径、扶手的数目等。

②扶手最好是不锈钢防滑的,长度可选择300 mm、450 mm或600 mm,直径可选择25.4 mm或31.8 mm(1英寸或1.25英寸)。扶手的类型可根据不同的需要选择直条形或L形。安装时可根据需要水平、垂直或倾斜安装,倾斜的角度为15~30°,而且要用膨胀螺丝牢固地安装在能承力的墙上。

③水平安装的扶手方便肘关节在屈曲45°时推撑或拉,垂直的扶手便于站立时的轴心转动和保持站立位的稳定,L形的扶手则兼备二者的功能(图6-2-1)。

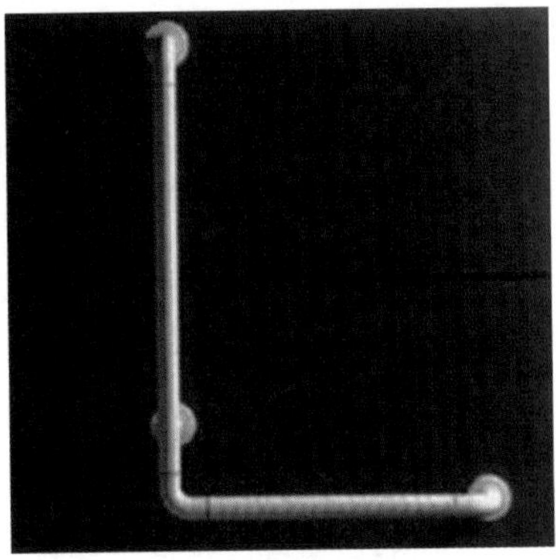

图6-2-1 L形的扶手

④向上倾斜的扶手便于坐下时用手牵拉,向下倾斜的扶手便于起立时推撑。

6)其他

①必要时可在厨房、沙发、餐桌旁安装扶手,利于功能障碍者完成转移和站立活动。

②可安装使用环境控制系统,使四肢瘫患者能够独立完成开关电灯、电视、空调和打电话等活动。

③认知功能障碍者的住宅门口应做一些特殊显眼的标志,方便记忆和辨认。

④听力障碍者可安装闪光提示门铃。

⑤如果有条件应安排一处家庭康复训练的场地。

(5)住房改造的内容

住房改造可以通过作业活动的调整、物品的改造、辅助器具的使用和环境物理结构的改造四个方面进行逐步改造。

1)作业活动的调整

①简化作业活动。作业活动的复杂程度、活动所需的技巧水平与患者目前的功能水平相适应,治疗师可以对这两个方面进行调整,以适合患者的功能状况。如患者无法完成整个作业活动,可以简化活动内容或步

骤以适应患者的功能情况。

②预定活动流程。预定活动流程可以节省活动时间,节省体能。进行活动前应提前计划好整个活动流程、活动的步骤、所需的时间,规范活动并记录下来,使得作业活动步骤清晰明了,并协助功能障碍患者反复练习。例如,将洗澡活动分解成若干步骤,逐一记录下来,协助患者按步骤反复强化训练,形成习惯性动作。

③调节活动结果。根据患者的活动能力,适当降低患者完成活动的质量和数量要求,以利于患者独立完成作业活动。例如,允许患者使用比平时更长的时间完成刷牙活动,允许患者使用电动牙刷完成刷牙活动,同时也允许患者完成刷牙活动的效果没有平时那样好。

④节省体力训练。改变活动形式以节省患者的体力消耗,降低完成活动的技巧要求。例如,外出购物时不必手提物品,可以使用小推车,活动期间可以多次休息。

⑤调整活动社会属性。活动可以单独完成,也可以多人合作完成,必要时可以通过多人协作完成原本只需要一人就可完成的活动。治疗师应对活动的合作性和竞争程度进行适当的调整。例如,搬运椅子、购物、完成日常家务活动等。

2)物品的改造

物品改造的目的是使物品更易于使用或更易于拿取。在考虑物品的实用性时,必须注意选择物品的外观与周围环境或个人风格相符合,不能太怪异;同时又要有效地弥补环境的缺陷与不足。

物件的使用要符合患者的感觉运动功能和认知功能水平。例如,在楼梯上加装高度合适的扶手,可以弥补患者肌力和关节活动度的不足。对于有认知障碍的患者,可以在扶手上加一些简单的指引或图片,以便患者理解如何使用扶手。

3)辅助器具的使用

使用辅助器具的主要目的是为患者的生活自理提供有效的帮助,以减少患者对他人的依赖。辅助器具是物理环境中的一种人工物品,因此,辅助器具的使用也是环境改造的一部分。例如,轮椅或拐杖的使用可以帮助患者完成各种体位的转移,并且无安全方面的隐患。但患者是否需要辅助器具以及需要什么辅助器具,应该由医生或治疗师对患者情况进行综合考虑后进行配置。据估计,临床上有50%~85%的患者需要持续使用辅助器具。在选择辅助器具和帮助患者使用辅助器具时,有六个步骤可供参考:①选择一个辅助器具;②选择一个活动,在活动中练习使用辅助器具;③选择最合适的时机介绍辅助器具;④选择一个预先安排好的场所;⑤教导患者使用辅助器具;⑥鼓励患者使用辅助器具。

4)环境物理结构的改造

环境物理结构的改造包括非房屋结构的改造和房屋结构的改造。

①非房屋结构的改造。非房屋结构的改造指治疗师帮助患者找一些

温馨提示

○社区环境改造是从人的角度出发,改善那些真正能为居民生活带来变化的内容。在现状评价的基础上,针对居民对交通出行、文化娱乐、休闲健身、安全减灾等方面的更高需求,提供充足的物质更新空间。

更安全的地方存放可能引起绊倒等危险的物品、家具或重新摆放物件，以增加更多的空间方便日常的生活活动。

②房屋结构的改造。例如卫生间、厨房、地板、通道和楼梯等的改造。改造的目的通常是为了增加患者活动的安全性。例如，在楼梯上增加扶手、修补破损的地面、增加门的宽度以便于轮椅的通过、浴室和厕所环境设置的改造等。当然，在考虑环境物理结构的改造时，还要顾及患者及其家属的喜好以及文化背景等因素。否则，环境的改造可能会给患者和家属带来新的问题或造成新的障碍。

2. 技能操作

(1)沟通评估

在住房改造前，需要先与患者或患者家属进行沟通，收集评估信息，见表6-2-1。

表6-2-1　住房改造前的沟通评估

沟通评估内容	沟通要求	评估过程	备注
患者基本情况	与患者/患者家属面对面，讲明目的	患者的基本信息，如姓名、年龄、病史、诊断等	

(2)操作准备

在住房改造前，需要做好必要的准备，见表6-2-2。

表6-2-2　住房改造前的准备

准备项目	具体要求	准备过程
辅助器具	参考本书辅助器具的相关章节	
相关物件	是指对患者日常生活密切相关的一些用具、器具、设施、物件等所进行的改造。对相关物件的改造要注意物件的实用性和安全性，需考虑患者能否使用，是否更易于拿取	

(3)操作记录

根据评估改造的方法、注意事项及患者的兴趣爱好，从改造方案中选取适合的方案进行改造，将选取的改造方案及改造情况填写在表6-2-3中。

表6-2-3 改造方案记录表(住房改造)

序号	改造方案	具体项目	改造情况
1	作业活动的调整	调整作业活动的复杂程度,适合患者的功能状况; 调整活动的时间界限,包括活动所需的时间、活动简单化; 对活动的要求进行调节,包括数量和质量; 对活动的结果或趣味性进行调节; 调整活动的社会属性,包括合作性、竞争性、小组和个体	
2	物品的改造	物品的改造包括使物品更易于使用和更易于拿取	
3	辅助器具的使用	选择一个辅助器具; 选择一个活动,在活动中练习使用辅助器具; 选择最合适的时机推荐辅助器具; 选择一个预先安排好的场所; 教导患者使用辅助器具; 鼓励患者使用辅助器具	
4	环境物理结构的改造	非房屋结构的改造:治疗师帮助患者找一些更安全的地方存放可能引起绊倒等危险的物品、家具或重新摆放物件,腾出更多的空间方便日常的生活活动 房屋结构的改造:墙壁、地板、过道和楼梯的改造等	

(二)环境场景的改造

1.知识学习

(1)无障碍通行设施

1)无障碍通道

①无障碍通道上有地面高差时,应设置轮椅坡道或缘石坡道。

②无障碍通道的通行净宽不应小于1 200 mm(图6-2-2),人员密集的公共场所的通行净宽不应小于1 800 mm。

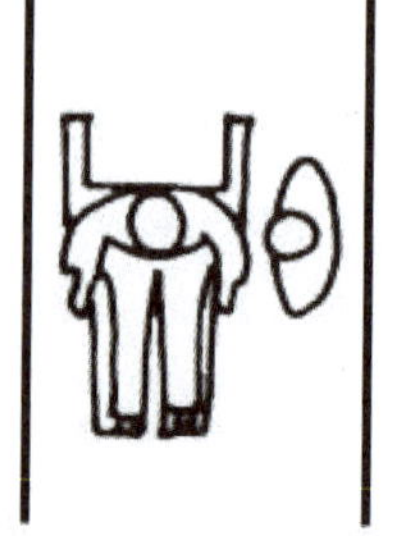

图6-2-2 无障碍通道的通行净宽

③无障碍通道上的门洞口应满足轮椅通行，各类检票口、结算口等应设轮椅通道，通行净宽不应小于900 mm。

④无障碍通道上有井盖、箅子时，井盖、箅子孔洞的宽度或直径不应大于13 mm，条状孔洞应垂直于通行方向。

⑤自动扶梯、楼梯的下部和其他室内外低矮空间可以进入时，应在净高不超过2 000 mm处采取安全阻挡措施。

2)轮椅坡道

①轮椅横向坡度不应大于1∶50，纵向坡度不应大于1∶12，当条件受限且坡段起止点的高差不大于150 mm时，纵向坡度不应大于1∶10，段坡道的提升高度不应大于750 mm。

②轮椅坡道的通行净宽不应小于1 200 mm。

③轮椅坡道的起点、终点和休息平台的通行净宽不应小于坡道的通行净宽，水平长度不应小于1 500 mm(图6-2-3)，门扇开启和物体不应占用此范围空间。

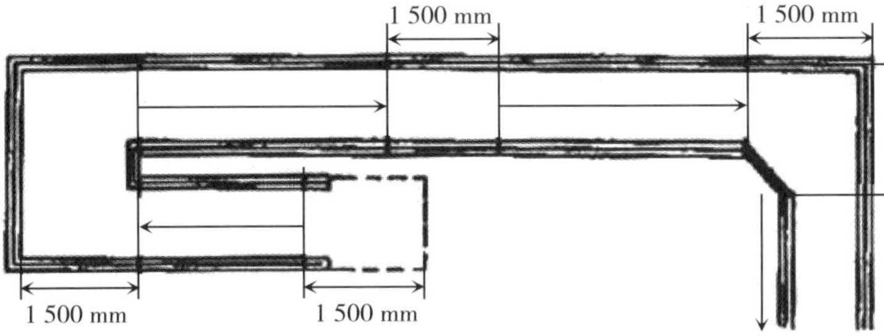

图6-2-3　轮椅坡道的起点、终点和休息平台

④轮椅坡道的高度大于300 mm且纵向坡度大于1∶20时，应在两侧设置扶手，坡道与休息平台的扶手应保持连贯。

⑤设置扶手的轮椅坡道的临空侧应采取安全阻挡措施。

3)无障碍出入口

①应为下列3种出入口之一：地面坡度不大于1∶20的平坡出入口；同时设置台阶和轮椅坡道的出入口；同时设置台阶和升降平台的出入口。

②除了平坡出入口，无障碍出入口的门前应设置平台；在门完全开启的状态下，平台的净深度不应小于1 500 mm；无障碍出入口的上方应设置雨篷。

③设置出入口闸机时，至少有一台开启后的通行净宽不应小于900 mm，或者在紧邻闸机处设置供乘轮椅者通行的出入口，通行净宽不应小于900 mm。

4)门

①满足无障碍要求的门应可以被清晰辨认，并应保证方便开关和安全通过。

②在无障碍通道上不应使用旋转门。

③满足无障碍要求的门不应设挡块和门槛，门口有高差时，高度不应

大于15 mm，并应以斜面过渡，斜面的纵向坡度不应大于1:10。

④满足无障碍要求的手动门应符合下列规定：新建和扩建建筑的门开启后的通行净宽不应小于900 mm，既有建筑改造或改建的门开启后的通行净宽不应小于800 mm；平开门的门扇外侧和里侧均应设置扶手，扶手应保证单手握拳操作，操作部分距地面高度应为850~1 000 mm；除了防火门，门开启所需的力度不应大于25 N。

⑤满足无障碍要求的自动门应符合下列规定：开启后的通行净宽不应小于1 000 mm；当设置手动启闭装置时，可操作部件的中心距地面高度应为850~1 000 mm。

⑥全玻璃门应符合下列规定：应选用安全玻璃或采取防护措施，并应采取醒目的防撞提示措施；开启扇左右两侧为玻璃隔断时，门应与玻璃隔断在视觉上显著区分开，玻璃隔断应采取醒目的防撞提示措施；防撞提示应横跨玻璃门或隔断，距地面高度应为850~1 500 mm。

⑦连续设置多道门时，两道门之间的距离除去门扇摆动的空间后的净间距不应小于1 500 mm。

⑧满足无障碍要求的安装有闭门器的门，从闭门器最大受控角度到完全关闭前10° 的闭门时间不应小于3 s。

⑨满足无障碍要求的双向开启的门应在可视高度部分安装观察窗，通视部分的下沿距地面高度不应大于850 mm。

5）无障碍电梯

①无障碍电梯的候梯厅应符合下列规定：

A. 电梯门前应设直径不小于1 500 mm的轮椅回转空间，公共建筑的候梯厅深度不应小于1 800 mm。

B. 呼叫按钮的中心距地面高度应为850~1 100 mm，且距内转角处侧墙距离不应小于400 mm，按钮应设置盲文标志。

C. 呼叫按钮前应设置提示盲道。

D. 应设置电梯运行显示装置和抵达音响。

②无障碍电梯的轿厢规格应依据建筑类型和使用要求选用。满足乘轮椅者使用的最小轿厢规格，深度不应小于1 400 mm，宽度不应小于1 100 mm。同时满足乘轮椅者使用和容纳担架的轿厢，如采用宽轿厢，深度不应小于1 500 mm，宽度不应小于1 600 mm；如采用深轿厢，深度不应小于2 100 mm，宽度不应小于1 100 mm。轿厢内部设施应满足无障碍要求。

③无障碍电梯的电梯门应符合下列规定：

A. 应为水平滑动式门。

B. 新建和扩建建筑的电梯门开启后的通行净宽不应小于900 mm，既有建筑改造或改建的电梯门开启后的通行净宽不应小于800 mm。

C. 完全开启时间应保持不小于3 s。

D. 公共建筑内设有电梯时，至少应设置一部无障碍电梯。

6）楼梯和台阶

①视觉障碍者主要使用的楼梯和台阶应符合下列规定：

A.距踏步起点和终点250~300 mm处应设置提示盲道，提示盲道的长度应与梯段的宽度相对应。

B.上行和下行的第一阶踏步应在颜色或材质上与平台有明显区别。

C.不应采用无踢面和直角形突缘的踏步（图6-2-4）。

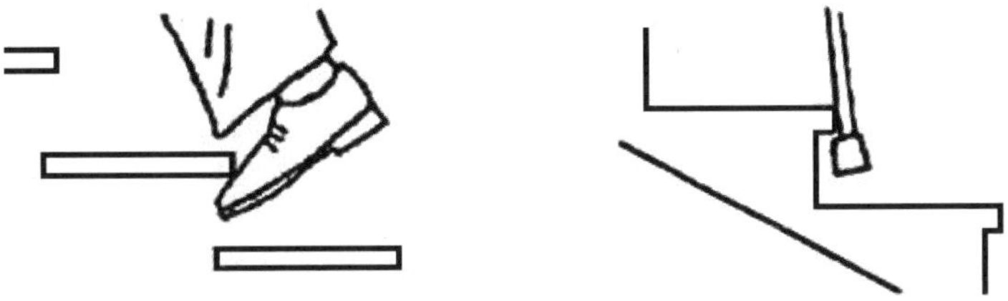

图6-2-4　无踢面踏步和直角形突缘踏步

D.踏步防滑条、警示条等附着物均不应突出踏面。

②行动障碍者和视觉障碍者主要使用的三级及三级以上的台阶和楼梯应在两侧设置扶手。

7）扶手

①满足无障碍要求的单层扶手的高度应为850~900 mm；设置双层扶手时，上层扶手高度应为850~900 mm，下层扶手高度应为650~700 mm。

②行动障碍者和视觉障碍者主要使用的楼梯、台阶和轮椅坡道的扶手应在全长范围内保持连贯。

③行动障碍者和视觉障碍者主要使用的楼梯、台阶和轮椅坡道的扶手起点和终点处应水平延伸，延伸长度不应小于300 mm；扶手末端应向墙面或向下延伸，延伸长度不应小于100 mm。

④扶手应固定且安装牢固，形状和截面尺寸应易于抓握，截面的内侧边缘与墙面的净距离不应小于40 mm。

⑤扶手应与背景有明显的颜色或亮度对比。

8）无障碍机动车停车位和上/落客区

①应将通行方便、路线短的停车位设为无障碍机动车停车位。

②无障碍机动车停车位一侧，应设宽度不小于1 200 mm的轮椅通道。轮椅通道与其所服务的停车位不应有高差，和人行通道有高差处应设置缘石坡道，且应与无障碍通道衔接。

③无障碍机动车停车位的地面坡度不应大于1∶50。

④无障碍机动车停车位的地面应设置停车线、轮椅通道线和无障碍标志，并应设置引导标识。

⑤总停车数在100辆以下时应至少设置1个无障碍机动车停车位，100辆以上时应设置不少于总停车数1%的无障碍机动车停车位；城市广场、公共绿地、城市道路等场所的停车位应设置不少于总停车数2%的无障碍机动车停车位。

⑥无障碍小汽（客）车上客和落客区的尺寸不应小于2 400 mm × 7 000 mm，

和人行通道有高差处应设置缘石坡道，且应与无障碍通道衔接。

9)缘石坡道

①各种路口、出入口和人行横道处，有高差时应设置缘石坡道。

②缘石坡道的坡口与车行道之间应无高差。

③缘石坡道距坡道下口路缘石250~300 mm处应设置提示盲道，提示盲道的长度应与缘石坡道的宽度相对应。

④缘石坡道的坡度应符合下列规定：全宽式单面坡缘石坡道的坡度不应大于1∶20；其他形式缘石坡道的正面和侧面的坡度不应大于1∶12。

⑤缘石坡道的宽度应符合下列规定：全宽式单面坡缘石坡道的坡道宽度应与人行道宽度相同（图6-2-5至图6-2-7）；三面坡缘石坡道的正面坡道宽度不应小于1 200 mm（图6-2-8）；其他形式的缘石坡道的坡口宽度均不应小于1 500 mm（图6-2-9）。

⑥缘石坡道顶端处应留有过渡空间，过渡空间的宽度不应小于900 mm。

⑦缘石坡道上下坡处不应设置雨水箅子。设置阻车桩时，阻车桩的净间距不应小于900 mm。

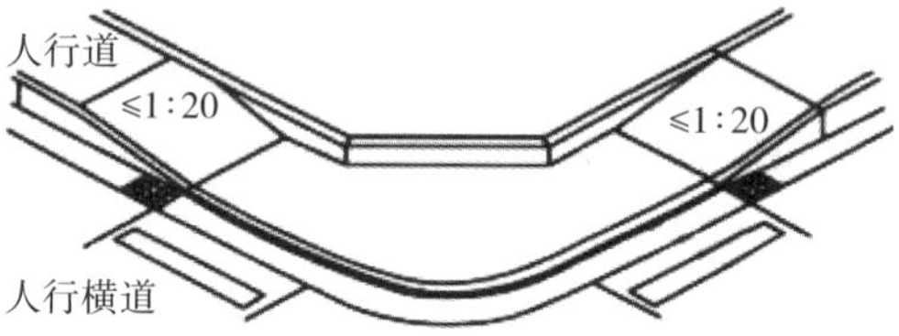

图6-2-5 交叉路口单面坡缘石坡道

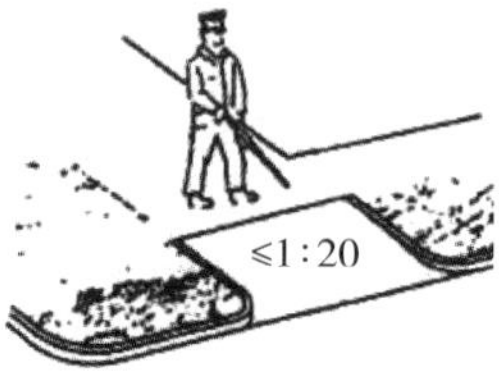

图6-2-6 街坊路口单面坡缘石坡道

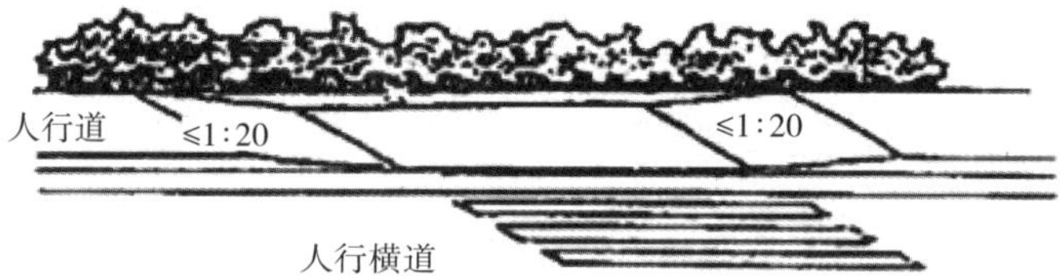

图6-2-7 人行横道单面坡缘石坡道

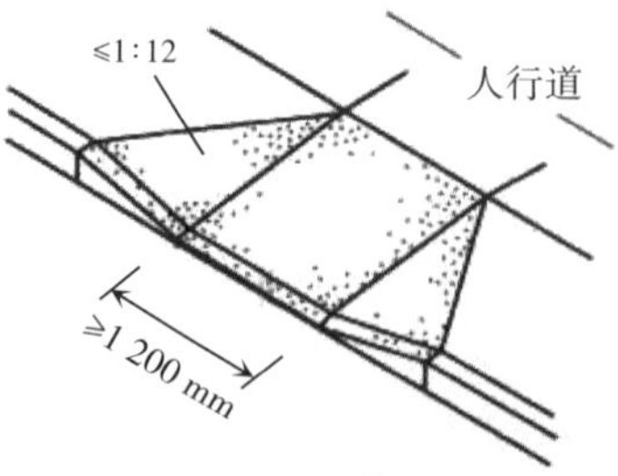

图6-2-8 三面坡缘石坡道

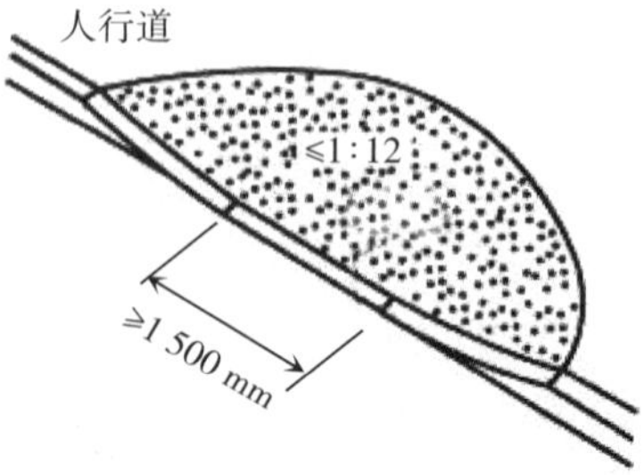

6-2-9 扇形单面坡缘石坡道

10)盲道

①盲道的铺设应保证视觉障碍者安全行走和辨别方向。

②盲道铺设应避开障碍物，任何设施不得占用盲道。

③需要安全警示和提示处应设置提示盲道，其长度应与需安全警示

和提示的范围相对应。行进盲道（图6-2-10）的起点、终点、转弯处，应设置提示盲道（图6-2-11至图6-2-13），其宽度不应小于300 mm，且不应小于行进盲道的宽度。

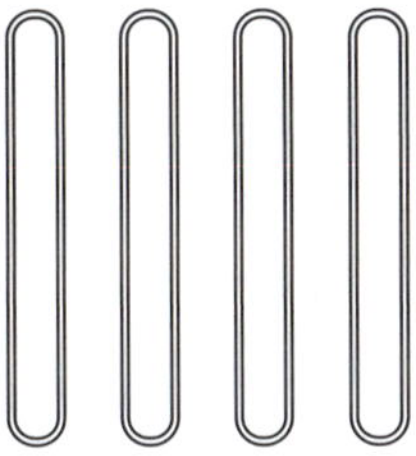

图6-2-10　行进盲道

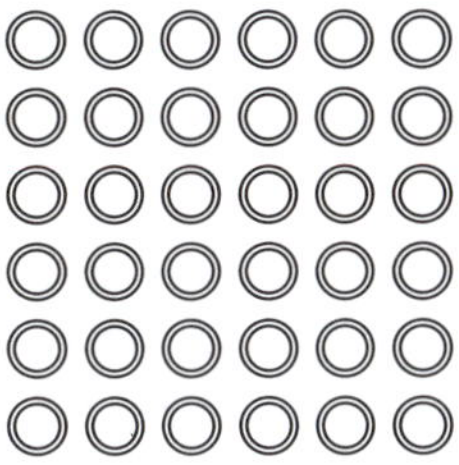

图6-2-11　提示盲道

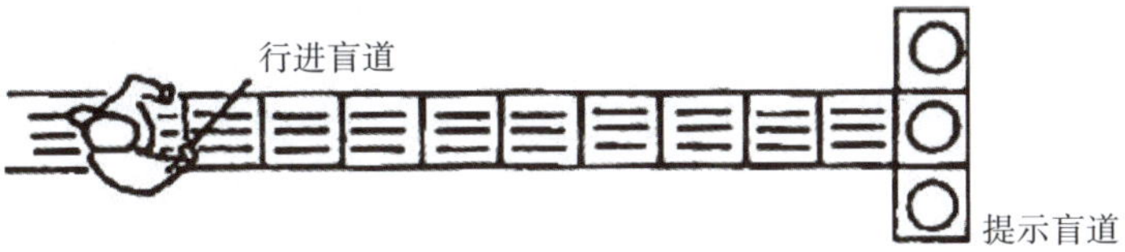

图6-2-12　盲道终点提示盲道

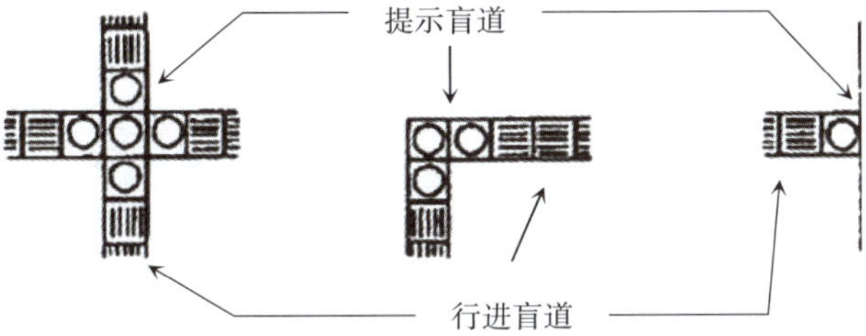

图6-2-13　盲道交叉提示盲道

④盲道应与相邻人行道铺面的颜色或材质形成差异。

(2)无障碍服务设施

1)一般场所

关于一般场所无障碍服务设施的规定，见表6-2-4。

表6-2-4　一般场所无障碍服务设施

设施名称	规定
无障碍通道	通往无障碍服务设施的通道
具有内部使用空间的无障碍服务设施	A.入口和室内空间应方便乘轮椅者进入和使用，内部应设轮椅回转空间，轮椅需要通行的区域通行净宽不应小于900 mm； B.门在紧急情况下应能从外面打开； C.应设置易于识别和使用的救助呼叫装置
无障碍服务设施的地面	坚固、平整、防滑、不积水

续表

设施名称	规定
无障碍服务设施内供使用者操控的照明设备、设施	开关和调控面板应易于识别，距地面高度应为850~1 100 mm
无障碍服务设施内安装的部件	A. 应安装牢固； B. 安全抓杆直径应为30~40 mm，内侧与墙面的净距离不应小于40 mm； C. 低位挂衣钩、低位毛巾架、低位搁物架距地面高度不应大于1 200 mm
无障碍坐便器	A. 无障碍坐便器两侧应设置安全抓杆，轮椅接近坐便器一侧应设置可旋转90°的水平安全抓杆，另一侧应设置L形抓杆； B. 轮椅接近无障碍坐便器一侧设置的可旋转90°的水平安全抓杆距坐便器的上沿高度应为250~350 mm，长度不应小于700 mm； C. 无障碍坐便器另一侧设置的L形安全抓杆，其水平部分距坐便器的上沿高度应为250~350 mm，水平部分长度不应小于700 mm；其竖向部分应设置在坐便器前端150~250 mm，竖向部分顶部距地面高度应为1 400~1 600 mm； D. 坐便器水箱控制装置应位于易触及的位置，应可自动操作或单手操作； E. 取纸器应设在坐便器的侧前方； F. 坐便器附近应设置救助呼叫装置，并应满足坐在坐便器上和跌倒在地面的人均能够使用
无障碍小便器	A. 小便器下口距地面高度不应大于400 mm； B. 应在小便器两侧设置长度为550 mm的水平安全抓杆，距地面高度应为900 mm；应在小便器上部设置支撑安全抓杆，距地面高度应为1 200 mm
无障碍洗手盆	A. 台面距地面高度不应大于800 mm，水嘴中心距侧墙不应小于550 mm，其下部应留出宽不小于750 mm、高不小于650 mm、距地面高度不小于250 mm范围内进深不小于450 mm、其他部分进深不小于250 mm的容膝容脚空间； B. 应在洗手盆上方安装镜子，镜子反光面的底端距地面的高度不应大于1 000 mm； C. 出水龙头应采用杠杆式水龙头或感应式自动出水方式

续表

设施名称	规定
无障碍淋浴间	A.内部空间应方便乘轮椅者进出和使用； B.淋浴间前应设便于乘轮椅者通行和转动的净空间； C.淋浴间坐台应安装牢固，高度应为400~450 mm，深度应为400~500 mm，宽度应为500~550 mm； D.应设置L形安全抓杆，其水平部分距地面高度应为700~750 mm，长度不应小于700 mm，其垂直部分应设置在淋浴间坐台前端，顶部距地面高度应为1 400~1 600 mm； E.控制淋浴的开关距地面高度不应大于1 000 mm；应设置一个手持的喷头，其支架距地面高度不应大于1 200 mm，淋浴软管长度不应小于1 500 mm
无障碍盆浴间	A.浴盆侧面应设不小于1 500 mm × 800 mm的净空间，和浴盆平行的一边的长度不应小于1 500 mm； B.浴盆距地面高度不应大于450 mm；在浴盆一端设置方便进入和使用的坐台； C.应沿浴盆长边和洗浴坐台旁设置安全抓杆
无障碍厨房	A.厨房设施和电器应方便乘轮椅者靠近和使用； B.操作台面距地面高度应为700~850 mm，其下部应留出宽不小于750 mm、高不小于650 mm、距地面高度250 mm范围内进深不小于450 mm、其他部分进深不小于250 mm的容膝容脚空间； C.水槽应与工作台底部的操作空间隔开

2)公共卫生间(厕所)和无障碍厕所

关于公共卫生间(厕所)和无障碍厕所无障碍服务设施的规定，见表6-2-5。

表6-2-5　公共卫生间(厕所)和无障碍厕所无障碍服务设施

设施名称	规定
满足无障碍要求的公共卫生间(厕所)	A.女卫生间(厕所)应设置无障碍厕位和无障碍洗手盆，男卫生间(厕所)应设置无障碍厕位、无障碍小便器和无障碍洗手盆； B.内部应留有直径不小于1 500 mm的轮椅回转空间
无障碍厕位	A.应方便乘轮椅者到达和进出，尺寸不应小于1 800 mm × 1 500 mm； B.如采用向内开启的平开门，应在开启后厕位内留有直径不小于1 500 mm的轮椅回转空间，并应采用门外可紧急开启的门闩； C.应设置无障碍坐便器

续表

设施名称	规定
无障碍厕所	A.位置应靠近公共卫生间(厕所),面积不应小于4.00 m^2,内部应留有直径不小于1 500 mm的轮椅回转空间; B.内部应设置无障碍坐便器、无障碍洗手盆、多功能台、低位挂衣钩和救助呼叫装置; C.应设置水平滑动式门或向外开启的平开门
公共建筑中的男、女公共卫生间(厕所)	每层应至少分别设置1个满足无障碍要求的公共卫生间(厕所),或在男、女公共卫生间(厕所)附近至少设置1个独立的无障碍厕所

3)公共浴室和更衣室

关于公共浴室和更衣室无障碍服务设施的规定,见表6-2-6。

表6-2-6 公共浴室和更衣室无障碍服务设施

设施名称	规定
满足无障碍要求的公共浴室	A.应设置至少1个无障碍淋浴间或盆浴间和1个无障碍洗手盆; B.无障碍淋浴间的短边宽度不应小于1 500 mm,淋浴间前应设一块不小于1 500 mm × 800 mm的净空间,和淋浴间入口平行的一边的长度不应小于1 500 mm; C.淋浴间入口应采用活动门帘
满足无障碍要求的更衣室	A.乘轮椅者使用的储物柜前应设直径不小于1 500 mm的轮椅回转空间; B.乘轮椅者使用的座椅的高度应为400~450 mm

4)无障碍客房和无障碍住房、居室

关于无障碍客房和无障碍住房、居室无障碍服务设施的规定,见表6-2-7。

表6-2-7 无障碍客房和无障碍住房、居室无障碍服务设施

设施名称	规定
无障碍客房和无障碍住房、居室位置	应设于底层或无障碍电梯叫达的楼层,应设在便于到达、疏散和进出的位置,并应与无障碍通道连接
人员活动空间	应保证轮椅进出,内部应设轮椅回转空间;主要人员活动空间应设置救助呼叫装置

续表

设施名称	规定
无障碍卫生间	A. 应保证轮椅进出，内部应设轮椅回转空间； B. 内部应设置无障碍坐便器、无障碍洗手盆、无障碍淋浴间或盆浴间、低位挂衣钩、低位毛巾架、低位搁物架和救助呼叫装置； C. 应设置水平滑动式门或向外开启的平开门
乘轮椅者上下床可使用的床侧通道宽度	不应小于1 200 mm
窗户可开启扇的执手或启闭开关	距地面高度应为850~1 000 mm，手动开关窗户操作所需的力度不应大于25 N
无障碍住房和无障碍客房的门禁和门铃	应同时满足听觉障碍者、视觉障碍者和言语障碍者使用

5）低位服务设施

关于低位服务设施的规定，见表6-2-8。

表6-2-8　低位服务设施

设施名称	规定
低位服务设施设置	为公众提供服务的各类服务台（问询台、接待处、业务台、收银台、借阅台、行李托运台等）
低位服务设施前	应留有轮椅回转空间
低位服务设施	上表面距地面高度应为700~850 mm，台面的下部应留出宽不小于750 mm、高不小于650 mm、距地面高度250 mm范围内进深不小于450 mm、其他部分进深不小于250 mm的容膝容脚空间

（3）无障碍信息交流设施

无障碍标识应纳入室内外环境的标识系统，应连续并清楚地指明无障碍设施的位置和方向。无障碍标志的安装位置和高度应保证从站立和坐位的视觉角度都能够看见，并且不应被其他任何物品遮挡。

无障碍设施处均应设置无障碍标识。需要安全警示处，应同时提供包括视觉标识和听觉标识的警示标识。语音信息密集的公共场所和以声音为主要传播手段的公共服务应提供文字信息的辅助服务。在以视觉信息为主的公共服务中，应提供听觉信息的辅助服务。

1）公共场所中的网络通信设备部件安装规定

①低位电话、低位个人自助终端和低位台面计算机应符合表6-2-8中的有关规定。

②每1组公用电话中，应至少设1部低位电话，听筒线长度不应小于600 mm；

应至少设1部具备免提对话、音量放大和助听耦合的功能的电话。

③每1组个人自助终端中，应至少设1部低位个人自助终端；应至少设1部具备视觉和听觉两种信息传递方式的个人自助终端。

④供公众使用的计算机中，应至少提供1台低位台面计算机；应至少提供1台具备读屏软件和支持屏幕放大功能的计算机；应至少提供1台具备语音输入功能的计算机；支持可替换键盘的计算机不应少于20%。

2）过街音响提示装置安装规定

①应保证视觉障碍者的通行安全，且有利于辨别方向。

②应在主要商业街、步行街和视觉障碍者集中区域周边道路的人行横道设置。

③应结合人行横道信号灯统一设置。

④应避免产生噪声污染。

⑤应设置开关功能。

温馨提示

○《建筑与市政工程无障碍通用规范》以人为本，希望同学们学以致用，树立全心全意为人民健康服务的意识，提升康复治疗师的人文素养。

2. 技能操作

(1)沟通评估

在社区环境改造前，需要先与患者或患者家属进行沟通，收集评估信息，见表6-2-9。

表6-2-9 社区环境改造前的沟通评估

沟通评估内容	沟通要求	评估过程	备注
患者基本情况	与患者/患者家属面对面，讲明目的	患者的基本信息，如姓名、年龄、病史、诊断等	

(2)操作准备

在社区环境改造前，需要做好必要的准备，见表6-2-10。

表6-2-10 社区环境改造前的准备

准备项目	具体要求	备注
环境场景	患者所住小区	

(3)操作实施

根据评估改造的方法、注意事项及患者的兴趣爱好，从改造方案中选取适合的方案进行改造，将选取的改造方案及改造情况填写在表6-2-11中。

表6-2-11 改造方案记录表(社区环境改造)

改造方案	具体内容	执行情况	执行时间
环境场景的改造		是□ 否□	

检查评估

康复治疗师根据表6-2-12中的检查项目进行自我检查，并将检查结果和自我点评记录在表中。

表6-2-12　社区环境改造检查记录表（康复治疗师自查）

序号	检查项目	检查结果	自我点评
1	是否能对患者所住小区进行住房条件的评定	是□ 否□	
2	是否能对患者所住小区进行住房改造	是□ 否□	
3	是否能对患者所住小区进行通行设施的无障碍改造	是□ 否□	
4	是否能对患者所住小区进行服务设施的无障碍改造	是□ 否□	
5	是否能对患者所住小区进行信息交流设施的无障碍改造	是□ 否□	

评估对象根据表6-2-13中的检查项目对康复治疗师的服务情况进行检查，并将检查结果和结果点评记录在表中。

表6-2-13　社区环境改造检查记录表（评估对象点评）

序号	检查项目	检查结果	结果点评
1	是否清楚说明住房条件评定的目的	是□ 否□	
2	是否清楚说明住房条件评定的内容	是□ 否□	
3	是否清楚说明住房改造的内容	是□ 否□	
4	是否清楚说明通行设施的无障碍改造的目的	是□ 否□	
5	是否清楚说明服务设施的无障碍改造的目的	是□ 否□	
6	是否清楚说明信息交流设施的无障碍改造的目的	是□ 否□	
7	服务态度是否和蔼，语言是否亲切	是□ 否□	

教师根据表6-2-14中的检查项目对康复治疗师的任务完成情况进行检查，并将检查结果和结果点评记录在表中。

表6-2-14 社区环境改造检查记录表(教师点评)

序号	检查项目	检查结果	结果点评
1	是否按要求完成任务	是□ 否□	
2	团队协作是否顺畅	是□ 否□	
3	设备、用具及物品是否整理恢复	是□ 否□	
4	工作页填写是否准确、完整	是□ 否□	

任务小结

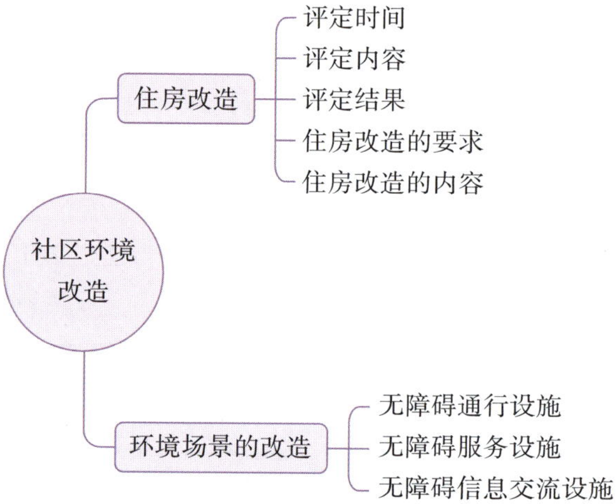

情境七
职业康复

情境介绍

本情境包括职业能力评定、职业能力训练两项任务。

职业能力评定任务涵盖了工作分析、功能性能力评估、工作模拟评估等知识；职业能力训练任务涵盖了工作重整、工作能力强化训练、职业培训等知识。

情境目标

- 能根据职业康复的基础知识，选择合适的评估内容。
- 能按照职业康复的评定方法与原则，完成职业障碍的评定。
- 能根据职业评定结果，完成职业培训与指导。

任务一 职业能力评定

任务二 职业能力训练

教学资源

任务一 职业能力评定

任务导入

场景：某地三甲康复医院

人物：患者王先生、康复治疗师小李

情节：工伤患者王先生，46岁，由于车祸导致职业能力受限，进行康复时，需要康复治疗师小李对其进行评定。如果你是小李，该如何进行评定呢？

任务目标

- 能根据职业康复的基础知识，选择合适的评估内容。
- 能按照职业康复的评定方法与原则，完成职业障碍的评定。
- 能根据职业评定结果，完成职业培训与指导。

任务实施

(一)工作分析

1. 知识学习

(1)定义

工作分析(Job Analysis)是对具体工作的岗位名称、性质、任务、权责、劳动关系、劳动条件和环境等进行逐一分析和描述的过程，针对性地在工作强度、力度、时间、氛围、压力以及工作量、工作姿势等方面，对身体能力、生理、认知、心理、技能、操作环境等多方面的要求进行统筹评估的过程。

(2)目的

1)逐步分解工作任务，如一位园艺工人的工作任务主要包括锄草、培土、浇水、施肥、剪枝等活动。

2)找出主要工作，如园艺工人要从事的具体的工作任务，需要有一定的站立行走能力、耐力、手抓握能力、上下肢的力量(提举、搬运)、上肢活动度、灵活性、认知功能等。

3)确定导致人体工效方面压力的原因，可能与工作方法、工作场所设置、工具使用或设备的设计有关。

4)分析改良设备的需要以及改变工作方法或改造工作场所的需要，这样可使患者工作更加安全，更有效率。

(3)常用方法

1)GULHEMP工作分析量表

GULHEMP工作分析量表由加拿大的Leon F. Koyl博士提出，GULHEMP为所包含七个部分内容的英文缩写，分别代表：G(一般体格情况)、U(上肢)、L(下肢)、H(听力)、E(视力)、M(智力水平)、P(人格特征)。每一部分代表一个功能区域。每部分都分为七个级别，从完全适合(一级)到完全不适合(七级)(表7-1-1)。

表7-1-1　GULHEMP工作分析量表

级别	体格情况(G)	上肢功能(U)	下肢功能(L)	听力(H)	视力(E)	智力(M)	人格特征(P)
一	适合重体力的工作，主要工作包括经常性地挖掘、提拉、攀爬	适合大力提拉物体至肩部或以上水平，主要工作包括挖掘、推或者拖拉重物，如可以驾驶很重的汽车和推土机	主要工作中可以持续地跑步、爬、跳、挖掘和推，例如，可以驾驶很重的拖拉机和推土机	对于任何职业来说，听力都很好	对于任何职业来说在没有眼镜的情况下看得很清楚，包括即使因为工作的原因需要很好的视力	130及以上，或①优秀的语言技巧以及口语和书写能力；②灵活性、有创造性地解决问题的能力；③高级的(或适合的)教育水平；④领导能力的技巧和经验	稳定、可肯定的行为；能够利用智慧和才能做出快速和合理的决定；现实的自我尊重；良好的判断；做出逻辑上的决定；能与其他人相处，充满活力；取得良好成绩；能够推动雇员做到最好

续表

级别	体格情况(G)	上肢功能(U)	下肢功能(L)	听力(H)	视力(E)	智力(M)	人格特征(P)
二	适合重体力工作，包括偶然发生的、类似G1的重体力工作，能够交班工作	适合大力提拉物体至肩部或以上水平，挖掘、推或者大力拖拉重物，适合体力工作，适合偶然的在U1中出现的重体力工作	适合重体力劳动，可以完成偶然出现的在L1的水平的站立、跑步、爬、跳和推	能够适合任何职业，且敏锐的听力不是就业的主要要求	对于任何职业来说在佩戴眼镜的情况下能够看得很清楚	110~129，或①良好的语言技巧以及口语和书写能力；②灵活性、有创造性的问题解决能力；③比一般学历更高的学历，有能力根据工作接受高水平的训练	类似P1，但是可能在生产力或人际关系上有一些小问题，导致某种程度上的受限；在适合的情况下能够稳定地执行某方向发展工作
三	除了重体力工作，适合所有的职业，有可能恶化(因经常交班工作而导致就餐不规律或者休息不够)	适合中等强度的提拉或装载工作，如可以驾驶轻型卡车	适合中等体力劳动，包括推拉和挖掘(较长时间的脚部用力有可能出现疲劳)，例如，能够驾驶轻型货车	能够就业，即使有中度的听力丧失	使用一只眼睛的视力已可以应付工作，没有要求需要两眼的视力	90~109，或①一般语言技巧；②一般教育水平；③有能力较快地学习一般的工作要求	总体上可靠和一致；很好地承担责任，但是仅仅局限于个人工作，而不是在管理能力层面；由于个性或性格上的原因晋升上受到限制；这是一般员工的分类

续表

级别	体格情况(G)	上肢功能(U)	下肢功能(L)	听力(H)	视力(E)	智力(M)	人格特征(P)
四	适合轻便工作，有规律的工作时间和就餐时间	单侧残疾，允许有效率的轻体力工作	严重的单侧残疾或者少于双侧残疾，允许有效率的久坐的或轻便的工作	能够听清楚，虽然有严重的听力丧失，但不妨碍工作	在佩戴眼镜的情况下使用一只眼睛的视力已可以应付工作，没有快速进行性疾病	80~89，或①能够阅读和书写日常材料；②能够学会简单的日常工作；③智力方面有可能出现恶化	需要鼓励和(或)指引；没有很好地承担责任，对压力过度反应，有时在伙伴或同事之间产生矛盾
五	适合受限制的工作或者兼职工作，有身体残疾的工人在家工作或在外工作	双侧残疾或者单侧完全残疾，仅仅允许相对低效率的移动，允许担任受限制的或兼职的工作(有残疾的工人)	双侧或严重单侧残疾，允许相当部分工作效率低的移动和允许受限制的工作，只适合久坐的工作	功能上完全聋，但没有额外的症状且能够看懂唇语	在佩戴眼镜的情况下使用一只眼睛的视力已可以应付工作，有快速进行性疾病	70~79，或①有口语和书写的障碍；②读写能力受限严重；③明显的智力减退，如非常差的记忆力	需要更多的鼓励、指引和监督；无法抵抗不一般的压力；没有很好适应改变；工作生产力仅仅局限于熟悉的环境和保护上的监督
六	仅仅适合自我照顾	可以进行部分自理活动，或许能够自己吃饭	因为严重残疾的原因不能够再就业	功能上完全聋，且有进行性的疾病，不善于看懂唇语	能够模糊看见物体形状，或盲但接受过训练	60~69，或①严重的沟通障碍，如：严重的语言障碍；严重的学习能力障碍；②几乎具备所有的读写能力障碍	经常受心理影响和(或)情绪上的崩溃；经常和其他同事有严重冲突；仅仅完成部分工作；在自我挫折或制造麻烦上消耗大

温馨提示

○使用此方法进行职业能力评定时要关注患者实际情况，注意不引起患者不适或者抗拒情绪。

续表

级别	体格情况(G)	上肢功能(U)	下肢功能(L)	听力(H)	视力(E)	智力(M)	人格特征(P)
六							部分的精力；严重的性格上的缺点
七	卧床不起—不能照顾自己	不能自理	卧床不起	功能上完全聋，且有进行性的疾病，不懂唇语	严重的、进展性的疾病或盲且没有接受训练	59及以下，或完全无能力的精神障碍或沟通障碍	由于严重的精神方面的疾病不能再就业

在使用此表进行职业能力评定时，应先根据此表对职业进行分析，确定该职业需要工作者必须具备的最低要求，例如，仓库工人必须具备的最低要求是：一般体格情况二级、上肢功能三级、下肢功能四级、听力四级、视力三级、智力四级和人格特征四级，在确定职业要求后，对患者进行相应能力的测定，如能达到最低要求即可从事该职业，若不满足也可进行相应的训练。

2)职业分类大典(Dictionary of Occupational Titles，DOT)

GULHEMP工作分析量表对社会职业进行了划分和归类，主要依据美国劳动部门编写的职业分类大典进行工作分析。工作分析主要是由工作要求和人员要求两部分构成。DOT对每个职业都有详细的分类，详细描述了每个职业的任务要求。根据力量要求的不同，DOT将工作体力要求分为5个等级，见表7-1-2。

表7-1-2　DOT工作体力要求分级

序号	等级	标准
1	极轻(坐位工作)	最大提举4.5 kg和偶尔提举或运送，例如文件、账簿或细小工具。尽管极轻工作往往定义为经常坐位下的工作，但是一定程度上的步行和站立是必需的。例如一份工作只是偶然需要步行和站立，且符合其他极轻工作的条件，那该份工作可以说是极轻的工作
2	轻	最大提举9 kg和经常提举和(或)运送4.5 kg重的物体。轻工作分类为：①明显需要步行或站立；②大部分的时间需要久坐但必须承担涉及手臂和(或)腿的推和拉的动作
3	中度	提举最大22.5 kg和经常提举和(或)运送11 kg重的物体

续表

序号	等级	标准
4	重	提举最大45 kg和经常提举和(或)运送22.5 kg重的物体
5	极重	提举物体重量超过45 kg和经常提举和(或)运送22.5 kg及以上重量的物体

Matheson博士于1988年在职业能力评定中使用该分级标准,并命名为工作特性身体要求(表7-1-3)。

表7-1-3　工作特性身体要求

序号	身体要求水平	偶尔*	经常*	常常*	典型的能力要求
1	极轻	4.5 kg	—	—	1.5~2.1 METS
2	轻	9 kg	4.5 kg	—	2.2~3.5 METS
3	中度	22.5 kg	9 kg	4.5 kg	3.6~6.3 METS
4	重	45 kg	22.5 kg	9 kg	6.4~7.5 METS
5	极重	超过45 kg	超过22.5 kg	超过9 kg	超过7.5 METS

注:偶尔代表少于1/3的工作时间,经常代表1/3~2/3的工作时间,常常代表大于2/3的工作时间。

在工伤职业能力评估中多侧重于工人特性中的身体要求和环境条件,因为工伤事故往往具有突发性,工人发生工伤事故后我们首先需要了解的问题是:该受伤工人现有的某些身体功能受限,安全返回原工作岗位的可能性,环境因素的影响等。但从社会上伤残者职业能力评定的角度看,可能需要涉及较多的工作特性和工人特性的要素,在使用此表进行工作分析时应对工作的身体要求进行概括,例如办公室文员的工作等级经评定可为极轻,对于工伤患者所需要的能力需最大提举4.5kg和偶尔提举或运送,以及必要的站立和行走能力,在此基础上判定患者是否满足该需求以及是否有其他代偿性的办法来胜任该项工作。

3)O * NET在线工作分析系统

O * NET在线工作分析系统是由美国劳工部开发出来的一种新的计算机化的职业信息数据库,又被称为O* NET词典。该系统综合了问卷法和专家访谈法等工作分析方法,将职业特性(如工作活动、组织情境和工作特性等)和工作者特性(如知识、技能、兴趣等)整合在一起,结合"工作导向"和"工作者导向"进行工作分析,考虑组织和工作情境的要求,并体现职业的特定需求。该系统为免费的在线工作分析系统,使用非常简单,只要输入工作名称就可获得详细的工作相关资料。

该数据库包含6个部分:职工要求、工作经验要求、职工特性、职业要求、职业特殊要求及职业特性(表7-1-4)。

温馨提示

○使用此方法进行工作分析时，注意结合我国国民实际情况，不可一味照搬。

表7-1-4 职业信息表

职工要求	工作经验要求	职工特性
知识 基本技能 教育水平 可转移性技能	工作经验 工作培训 准入要求 工作证书	能力 兴趣 工作价值观 工作风格
职业要求	**职业特殊要求**	**职业特性**
一般作业活动 特定作业活动 组织情景 工作情景	职业特定数据 特定任务 工作和拘束	劳动力特性 劳动力市场数据 报酬 职业发展前景

2.技能操作

(1)沟通评估

在进行职业能力分析前，需要先与患者或患者家属沟通，收集所需信息并告知注意事项，见表7-1-5。

表7-1-5 职业能力分析前的沟通评估

沟通评估内容	沟通要求	评估内容	备注
患者基本情况	与患者/患者家属面对面，讲明目的	患者的基本信息，如姓名、年龄、病史、诊断等	
患者工作信息	尽可能详细了解患者之前所从事的职业	职业名称、从事具体工作事宜、所具有的职业能力	
注意事项	告知患者注意事项	患者听从指令的能力	

(2)操作准备

在进行职业能力分析前，需要做好必要的准备，见表7-1-6。

表7-1-6 职业能力分析前的准备

准备项目	具体要求	备注
GULHEMP工作分析量表	GULHEMP工作分析量表1份	可根据情况准备放大字体的量表
职业分类大典分级表	职业分类大典分级表1份	可根据情况准备放大字体的量表

续表

准备项目	具体要求	备注
计算机	可连接互联网并登录网站	
桌椅	固定式木桌(1 500 mm×600 mm×750 mm)、有扶手的椅子	根据患者实际情况可坐轮椅

(3)操作记录

在进行职业能力训练前需对患者进行必要的职业能力分析,将操作过程填写在表7-1-7中。

表7-1-7 职业能力分析操作记录表

序号	操作步骤	操作过程
1	与患者见面	
2	对患者的基本情况进行了解	
3	对患者受伤之前的职业进行了解,尽量具体,包括职业、具体工作内容及今后想要从事的工作	
4	选择GULHEMP工作分析量表、职业分类大典分级表或O*NET在线工作分析系统对患者想要从事的工作进行工作分析	
5	对患者现有功能状况进行充分评估	
6	比对患者实际情况与想从事工作的差距,判断是否达到工作要求	

温馨提示

○在进行工作分析时注意遵循患者意愿,以患者为中心,对于患者不想回答的问题不强迫其回答。

(二)功能性能力评估

1.知识学习

(1)概述

功能性能力评估(Functional Capacity Evaluation,FCE)指对工伤患者的体能和功能能力进行系统的评估,并通过评估为工伤患者设定其功能资料档案以确认其目前的体能状况和功能缺陷。为了建立有效的资料档案,工伤患者必须尽其所能进行配合。

1)身体功能评定

利用不同的仪器评定活动能力、力量、感觉、手功能、手眼协调、心肺耐力等项目,从而了解患者的整体体能状况,以便制定合适的职业康复目标。具体包括肌力、耐力、ROM、平衡、协调、手功能、感觉、ADL等功能评定。

微课 功能性能力评估

2)智力评定

智力评定包括感知能力、记忆能力、交流能力、问题解决能力、判断能力、思维能力、组织能力、学习能力、执行任务能力测试等。常用韦氏智力测验,评定结果转换成标准分,进一步换算成智商。以智商表示患者的智力发展水平,以智力剖面图表示患者智力结构上的特点。

3)社会心理评定

社会心理评定主要是对患者的就业意向和处理社会问题的能力进行评定。常采用心理测量的方法,如利用残疾人就业意向调查表、残疾人就业动机调查表等。

4)工作行为评定

工作行为评定是指通过各种方法,客观地测试及反映患者在工作上的行为表现,也可评定其工作意向及工作上所需的精神状态,加上在工作场地的现场观察,从而评定出患者的实际工作行为情况。评定内容包括仪表、守时性、工作动力、就业活动速度、情绪稳定性、与人合作能力、接受批评能力、创造力、承受压力能力、行为反应一致性等。

工作模拟评定是指根据工作任务所涉及的身体活动,尽量设计和模仿现实工作中实际的工作任务进行评定,系统观察患者的就业活动行为,从而判断其能否重返工作岗位及是否存在再受伤风险,以指导职业康复服务。

(2)常用评估方法

1)Valpar 工作模拟样本评定

Valpar 工作模拟样本(Valpar Component Work Samples, VCWS)评定是最为常用的工作模拟评定系统,主要用于职业康复的技巧训练和评估、工作能力的评估和训练、就业潜能的开发和刺激以及保险判伤的标准化评估测试等。包括二十多个工作盒,每套作业评估训练既能独立使用又能组合使用。通过评估完成指定的模拟作业训练,根据每项训练的技巧等级,显示患者实际的工作状况。经过几十年发展,目前的 VCWS 由 23 个独立的工作样本,以及 VCWS 300 系列灵巧度模块组成。VCWS 部分工作样本如下:

①VCWS 01 小型工具:评价做出准确的手指和手部动作及在狭窄空间下使用小型工具的能力。在测验中,患者的双手要在立方体内使用各种工具。在5个面上牢固安装好螺丝、螺栓、螺母和螺帽等。安装完毕后要将立方体拆开铺平,然后将已安装的所有零件拆除。

②VCWS 02 区分大小:评价工作中区分尺寸大小的能力。

③VCWS 03 数值排序:评价能否按照数值进行排序,完成归类和存档的工作任务。

④VCWS 05 文书理解和能力倾向:评价各种文书工作技能,如信件处理、档案管理、回应电话、打字及记录能力。

⑤VCWS 07 多层次排序:评价快速排序的能力,涉及颜色、数量、字母

等组合的辨别能力。

⑥VCWS 09全身活动度：评价全身关节活动度，以及躯干、手臂、手和腿等运动的敏捷性和耐力。在测试中，患者要依次从头顶上方到腰部直至膝关节的高度，采取相应的姿势分别安装和拆卸3块形状板。

⑦VCWS 19身体能力：用于评定综合动态的身体能力，如力量、协调、平衡、灵活性、集中注意力、跟从指令、自信心、耐性等。样本由四部分组成，包括一个三层货架连同货盆、一部三层货梯、一部台秤，以及一个工作台（上面摆放着一个装有不同重物的货箱）。在测试中，患者根据工作指令通过测试了解自己所能搬运的最大重量，根据测试所得的重量水平，在20 min内重复这个重量水平的搬抬及运送工作，如图7-1-1所示。

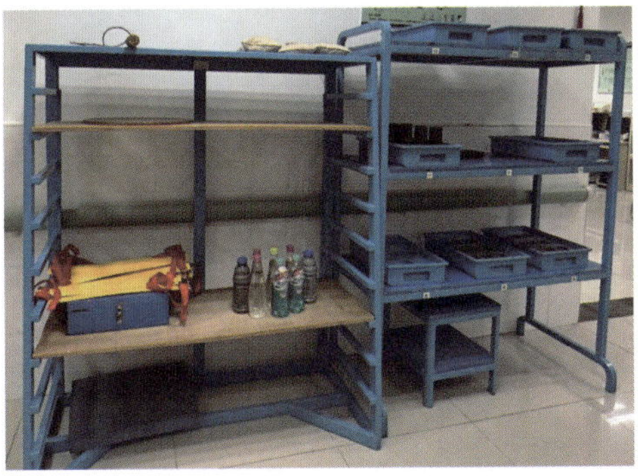

图7-1-1　VCWS 19身体能力

2)BTE器械模拟评定

BTE器械模拟评定由美国BTE公司开发，简称为活动模拟训练系统，是目前世界上功能最全的康复治疗设备之一。该设备可以模拟大多数功能性动作、日常生活活动及职业活动，测试患者的功能性关节活动度、肌力、工作耐力、手部灵巧度、协调性以及等张、等长、等速、持续性被动活动能力，可用于评价、训练并跟踪进展情况。从患者的初期评价到康复训练过程再到恢复功能以及职业能力康复，此系统可以全程捕捉并呈现实时、客观的数据，是工伤预防、评估、康复、职业训练的专业、标准、客观有效的考量工具。部分器械如图7-1-2所示。

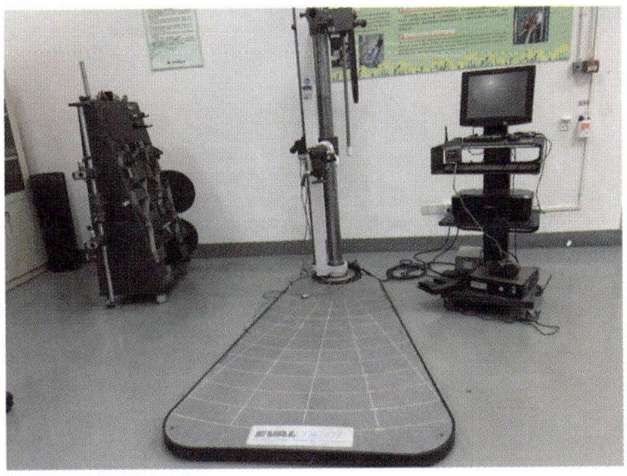

图7-1-2　部分器械

温馨提示

○使用功能性能力评估时，注意保护患者安全，不能对患者造成二次损伤。

3）模拟工作场所评定

模拟工作场所评定指在模拟的情景中，有计划地安排各种情景因素，系统分析、测试患者的工作相关能力、工作行为及就业潜能，从而发现需要介入处理的目标行为，提升就业可能性的过程。如木工、纺织、建筑等工作场所，从实际或近似真实的工作环境中，评定工人的工作潜能或应付一般工作要求的能力表现。需注意在评定前，要对患者伤病前工作环境进行现场探访，了解该工作详细的工作任务，并实地了解其工作环境，便于设计更真实的工作场所进行评定。

2. 技能操作

（1）Valpar 工作模拟样本评定

1）沟通评估

在进行Valpar 工作模拟样本评定前，需要先与患者或患者家属沟通，收集所需信息并告知注意事项，见表7-1-8。

表7-1-8 Valpar 工作模拟样本评定前的沟通评估

类别	沟通要求	评估内容	备注
患者基本情况	与患者/患者家属面对面，讲明目的	患者的基本信息，如姓名、年龄、病史、诊断、伤前职业等	
注意事项	告知患者注意事项	患者听从指令的能力	

2）操作准备

在进行Valpar工作模拟样本评定前，需要做好必要的准备，见表7-1-9。

表7-1-9 Valpar 工作模拟样本评定前的准备

准备项目	具体要求	备注
Valpar 工作模拟样本评定	根据工作所需能力要求，选择不同设备，例如评定需要手指操作能力的工作即可准备VCWS 01小型工具	
记录表	Valpar 工作模拟样本评定记录表一份	
其他	根据所选用的设备准备即可，例如VCWS 01小型工具需要准备秒表	
桌椅	固定式木桌（1 500 mm × 600 mm × 750 mm）、有扶手的椅子	根据患者实际情况可坐轮椅

3）操作记录

进行Valpar 工作模拟样本评定时，将操作过程填写在表7-1-10中。

表 7-1-10　Valpar 工作模拟样本评定操作记录表

序号	操作步骤	操作过程
1	与患者见面	
2	对患者的基本情况进行了解	
3	对患者受伤之前的职业进行了解，尽量具体，包括职业、具体工作内容及今后想要从事的工作	
4	选择 Valpar 工作模拟样本中的设备对患者进行功能性能力评估	
5	记录患者的功能表现，判断是否达到工作要求	

(2)BTE 器械模拟评定

1)沟通评估

在进行 BTE 器械模拟评定前，需要先与患者或患者家属沟通，收集所需信息并告知注意事项，见表 7-1-11。

表 7-1-11　BTE 器械模拟评定前的沟通评估

类别	沟通要求	评估内容	备注
患者基本情况	与患者/患者家属面对面，讲明目的	患者的基本信息，如姓名、年龄、病史、诊断、伤前职业等	
注意事项	告知患者注意事项	患者听从指令的能力	

2)操作准备

在进行 BTE 器械模拟评定前，需要做好必要的准备，见表 7-1-12。

表 7-1-12　BTE 器械模拟评定前的准备

准备项目	具体要求	备注
BTE 器械模拟评定	根据工作所需能力要求，选择不同工作所需器械设备，例如评定需要驾驶能力的工作可准备车内驾驶设备(如方向盘)	
记录表	BTE 器械模拟评定记录表一份	
其他	根据所选用的设备准备即可	
注意事项	保护患者安全	

3)操作记录

进行BTE器械模拟评定时,将操作过程填写在表7-1-13中。

表7-1-13 BTE器械模拟评定操作记录表

序号	操作步骤	操作过程
1	与患者见面	
2	对患者的基本情况进行了解	
3	对患者受伤之前的职业进行了解,尽量具体,包括职业、具体工作内容及今后想要从事的工作	
4	选择相应的器械对患者进行功能性能力评估	
5	记录患者的功能表现,判断是否达到工作要求	

(3)模拟工作场所评定

1)沟通评估

在进行模拟工作场所评定前,需要先与患者或患者家属沟通,收集所需信息并告知注意事项,见表7-1-14。

表7-1-14 模拟工作场所评定前的沟通评估

类别	沟通要求	评估内容	备注
患者基本情况	与患者/患者家属面对面,讲明目的	患者的基本信息,如姓名、年龄、病史、诊断、伤前职业等	
注意事项	告知患者注意事项	患者听从指令的能力	

2)操作准备

在进行模拟工作场所评定前,需要做好必要的准备,见表7-1-15。

表7-1-15 模拟工作场所评定前的准备

准备项目	具体要求	备注
场地	根据工作要求,选择合适的场地,例如园艺工作需要寻找园艺场地	
其他	根据选择的场地准备即可,例如园艺场地需要铲子、洒水壶等	
注意事项	空间安全,保护患者安全	

3)操作记录

进行模拟工作场所评定时,将操作过程填写在表7-1-16中。

表7-1-16　模拟工作场所评定操作记录表

序号	操作步骤	操作过程
1	与患者见面	
2	对患者的基本情况进行了解	
3	对患者受伤之前的职业进行了解,尽量具体,包括职业、具体工作内容及今后想要从事的工作	
4	对患者在模拟工作场所实际操作能力进行评估	
5	记录患者的功能表现,判断是否达到工作要求	

检查评估

康复治疗师根据表7-1-17中的检查项目进行自我检查,并将检查结果和自我点评记录在表中。

表7-1-17　职业能力评定检查记录表(康复治疗师自查)

序号	检查项目	检查结果	自我点评
1	是否与患者进行详细沟通	是□ 否□	
2	操作前是否确认患者已经明确了解接下来要评估的内容	是□ 否□	
3	是否对所需物品进行适当挑选	是□ 否□	
4	是否对患者功能状况进行详细评估	是□ 否□	
5	是否按照标准步骤进行操作	是□ 否□	
6	是否完成操作记录	是□ 否□	

患者根据表7-1-18中的检查项目对康复治疗师的服务情况进行检查,并将检查结果和结果点评记录在表中。

表7-1-18　职业能力评定检查记录表(患者点评)

序号	检查项目	检查结果	结果点评
1	是否清楚说明职业能力评定的目的	是□ 否□	
2	是否详细询问职业相关问题	是□ 否□	

续表

序号	检查项目	检查结果	结果点评
3	服务态度是否和蔼，语言是否亲切	是□ 否□	
4	是否指导职业能力评定项目的完成	是□ 否□	

教师根据表7-1-19中的检查项目对康复治疗师的任务完成情况进行检查，并将检查结果和结果点评记录在表中。

表7-1-19 职业能力评定检查记录表(教师点评)

序号	检查项目	检查结果	结果点评
1	是否按时完成任务	是□ 否□	
2	信息了解是否全面	是□ 否□	
3	团队协作是否顺畅	是□ 否□	
4	是否有人文关怀	是□ 否□	

任务小结

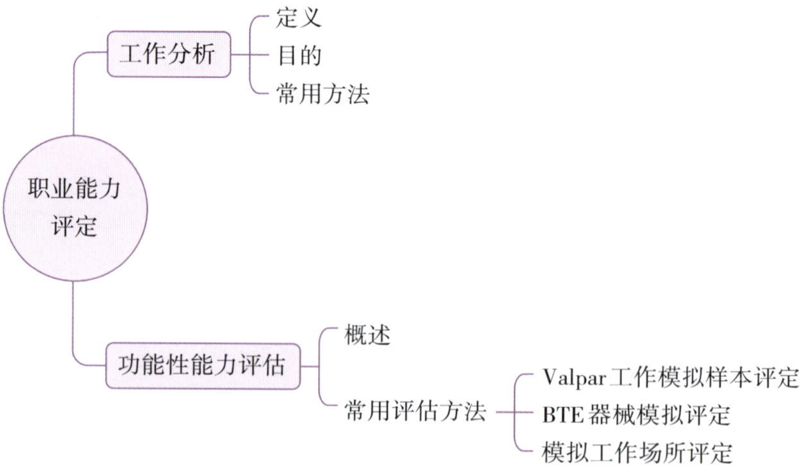

任务二　职业能力训练

教学资源

任务导入

场景：某地三甲康复医院

人物：患者李先生、康复治疗师小王

情节：工伤患者李先生，39岁，由于高处摔落导致职业能力受限，进行康复时，需要康复治疗师小王对其进行治疗。如果你是小王，该如何进行治疗呢？

任务目标

- 能按照职业评定的结果，完成职业训练的作业治疗。
- 能按照职业评定的结果，完成职业培训与指导。

任务实施

（一）工作重整

1.知识学习

（1）定义

工作重整（Work Conditioning）是指针对受伤、长期病休（如超过三个月）的患者，重建其身体功能的过程，包含神经、肌肉、骨骼功能（肌力、耐力、活动性、柔韧性、运动控制）和心血管耐力等功能的训练。

（2）目的

工作重整的目的是改善伤残者肌力、耐力、活动性、柔韧性、运动控制等身体功能，提高伤残者心血管耐力等功能，教育伤残者安全性体力操作、人体工效学知识和技能、工伤预防知识，最终提高工作表现。

训练设计可分为三节：第一节为评估工作职务、工作能力，分析受限；第二节为能力重整，强化优势；第三节为订立合适的工作习惯。

工作重整一般始于伤后3~6周，即损伤基本愈合以及病情基本稳定，每周3~5次，每次2~4 h，通常进行4~8周。针对非严重损伤患者通常进行2~3周，掌握基本能力后接着进行工作强化训练。

工作重整训练在以下情况中结束：完成工作重整训练目标；已经安全重返工作岗位；身体功能恢复或改善已经到了最高水平；伤残者不配合训练项目，例如无故缺席等。

2.技能操作

(1)沟通评估

在进行工作重整训练前，需要先与患者及其家属沟通，收集评估信息，见表7-2-1。

表7-2-1　工作重整训练前的沟通评估

沟通评估内容	评估过程	备注
功能评估	运动功能、感觉功能、认知功能、日常生活能力、社会功能、职业工作能力等	
患者兴趣特长	患者是否愿意继续从事原工作	

(2)操作准备

在进行工作重整训练前，需要做好必要的准备，见表7-2-2。

表7-2-2　工作重整训练前的准备

准备项目	具体要求	备注
场地	场地整洁，通风且光线良好，物品分类摆放整齐，备有安全防护设施	
设备	患者从事职业的设备，例如司机所需具备的方向盘	
活动记录表	活动记录表1份	

(3)操作实施

在工作重整训练前，需对工作活动进行分析，将分析结果记录在表7-2-3中。

表 7-2-3　工作重整训练前的活动分析记录表

序号	具体内容	分析结果
1	活动概述	
2	活动所需物件	
3	活动空间需求	
4	活动所需步骤	
5	活动身体功能要求	
6	活动身体结构需求	

指导患者进行工作重整训练，将训练情况填写在表 7-2-4 中。

表 7-2-4　工作重整训练操作记录表

序号	训练步骤	训练情况
1	计划好进行的工作	
2	选择合适的工具、材料	
3	活动过程中治疗师进行评定、指导和反馈，必要时提供辅助器具或给予帮助	
4	结束治疗，整理场地及工具	
5	反馈和总结	

温馨提示

○进行工作重整训练时注意以患者为中心，遵循患者意愿，了解患者是否想要继续从事原工作。

（二）工作能力强化训练

1. 知识学习

工作能力强化训练（Work Hardening Training）是指基于伤残者的需求，系统地、有组织地应用真实或模拟的工作活动来逐渐加强患者心理、生理及情感的耐受程度，继而提升他们的工作耐力、生产力及就业能力。

（1）概述

1）目的

通过进行与职业相关的功能训练及技能培训，提高职业操作能力和就业技能，以便患者能够安全、有效地重返工作岗位。

2）常用方法及器具

指导方法：保持正确的姿势、利用人体动力学原理、调整工作方法等来克服疼痛等症状或不适对工作过程的干扰。

计算机或自动化的器材：例如 BTE 工作模拟器等。

模拟实际工作所需的体能器材：模拟工作台、多功能组装架等。

(2)工作模拟训练

工作模拟训练是通过一系列的模拟性或真实性的工作活动来加强患者相关的工作能力及行为,从而帮助他们重返工作岗位的训练。活动内容可对特定职业或职业群中用到的工具、材料及操作步骤进行模拟训练,幼儿照护工作模拟训练如图7-2-1所示。

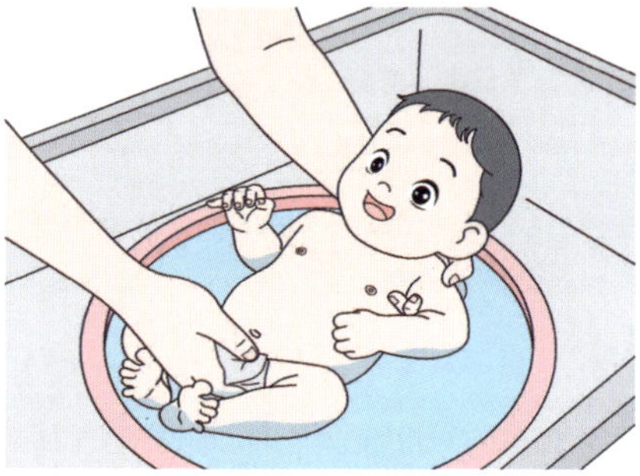

图7-2-1 幼儿照护工作模拟训练

1)常用的器具

①工作样本:用来模拟训练患者在日常工作中的实际要求,最常用的是Valpar工作模拟样本。

②计算机或自动化的工作模拟器。

③运用各种不同的模拟工序,尽量模拟实际工作中所要求的工序,如电工或木工。

④尽可能安排患者到实际的工作场地及岗位进行训练。

2)模拟工作站

模拟工作站是特别为工人患者设计的不同工作模拟场所,如搬运工、木工等工作场所。通过实际或模拟的环境评定及训练患者的工作潜能及能力,使其能够面对工作要求。模拟工作站包括一般工作站和行业工作站。

一般工作站:包括提举及转移工作站(不同姿势体位)、提举及运送工作站(平滑路面步行,崎岖路面步行)、组装工作站、推车工作站等。

行业工作站:包括建筑工作站(粉墙、翻砂、铺地板、铺砖)、木工工作站、电工工作站、维修工作站、驾驶工作站(图7-2-2)、厨师工作站、文职工作站、护理工作站、清洁卫生工作站等。

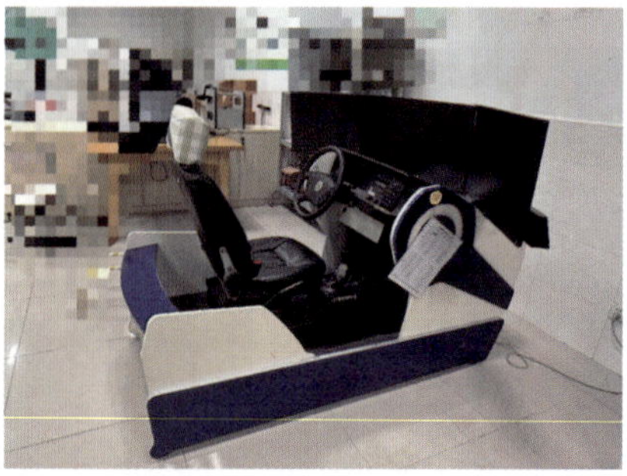

图7-2-2 驾驶工作站

(3)工具模拟使用训练

患者通过使用实际工具或者模拟工具，如螺丝刀、扳手、手锤、木刨、钳子等，增加工具运用的灵活性及速度。通过工具模拟使用，可以协助患者重新寻找原工作中工具使用的感觉，有助于患者重返工作岗位。

(4)工作行为训练

工作行为训练集中发展及培养患者在工作中应有的态度及行为，例如工作动力、个人仪表、遵守工作纪律、自信心、人际关系、处理压力或控制情绪的能力。训练中也会教患者一些良好的工作习惯，例如在工作中应用人体工效学原理及简化工作程序等。

2. 技能操作

(1)沟通评估

在进行工作能力强化训练前，需要先与患者及其家属沟通，收集评估信息，见表7-2-5。

表7-2-5　工作能力强化训练前的沟通评估

沟通评估内容	评估过程	备注
功能评估	运动功能、感觉功能、认知功能、日常生活能力、社会功能、职业工作能力等	
患者兴趣特长	患者是否愿意继续从事原工作	

(2)操作准备

在进行工作能力强化训练前，需要做好必要的准备，见表7-2-6。

表7-2-6　工作能力强化训练前的准备

准备项目	具体要求	备注
场地	场地整洁，通风且光线良好，物品分类摆放整齐，备有安全防护设施	
设备	患者从事职业的设备，例如司机所需具备的方向盘	
活动记录表	活动记录表1份	

(3)操作实施

在工作能力强化训练前，需对工作活动进行分析，将分析结果记录在表7-2-7中。

表7-2-7 工作能力强化训练前的活动分析记录表

序号	具体内容	分析结果
1	活动概述	
2	活动所需物件	
3	活动空间需求	
4	活动所需步骤	
5	活动身体功能要求	
6	活动身体结构需求	

指导患者进行工作能力强化训练，将训练情况填写在表7-2-8中。

表7-2-8 工作能力强化训练操作记录表

序号	训练步骤	训练情况
1	计划好进行的工作	
2	选择合适的工具、材料	
3	活动过程中治疗师进行评定、指导和反馈，必要时提供辅助器具或给予帮助	
4	结束治疗，整理场地及工具	
5	反馈和总结	

温馨提示

○工作能力强化训练过程中要注意把控训练强度，循序渐进，增强患者信心。

（三）现场工作强化训练

1.知识学习

（1）定义

现场工作强化训练（On-Site Therapy）指伤残者在真实的工作环境中进行工作任务训练，重新建立工作习惯，履行工作角色所需的行为，提高重新参与工作的能力，使公司能够更早、更妥善地接纳伤残者，减少社会资源的浪费。

（2）内容及流程

1）现场工作评定

现场工作评定指系统观察伤残者在真实工作环境中的工作能力及行为以便制订现场工作强化方案，筛选出会产生受伤风险的工作任务。

进行现场工作评定及制订方案需要了解的信息包括：

①伤残者的身体功能。

②工作技能及就业意愿。

③用人单位的接受性。

④用人单位的性质及相关制度，尤其是公司已经实施的有关职业健康和安全的项目。

⑤工作环境及工作的流程及方法。

⑥工作所需的工具、机器和设备。

⑦工作过程中人体工效学风险因素。

⑧公司可以提供的资源协助。

2)选择训练设备和空间

在特定空间进行现场评定时选用的机器设备尽量少用传统的医院康复器材，多选用服务对象所熟悉的工具。当然，也可以使用临床上常用的秒表、握力计、推拉力测试机、卷尺、磅秤等工具进行评定。

3)实施现场工作强化训练

根据现场评定结果，治疗师筛选出工作流程中关键性的工作任务，或者未能完全符合要求的工序进行训练。训练内容包括体力操作处理、设备使用、工作姿势及方法调整、工作流程改良和工作调整等。训练强度需要遵循渐进式增加的原则，并重视训练过程中反馈。

现场工作强化训练要求遵守公司的正常作息制度，治疗时间通常建议安排为半天或全天。现场工作强化时间因个体差异及工作情况有所不同，但每个训练疗程至少持续1周。

4)受伤的管理及预防

通过工作行为教育进行受伤管理及预防，防止再次受伤，包括针对广大工人群体的工伤预防服务。受伤管理服务包括肌肉骨骼系统评定、训练计划和工作行为教育。另外，也包括现场的功能性能力评定、现场工作分析评定、工作强化训练及工作适应等服务。

5)就业安置

就业安置指治疗师指导工人患者进入就业场所，获得并保持稳定的就业能力，协调工人患者、用人单位和工作环境之间的关系，消除工人患者自身和外界障碍的过程。治疗师通过与用人单位及工人患者提出工作调整或转换工作岗位的建议来协助工人患者安全返回工作岗位。

2.技能操作

(1)沟通评估

在进行现场工作强化训练前，需要先与患者及其家属沟通，收集评估信息，见表7-2-9。

表 7-2-9 现场工作强化训练前的沟通评估

沟通评估内容	评估过程	备注
功能评估	运动功能、感觉功能、认知功能、日常生活能力、社会功能、职业工作能力等	
患者兴趣特长	患者是否愿意继续从事原工作	
用人单位	用人单位接受程度	

(2)操作准备

在进行现场工作强化训练前,需要做好必要的准备,见表 7-2-10。

表 7-2-10 现场工作强化训练前的准备

准备项目	具体要求	备注
场地	患者伤前工作场合或者想要从事的工作场地,备有安全防护设施	
设备	患者从事职业的设备,例如文员所需办公室内的电脑、桌椅、文件等	
活动记录表	活动记录表 1 份	

(3)操作实施

在现场工作强化训练前,需对工作活动进行分析,将分析结果记录在表 7-2-11 中。

表 7-2-11 现场工作强化训练前的活动分析记录表

序号	具体内容	分析结果
1	工作名称	
2	工作所需物件	
3	确定活动所需步骤	
4	活动身体功能要求	

指导患者进行现场工作强化训练,将训练情况填写在表 7-2-12 中。

表 7-2-12 现场工作强化训练操作记录表

序号	训练步骤	训练情况
1	计划好进行的工作	
2	选择合适的工具、材料	

温馨提示

○在进行现场工作强化训练时,注意患者是否存在创伤后应激障碍,避免患者因为重返现场工作出现严重的排斥反应甚至出现二次受伤。

续表

序号	训练步骤	训练情况
3	活动过程中治疗师进行评定、指导和反馈，必要时提供辅助器具或给予帮助	
4	反馈和总结	

(四)职业培训

微课 职业培训

1.知识学习

(1)定义

职业培训是指围绕病伤残者所希望的职业目标，在技能、工作速度和效率、职业适应性等方面所进行的培训。职业培训可促进残疾人(尤其是先天性残疾者和长期残疾者)掌握必要的职业技能，养成良好的劳动习惯，以适应新的职业生活，重新获得稳定工作。

(2)方法

1)操作法

操作法指在他人指导下，通过实际操作，掌握一定工作技能和业务知识。如服装剪裁及服装缝纫培训，由老师边讲边示范，学员同时进行实际操作。

2)模拟训练法

模拟培训法是一种侧重操作技能和敏捷反应的培训方法，它通过把受训者置于模拟的现实工作环境中，让受训者反复操作训练，以解决实际工作中可能出现的各种问题，为进入实际工作岗位打下基础，如理发学员在模特的假发上进行模拟操作。模拟木工拧螺丝训练如图7-2-3所示。

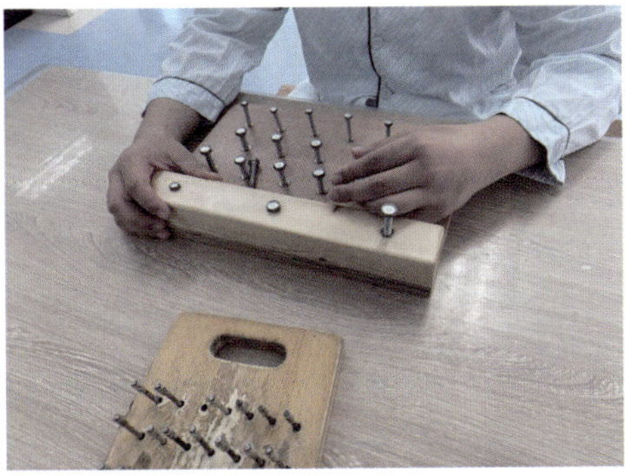

图7-2-3 模拟木工拧螺丝训练

3)生产实习法

生产实习法就是学习巩固所学技术理论知识和专业知识，并将这些知识运用于生产实践，掌握基本操作技能和技巧以及实际工作的流程和规范，获得独立生产和工作的能力。如理发学员在模拟训练后，技能达到相应的水平就可进行实习操作。

4)模块式技能培训

模块式技能培训(Modules of Employable Skills，MES)是国际劳工组织20世纪70年代开发出来的职业技术培训模式。模块式技能培训是以将每一个具体职业或岗位建立岗位工作描述表的方式，确定该职业或岗位应该具备的全部职能，再把这些职能划分成各个不同的工作任务，以每项工作任务作为一个模块，确定完成该模块工作所需的全部知识与技能，以此为培训目标和依据来开发培训大纲和教材，形成不同的培训模式。其特点为用时短、效率高、成本低，用最少的时间和费用取得最佳的培训效果。

5)能力本位教育

能力本位教育(Competence-Based Education，CBE)模式是20世纪60年代加拿大开发的方法，是当前西方国家职业教育中较流行的模式。CBE模式强调受训者所在行业的需求和受训者在学习过程中的主体作用。其特点为：以从事某个专项职业的能力为培养目标和评价标准，强调受训者的自我学习和自我评价。

2.技能操作

(1)沟通评估

在进行职业培训前，需要先与患者及其家属沟通，收集评估信息，见表7-2-13。

表7-2-13　职业培训前的沟通评估

沟通评估内容	评估过程	备注
功能评估	运动功能、感觉功能、认知功能、日常生活能力、社会功能、职业工作能力等	
患者兴趣特长	患者是否愿意继续从事原工作	

(2)操作准备

在进行职业培训前，需要做好必要的准备，见表7-2-14。

表7-2-14　职业培训前的准备

准备项目	具体要求	备注
场地	若进行现场操作生产，则需患者伤前工作场合或者想要从事的工作场地，备有安全防护设施	
设备	患者从事职业的设备，例如木工的螺丝、木板等	
活动记录表	活动记录表1份	

(3)操作实施

在职业培训前,需对工作活动进行分析,将分析结果记录在表7-2-15中。

表7-2-15　职业培训前的活动分析记录表

序号	具体内容	分析结果
1	工作名称	
2	工作所需物件	
3	确定活动所需步骤	
4	活动身体功能要求	

指导患者进行职业培训,将培训情况填写在表7-2-16中。

表7-2-16　职业培训操作记录表

序号	培训步骤	培训情况
1	计划好进行的职业培训内容	
2	选择合适的工具、材料	
3	活动过程中治疗师进行评定、指导和反馈,必要时提供辅助器具或给予帮助	
4	反馈和总结	

温馨提示

○ 在进行职业培训时,注意尊重患者的意愿,了解患者的兴趣爱好及对新职业的倾向,从而进行针对性的职业培训。

检查评估

康复治疗师根据表7-2-17中的检查项目进行自我检查,并将检查结果和自我点评记录在表中。

表7-2-17　职业能力训练检查记录表(康复治疗师自查)

序号	检查项目	检查结果	自我点评
1	是否与患者进行详细沟通	是□　否□	
2	操作前是否确认患者已经明确了解接下来要训练的内容	是□　否□	
3	是否对所需物品进行适当挑选	是□　否□	
4	是否对患者功能状况进行详细评估	是□　否□	
5	是否按照标准步骤进行操作	是□　否□	
6	是否完成操作记录	是□　否□	

患者根据表7-2-18中的检查项目对康复治疗师的服务情况进行检查，并将检查结果和结果点评记录在表中。

表7-2-18 职业能力训练检查记录表(患者点评)

序号	检查项目	检查结果	结果点评
1	是否清楚说明职业训练的操作步骤	是□ 否□	
2	是否仔细评估身体功能状况	是□ 否□	
3	服务态度是否和蔼，语言是否亲切	是□ 否□	
4	是否指导职业训练的完成	是□ 否□	

教师根据表7-2-19中的检查项目对康复治疗师的任务完成情况进行检查，并将检查结果和结果点评记录在表中。

表7-2-19 职业能力训练检查记录表(教师点评)

序号	检查项目	检查结果	结果点评
1	是否按时完成任务	是□ 否□	
2	信息了解是否全面	是□ 否□	
3	指导是否规范	是□ 否□	
4	团队协作是否顺畅	是□ 否□	
5	是否有人文关怀	是□ 否□	

任务小结

- 职业能力训练
  - 工作重整
    - 定义
    - 目的
  - 工作能力强化训练
    - 概述
    - 工作模拟训练
      - 常用的器具
      - 模拟工作站
    - 工具模拟使用训练
    - 工作行为训练
  - 现场工作强化训练
    - 定义
    - 内容及流程
  - 职业培训
    - 定义
    - 方法

参考文献

[1]VD Sinha.Rehabilitation in Neurotrauma:Current Concepts,Practices and Recommenda - tions[M].Nova Science Publishers,2022.

[2]Mihailidis A,Smith R.Rehabilitation Engineering: Principles and Practice,2018.

[3]芦鸿雁,俞翠玲.康复护理常规与技术规范.银川:阳光出版社,2019.

[4]中国康复研究中心,中国残联社会服务指导中心,国际助残联盟(法国)北京代表处.社区康复的中国实践.北京:华夏出版社,2018.

[5]刘祚燕,吴琳娜.老年康复护理实践.成都:四川大学出版社,2017.

[6]楼渝英,李骏,吴文竹,唐俊铨.医用物理实训教程.重庆:重庆大学出版社,2015.

[7]王安利.运动损伤预防的功能训练.北京:北京体育大学出版社,2013.

[8]桑德春,吴卫红,刘建华.物理疗法与作业疗法概论.北京:华夏出版社,2013.

[9]张晓玉.假肢矫形器原理与应用.南京:东南大学出版社,2011.

[10]赵平,阚竞,李坤.损伤性疼痛诊疗与康复.北京:北京体育大学出版社,2011.

[11]黄涛.运动损伤的治疗与康复.北京:北京体育大学出版社,2010.

[12]关骅.临床康复学.北京:华夏出版社,2005.

[13]王玉龙.康复功能评定学.北京:人民卫生出版社,2018.

[14]窦祖林.作业治疗学.北京:人民卫生出版社,2008.

[15]朱平.职业康复学.北京:华夏出版社,2013.

[16]吴葵.职业关联活动学.北京:华夏出版社,2011.

[17]胡务.残疾人职业康复体系.成都:西南财经大学出版社,2017.

[18]卞立,陈永桃,邵一,等.Valpar职业评估系统在工伤职业康复中的应用进展.中国康复,2015,30(6).

[19]卢讯文,徐艳文,欧阳亚涛.功能性能力评估(Functional Capacity Evaluation)在工伤职工职业康复中的研究.广东省康复医学会,广东社会学会健康研究专业委员会2007年学术年会论文汇编,2007:354.

[20]任行,翟绍果,刘险峰.国外工伤职业康复发展与完善我国职业康复的思考.中国医疗保险,2014(7).

[21]冯兰芳.国际康复质量认证委员会(CARF)标准下的工伤职业康复实施探索.中国康复医学杂志,2019,34(04).

[22]王莲屏.康复医疗机构中的职业康复.中国康复理论与实践,2002(08).

[23]中国残疾人康复协会秘书处.全国社会康复职业康复研讨会纪要.中国康复,1991,6(1).

[24]周慧玲,黄琼,马科科,徐艳文.现场工作分析评估对职业康复职工复工率的影响.中国康复医学杂志,2017,32(11).

[25]李嘉祁.职业康复.中国康复医学会第五届全国康复治疗学术会议论文集,2006:243-245.

[26]何成奇.作业治疗技能操作手册.北京:人民卫生出版社,2017.

[27]胡军.作业治疗学.北京:中国中医药出版社,2017.

[28]李奎成,闫彦宁.作业治疗.北京:电子工业出版社,2019.

[29]闵水平,孙晓莉.作业治疗技术.北京:人民卫生出版社,2020.

[30]王宗琴,王高华,胡晓华.基于万方数据库的威斯康星卡片分类测验的文献计量学分析.武汉大学学报(医学版),2018,39(02).

[31]谭云龙,邹义壮,屈英,等.威斯康星卡片分类测验常用指标的稳定性分析.中国心理卫生杂志,2002,16(12).

[32]Nelson HE.A modified card sorting test sensitive to frontal 1obedefects.Cortex,1976,12(4).

[33]季春梅.威斯康星卡片分类测验在执行功能障碍研究中的应用.神经疾病与精神卫生,2005,5(4).

[34]刘泽玉,胡敏.认知刺激疗法对阿尔茨海默病非药物治疗有效性的研究进展.全科护理,2023,21(07).

[35]陈海雯,宋洁,鹿笑寒,刘霖,姜倩倩,李娜.个体认知刺激疗法对痴呆患者心理健康干预效果的系统评价.护理学杂志,2021,36(24).

[36]王玉龙,周菊芝.康复评定技术.北京:人民卫生出版社,2020.

[37]闵水平,孙晓莉.作业治疗技术.北京:人民卫生出版社,2014.